大健康系列丛书

健康服务与管理技能

主　编　冯毅翀　冯晓燕

副主编　郝　刚　焦润艺　刘婉祯

U0205995

西南交通大学出版社

·成　都·

图书在版编目（ＣＩＰ）数据

健康服务与管理技能 / 冯毅翀，冯晓燕主编. —成
都：西南交通大学出版社，2023.6
ISBN 978-7-5643-9333-5

Ⅰ.①健… Ⅱ.①冯… ②冯… Ⅲ.①卫生服务②健
康 - 卫生管理学 Ⅳ.①R197.1②R19

中国国家版本馆 CIP 数据核字（2023）第 104765 号

Jiankang Fuwu yu Guanli Jineng

健康服务与管理技能

主编　冯毅翀　冯晓燕

责 任 编 辑	孟秀芝
封 面 设 计	阎冰洁
出 版 发 行	西南交通大学出版社 （四川省成都市金牛区二环路北一段 111 号 西南交通大学创新大厦 21 楼）
发行部电话	028-87600564　028-87600533
邮 政 编 码	610031
网　　址	http://www.xnjdcbs.com
印　　刷	四川煤田地质制图印务有限责任公司
成 品 尺 寸	185 mm × 260 mm
印　　张	14
字　　数	304 千
版　　次	2023 年 6 月第 1 版
印　　次	2023 年 6 月第 1 次
书　　号	ISBN 978-7-5643-9333-5
定　　价	39.80 元

《健康服务与管理技能》

编 委 会

（按照姓氏笔画排序）

丁　玥（贵州中医药大学）

冯晓燕（贵州中医药大学）

冯毅翀（贵州中医药大学）

叶吉明（云南省第一人民医院）

刘婉祯（广州市海珠区妇幼保健医院）

汶　希（西安工业大学）

陈小亮（达州市大竹县中医院）

郑美娥（福建省省立医院）

郝　刚（西南财经大学天府学院）

焦润艺（广州中医药大学）

杨　堂（贵州中医药大学）

刘兴威（贵州中医药大学）

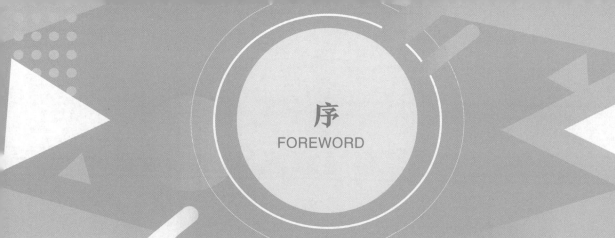

序
FOREWORD

党的十八大以来，以习近平同志为核心的党中央把维护人民健康摆在更加突出的位置。为推进健康中国建设，提高人民健康水平，2016 年，中共中央、国务院印发并实施《"健康中国 2030"规划纲要》。2017 年，党的十九大作出实施健康中国战略的重大决策部署。2019 年 6 月，国务院相继印发《国务院关于实施健康中国行动的意见》及《关于促进健康服务业发展的若干意见》，指出人民健康是民族昌盛和国家富强的重要标志，为健康中国行动明确了具体目标，也为全民的健康服务事业发展提供了行动指南。

健康中国的内涵，不仅是确保人民身体健康，更涵盖全体人民健康环境、健康经济、健康社会在内的"大健康"。习近平总书记强调，"要倡导健康文明的生活方式，树立大卫生、大健康的观念，把以治病为中心转变为以人民健康为中心"。所谓大健康，就是围绕人的衣食住行、生老病死，对生命实施全程、全面、全要素呵护，不仅追求个体身体健康，也追求心理健康、精神健康。构建大健康体系、推进健康中国建设，需要在各个领域深化改革、守正创新。

2020 年上半年，新冠疫情在全球范围暴发，使"健康"成为全球性议题，也使人们的健康理念发生深刻变化。这场疫情对健康管理服务体系和健康管理学科提出更多、更深层次的要求，也暴露出我们在很多问题上认识的不足，以及相关领域人才的匮乏。

面对疫情提出的新挑战、实施"健康中国"战略的新任务、世界医学发展的新要求，我国医学人才培养结构亟须优化，人才培养质量亟待提高。因此，高校医学类专业如何加快专业教育变革，立足学科体系建设，形成更高水平的人才培养体系，推动相关专业规范化、高质量发展，提升专业人才培养和精准服务能力，成为一个突出的、紧迫的课题。这也对健康教育教材的编写理念，内容的更新速度、全面性和生活性等方面提出了新的更高要求。

在此背景下，西南交通大学出版社立足西南高校，重点针对应用型本科高校学生的特点，以培养应用型、技术技能型人才为目标，适时组织策划了这套"大健康"系列教材。本套教材的编写适应时代要求，以推进"健康中国"建设为使命，符合我国高等医学教育改革和健康服务业发展趋势，突出内容上的两个特点：一是坚持"三基五性三特定"的基本原则，力求体现专业学科特点和"以学生为中心"的编撰理念。二是展现大健康体系建设的开创性与实用性，并按照"课程思政"教学体系改革的要求，体现了教材的"思政内涵"；丰富了教材的呈现方式，实现了数字技术与教材的深度融合，也体现了本套教材侧重应用型的编写初衷。

无论是常态化疫情防控，还是推进"健康中国"建设，都需要党和政府强力推进，更需要全社会普遍参与。把健康融入所有政策之中，将卫生健康事业从少数部门的业务工作变成全党全社会的大事，才能为提高人民健康奠定更广泛的社会基础。本套教材的出版，对推动建设具有中国特色的健康管理学科，培养复合应用型公共卫生与健康人才，构建大健康体系，助力"健康中国"战略实施，具有一定的推动作用。同时，本套教材可作为各地培养大健康产业发展急需专业人才的通用性系列教学用书，还可以满足广大读者对大健康产业发展知识与技能的自学之需，填补了目前国内这方面教材的短板与不足，实现了编写者们辛勤努力的共同愿景。

为此，特以作序。

海南医学院管理学院
海南南海健康产业研究院 曾渝
2021 年 5 月于海口

前言
PREFACE

　　新时代对健康的积极追求已经成为人民群众的强烈需要。为应对人口老龄化，提高人民健康水平，2016年中共中央、国务院印发并实施《"健康中国2030"规划纲要》。在同年召开的全国卫生与健康大会上，习近平总书记强调"没有全民健康，就没有全面小康"，必须把人民健康放在优先发展的战略地位。2016年，教育部新增健康服务与管理专业，旨在培养服务于我国健康服务和健康产业发展的复合型、应用型专业人才，为健康中国战略实施提供人才保障。健康管理技能与实训作为健康服务与管理专业的核心课程，旨在培养和训练学生的专业实践技能。本教材既可作为全国高等院校健康服务与管理专业本科教材，也可作为高职高专健康管理类专业的教材。

　　本教材秉承系列教材的编写初衷，从健康服务与管理专业的培养目标出发，注重教材的思想性、科学性、适用性和创新性。以"重理论，强技能"为导向，在每一章节都设置了实训，探索培养健康服务与管理人才的特色实践教学内容与实施路径。强化实践教学环节，提高学生动手能力，培养学生健康管理的实践能力，培养出符合时代发展需要的健康管理专业人才。

　　全书紧扣《"健康中国2030"规划纲要》等卫生健康政策，注重课程思政教育，且纸质内容和数字资源相互融合，相互补充，以期给学生呈现最佳的学习素材。教材内容主要包括绪论、健康体检项目设计与实施技术、健康检测与评估技术、常见慢性病检查与风险评估技术、健康档案及其建立与管理、常用应急健康管理技术、中医药健康服务与管理技能、健康养老服务管理技术、健康保险服务管理技能以及健康旅游服务管理技能等。

本教材编写分工具体如下：第一章由冯晓燕编写，第二章由冯毅翀、陈小亮编写，第三章由汶希编写，第四章由郝刚编写，第五章由冯毅翀、陈小亮编写，第六章由焦润艺、刘婉祯编写，第七章由冯毅翀编写，第八章由郑美娥编写，第九章由冯毅翀、叶吉明编写，第十章由丁玥编写。杨堂、刘兴威协助排版整理，冯毅翀、冯晓燕负责全书的统稿工作。

当今社会健康服务和健康产业发展迅速，健康服务与管理涉及面广，健康服务与管理专业应该掌握哪些技能也尚未达成一致的认识。由于编者水平有限，本套教材难免存在不足之处，还需要在教学实践中不断总结与提高，恳请使用该套实训教材的各院校教师和学生提出宝贵意见，以便再版时修订提高。

目 录
CONTENTS

第一章

绪　论

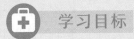 学习目标

知识目标：

1. 掌握　健康服务与管理技能的内容和要求。

2. 熟悉　健康服务与管理的相关概念，健康服务与管理技能培训的方式。

3. 了解　国内外健康服务与管理发展现状。

思政目标：

立足人口老龄化与人民健康管理需求日益增长的现实背景，分析我国大力发展健康服务与管理对于经济高质量增长、人民生活水平高质量提升，以及人与自然、人与社会关系双重"和谐"关系促进的重要意义，开展社会主义核心价值观"富强"和"和谐"的思政教育。同时，分析我国健康服务业发展现状，培养学生服务基层、服务群众的职业价值追求，并根植社会主义核心价值观"爱国"和"敬业"。

 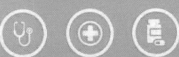

健康服务与管理技能是开展健康服务、提升健康管理水平的基本手段、工具与方法。健康服务与管理技能是健康服务与管理专业的核心课程。本章将对健康服务与管理的相关概念、国内外健康服务与管理的发展现状，以及现代计算机信息技术在健康服务与管理中的应用等内容进行逐一介绍，为后续其他章节的学习及实践奠定基础。

第一节　健康服务与管理的相关概念

一、健康管理概述

从字面上看，健康管理是对"健康"资源的管理，健康管理的理论概念和特征源自健康的特殊属性。1946年世界卫生组织（WHO）成立时在宪章中明确了健康概念："健康乃是一种在身体上、心理上和社会上的完满状态，而不仅仅是没有疾病和虚弱的状态。"世界卫生组织关于健康的这一定义，把人的健康从生物学的意义，扩展到精神和社会关系（社会相互影响的质量）两个方面的健康状态，把人的身心、家庭和社会生活的健康状态均包括在内。个体的身体状况从健康到疾病的转变，一般分为低健康风险时期、中等健康风险时期、高健康风险时期、疾病产生期，此过程的时间长度不定，此过程有时为几周，有时则长达几十年。但有一点是确定的，即该过程与个人的生活行为方式密切相关，其间的变化通常不容易被感知，若不定期开展检测，恐难及时发现身体状况的改变。唯有接受健康管理者，通过定期的健康检测与评估，发现潜在危险，实施相应措施，才能尽早阻断疾病发展进程。

目前关于健康管理的定义还没有统一的定论。如谭晓东教授对健康管理的定义为：以全生命周期与全社会人群为对象，运用管理学的基本原理，整合相关的健康资源，对个体和人群进行监测与体检、健康评估、综合干预和系统跟踪的健康管理过程。陈君石教授对健康管理的定义为：对群体或个体的健康状况开展追踪式管理，包含监测、评估、咨询及干预的过程。总体来看，不同学者从不同角度对健康管理内涵进行界定：从健康体检的角度来看，健康管理是健康体检的延伸和扩展；从公共卫生的角度来看，健康管理是找出健康的危险因素，进行连续监测和有效控制；从疾病健康管理角度来看，健康管理是积极主动的疾病筛查与及时诊治；从预防保健的角度来看，健康管理是通过体检早期发现疾病，并做到早诊断、早治疗。

不同角度的分析都有其合理性，但综合来看，健康管理至少应该包括以下三个方面的内涵：第一，健康管理是一种关于如何理解、维护健康的理念；第二，健康管理是一种关于维护健康的技术创新；第三，健康管理是一种产业服务模式和业态的创新。本章仅从理念层面介绍健康管理的内涵。健康管理在本质上是关于如何认识健康、维持人类健康的生活理念，而现代健康管理概念是对"生理-心理-社会（环境）"新医学模式确立的基础上发展而来的。20世纪以来，医疗卫生服务与降低人口死亡率只有微小的关联，人们逐步认识到，健康投入和健康产出的关系并不像一般的生产过程那么明显和直接，对健康预防的投入明显效率更高。健康管理的概念在于科学确认和干预健康危险因素，而仅提供医疗服务远远不够，自然环境、社会环境和基因特性都会对个体健康的生物学和行为学因素产生影响。现代健康管理理念的特征主要有：第一，健康不是生活的目的，而是生活的基本资源。只有对个人的健康进行科学管理，才可以最大限度地发挥健康的资源作用；第二，健康管理不是"病中干预"，而是包括"病前预防、病中治疗和病后康复"三个方面全过程的管理；第三，健康管理的意义不仅仅是疾病治疗，也是统一实现遏制医疗费用增长、提升健康水平、提高医疗服务体验等多重目标。

二、健康服务业概述

健康服务业的产生是基于21世纪医学模式的革新和构建，包括先进理念、前沿技术、标准培训认证和管理运营组成的覆盖全产业链、全生命周期的系统性工程。正如1996年世界卫生组织（WHO）提出的21世纪的医学是从"疾病医学"向"健康医学"发展，从重治疗向重预防发展，从针对病原的对抗治疗向整体治疗发展，从重视对病灶的改善向重视人体微生态的平衡改善发展，从群体治疗向个性化治疗发展，从生物治疗向身心综合治疗发展，从强调医生作用向重视病人（健康生活方式）作用发展。在健康服务最核心的医疗服务层面，21世纪的医学是以疾病为中心向以人的健康生命质量为中心发展，以延长生命绝对值向以延长有生产力的健康寿命和青春寿命发展，其本质是医学服务的重心从"治已病"向"治未病"转移，是以人民健康为研究对象与实践目标的健康医学。而健康服务业的兴起和发展既是现代医学发展的客观要求，也是新型经济发展的驱动力。

我国健康服务业起步相对较晚，学术界对健康服务业的定义尚未统一。如焦旭祥在分析我国健康服务业的发展现状的基础上，将健康产业分为健康服务业和健康制造业两大领域；陈建伟从健康服务业的具体构成出发，认为健康服务业主要包括医疗服务、健康管理与促进、健康保险以及相关服务四大板块，健康服务业的发展在于四个板块之间的良性互动；瞿华和夏斐在分析健康服务业所覆盖的范围时，主要基于广义的视角，指出健康服务业以生物技术为核心，其具体服务范围包括疾病防治、营养健康等，通过将多个产业的融合，为广大消费者提供更为全面的健康服务。直到2013年，《国务院关于促进健康服务业发展的若干意见》发布，对健康服务业的概念进行了明确的界定："健康服务业以维护和促进人民群众身心健康为目标，主要包括医疗服务、健康管理与促进、健康保险以及相关服务，涉及药品、医疗器械、保健用品、保健食品、健身产品等支撑产业，覆盖面广，产业链长。"其中，医疗服务是健康服务业的核心内容和关键环节，健康保险是健康服务业发展的重要保障，而健康管理与促进不仅面向健康和亚健康人群，还应该针对慢性非传染性疾病人群，其内涵丰富，发展潜力巨大。而支撑性产业主要包括药品、医疗器械、保健用品、健康食品等研发制造和流通等相关产业，以及信息化、第三方服务等，是健康服务业发展的重要支撑。

三、健康产业概述

伴随科技的飞速发展，人们对自身健康关注度不断提高，健康产业也随之兴起，极有可能成为引领未来全球经济发展及社会进步的重要产业。健康产业是世界上规模最大、发展最快的行业之一。美国经济学家保罗·皮尔泽将健康产业称为接替互联网、股市、黄金、房地产之后的"财富第五波"。大多数发达国家健康产业支出超过 GDP 的 10%，是国民经济的重要部门。

当前，对于健康产业的界定有以下三种视角：一是以三次产业划分的视角，从大健康的概念去理解，认为健康产业是与健康紧密相关的制造与服务产业体系；二是从健康产业链的角度，将健康产业划分为前端、传统和后端产业，分别达到维持健康、修复健康和促进健康的目的；三是从健康消费需求和服务提供模式角度，认为健康产业分为医疗性和非医疗性健康服务两大类，并在此基础上做进一步划分。

我国众多学者认为健康产业涉及健康相关的生产和服务产业。如宫洁丽等指出，健康产业是涉及医药产品、保健用品、营养食品、医疗器械、休闲健身、健康管理、健康咨询等多个与人类健康紧密相关的生产和服务领域的新兴产业，包括制造经营和健康服务两项活动。王波等主张，广义的健康产业主要指与人的身心健康相关的产业的统称，是一个涉及制造业、服务业等门类广泛的产业类型。发达国家健康产业蓬勃发展的同时，正呈现出从以制造经营产业为主向以健康服务业为主的转型，进而认为健康产业可以分为健康服务业和健康制造经营业。

为加快推动健康产业发展，科学界定健康产业的统计范围，准确反映健康产业发展状况，国家统计局依据《"健康中国 2030"规划纲要》等有关健康产业发展要求，以《国民经济行业分类》（GB/T 4754—2017）为基础，于 2019 年编制并发布了《健康产业统计分类》（国家统计局令第 27 号），明确指出"健康产业是指以医疗卫生和生物技术、生命科学为基础，以维护、改善和促进人民群众健康为目的，为社会公众提供与健康直接或密切相关的产品（货物和服务）的生产活动集合"。将健康产业范围确定为医疗卫生服务，健康事务、健康环境管理与科研技术服务，健康人才教育与健康知识普及，健康促进服务，健康保障与金融服务，智慧健康技术服务，药品及其他健康产品流通服务，其他与健康相关服务，医药制造，医疗仪器设备及器械制造，健康用品、器材与智能设备制造，医疗卫生机构设施建设，中药材种植、养殖和采集等 13 个大类。

第二节 健康服务与管理发展现状

一、我国健康服务与管理发展现状

2013 年《国务院关于促进健康服务业发展的若干意见》和 2017 年党的十九大报告，将中国健康服务与管理划分为初创发展阶段、规划阶段和快速发展阶段。

第一阶段为 1949—2013 年，是健康服务与管理的初创发展阶段。中国的健康服务业已经初具规模。其中，医疗服务占据绝对的主导地位与优势地位，商业健康保险已经在国家医疗保障体系中获得一席之地，而在国民生活质量与收入水平稳步提升、国民健康素养与健康意识的觉醒的大背景下，健康管理及其相关支撑行业也逐步发展。但从宏观层面来看，健康服务与管理的发展尚缺乏明确布局，国家层面没有相关的整体规划与政策引导，对健康服务与管理的内涵及其产业边界的界定尚不明确，产业结构及各自的内部关系尚未理顺。从中观层面来看，健康服务与管理相关企业之间缺乏合作，健康服务与管理资源难以得到有效整合，不同区域、不同产业之间的发展呈现不均衡的状态，相关企业多处于野蛮生长的状态。从微观层面来看，鉴于健康服务与管理相关知识具有较强的专业性，加之缺乏科学有效的传播和监管，大量的"伪科学""伪健康"的观念借助大众媒体的传播，误导甚至欺骗消费者，导致消费者对于健康服务与管理的总体接受程度较差。

第二阶段为 2013—2017 年，是健康服务与管理的规划阶段。与健康服务与管理有紧密联系的各种政策文件陆续出台，关于健康服务与管理的投资环境、创业环境与市场环境不断向好，从国家到地方的各级政府在重视健康服务与管理发展的同时，逐步建立起"大健康观"的发展理念，从顶层设计层面对健康服务业的相关资源进行整合，并逐步建构符合中国基本国情与时代发展需要的健康服务业体系。通过国家一系列政策规划的鼓励和引导，逐步对健康服务与管理发展进行布局，用政策规划、规范标准与制度创新为社会资本的参与铺路搭桥，充分调动投资者与创业者的主动性与积极性，不断激发健康服务与管理的发展潜力，增强其对于国家经济发展与社会进步的贡献。

第三阶段为 2017 年至今，是健康服务与管理的快速发展阶段。2017 年，党的十九大报告中郑重写明"实施健康中国战略。人民健康是民族昌盛和国家富强的重要标志。要完善国民健康政策，为人民群众提供全方位全周期健康服务"。在这一阶段，伴随着国民教育水平的提升与健康文化宣传的加强，国民对健康的理解水平与认识程度在不断加深，加之收入水平的上升和消费结构的升级，对于个性化、多元化和高水平健康服务与管理的需求被进一步激发，投资机遇越来越多。与此同时，对于健康的认识逐步从生命的长度转变为关注生命的质量，一些特色健康服务领域逐步获得关注与青睐，不仅越来越多的国内外资本开始进入健康服务业，很多传统产业也开始积极主动地与健康服务业进行融合联动。

《中国健康服务业发展报告（2019）》显示，2017年，中国健康服务业的总规模为56 668.2亿元。医疗服务业规模为33 976.6亿元，占健康服务业总规模的比重为59.96%，成为当前中国健康服务业的主体。药品及其他健康产品零售业规模为8 921.7亿元，占健康服务业总规模的比重为15.74%，在健康服务业的规模中仅次于医疗服务业。健康管理与促进服务业规模为4 646.6亿元，占健康服务业总规模的比重为8.2%，在健康服务业的规模中位居第三。健康保险和保障服务业规模为4 166.5亿元，占健康服务业总规模的比重为7.35%，在健康服务业的规模中居于中等地位。健康人才培养培训规模为1 206.2亿元，占健康服务业总规模的比重为2.13%。健康科学研究和技术服务规模为751.2亿元，占健康服务业总规模的比重为1.33%。健身休闲运动服务、健康旅游服务、健康养老与长期护理服务、智慧健康技术服务等融合产业规模合计为2 999.4亿元，占健康服务业总规模的比重为5.3%。

总的来看，近年来中国健康服务与管理的发展取得了六方面的成就：

第一，政策红利持续释放，产业路径逐渐清晰。随着"健康中国"战略的持续推进，健康服务业已经逐渐占据政策规划顶层设计的重要位置。2013年《国务院关于促进健康服务业发展的若干意见》的发布具有里程碑式的重要意义，明确了健康服务业的内涵外延，明确了市场和政府的边界。此后，国家陆续颁布了各项优惠政策，主要目的是确保健康服务业实现可持续性发展。

第二，医疗卫生服务覆盖面扩大，重心下沉渐成趋势。随着国民医疗卫生服务的需求总量逐渐递增，医疗卫生体制改革的步伐不断加快，中国医疗卫生体系所覆盖的范围有了较大程度的提升与拓展。同时，在科技创新的推动下，医疗卫生的产业链也得到了进一步调整，民营医院、医生集团、互联网医疗等新型业态先后出现。而精准医学、智慧医疗、再生医学等领域的革新，也使传统的医疗卫生服务模式发生了根本性的变化。

第三，健康管理与促进服务产业链初步形成。经过十余年的探索与实践，中国健康管理服务市场初具规模，相关产业链逐步建立，主要由医疗服务机构、健康管理服务机构、健康支撑产业相关企业、健康保险服务机构等组成。在整个产业链中，起着衔接作用的环节则是健康体检机构。2017年全国健康体检的人员基本达到5亿人次，市场容量则在1 300亿元以上。而大数据、人工智能等技术创新的推广使用，为中国健康管理服务体系的建设和实施提供了强有力的技术支持。与此同时，也推动该领域走向网络化与专业化。2018年，互联网健康管理产业所实现的产值达到900亿元以上。

第四，商业健康险市场规模持续增长。在新一轮医疗卫生体制改革的过程中，对于商业健康保险中涉及的基本医保问题做出详细的概述。近年来，随着社会医疗保险的日益普及，商业健康保险也得到了更多人的认可和支持。二者之间相互促进，互相影响，形成了良性发展的利好局面。2012—2017年，保费收入的复合增长率一直维持在38%左右，但财产保险同比增长幅度却在10%以下，说明商业保险发展的核心集中在商业健康保险上。

第五，产业融合发展纵深推进，"健康+养老、旅游和文体"，以及中医药健康服务与管理焕发活力。当前，随着居民生活水平的提升和生活质量的改善，国民的消费结构与之前相比有了较大的变化。从整体上看，旅游产业、文体产业和养老产业等迸发出强大的活力，并不断衍生出"健康+养老""健康+旅游""健康+体育"等一系列新业态，人民的物质需求和精神需求得到了更大程度的满足，幸福指数持续升高。此外，为贯彻落实《中共中央 国务院关于深化医药卫生体制改革的意见》《国务院关于扶持和促进中医药事业发展的若干意见》和《国务院关于促进健康服务业发展的若干意见》，2015年国务院办公厅印发了《中医药健康服务发展规划（2015—2020年）》，国内中医药健康产业迸发出强大的活力与良好的前景。中医药健康产业所实现的产值呈不断递增的趋势，截至2017年已突破17 500亿元，同比上涨的幅度达21.1%。

第六，区域健康服务业高地初显，示范效应良好。当下，在中国范围内，健康服务业的发展已经日渐走向规模化和成熟化。很多地区结合自身的发展状况以及所掌握的资源优势，经过深入探索和研究积累了丰富的实践经验，与此同时，从产值、竞争力等方面看都保持着良好的发展状态，尤其是当前所创建的健康服务业发展模式基本摆脱了传统医疗服务机制的限制，在产业结构、产业集聚、新业态的扶持上都有明显的改善和发展。各区域根据当地的地理环境、资源优势、经济条件、交通状况等实际情况，制定健康服务业的开发战略，大力推动产业集群效应的形成。

尽管如此，健康服务与管理发展过程中仍面临着医疗服务结构与总量方面存在不足、健康管理与促进服务整体水平有待进一步提升、健康保险服务发展乏力且存在壁垒、健康服务业相关支撑产业缺少核心竞争力与政策保障，以及科技创新转化难与信息孤岛等问题。当前，中国正处于经济社会转型升级的关键阶段，宏观环境的变革为促进健康服务业发展创造了有利条件。加快发展健康服务业，是深化医药卫生体制改革、改善民生福祉和提高全民健康素质的必然要求，是推动经济结构优化调整的重要举措，对实现"两个一百年"奋斗目标和中华民族伟大复兴的中国梦具有非凡意义。

 拓展阅读

深化健康服务 助推乡村振兴

实施乡村振兴战略，将人的健康和美丽乡村建设作为乡村振兴战略的重要一环，给卫生健康事业带来了新的发展机遇和挑战。卫生计生部门是守护人民健康的中流砥柱，要充分发挥自身优势，找准站位，主动融入，精准发力，着力做好健康服务大文章，为推进乡村振兴战略保驾护航。

加大健康事业投入，为乡村振兴提供健康的人力资源。农业、农村、农民问题（"三农"问题）是关系国计民生的根本性问题，特别是农民的健康问题，是解决"三农"问题的一个关键。农民是乡村振兴的主体，健康的人力资源与经济发展密切相关，是振兴乡村经济发展的重要力量源泉，对农村群众的健康投入是实现乡村振兴的关键性投入。因此，实施乡村振兴战略，需要加大对基层乡村卫生健康事业的投入力度，从疾病防治、健康生产、环境卫生、食品安全等多方面入手，梳理基层健康服务工作中的薄弱环节，进一步完善医疗卫生服务体系和社会保障体系，补齐基层医疗卫生短板，加快推进"健康乡村"建设，着力提升农村群众的健康水平，为实施乡村振兴战略提供健康的人力资源保障。

强化基层卫生建设，为乡村振兴提供坚实的医疗保障。当前农村医疗卫生事业发展仍是一块"洼地"，在人均卫生费用、医疗卫生条件等方面，农村群众与城市居民还有不小的差距。缩小城乡差距，促进城乡协调发展，推进乡村振兴，不仅仅需要强有力的政策支持，更要将基层医疗卫生建设贯穿其中。由于身体健康状况的好坏往往决定农民家庭生活是否幸福，实施乡村振兴战略，就要注重乡村医疗卫生服务体系的基础保障作用，保障健康、维护健康、促进健康，为乡村振兴提供活力。目前农村地区的医疗服务设施和条件有了很大程度的改善，农村群众就医的便利性增加。然而，基层医疗人才队伍尤其是高层次人才短缺的局面并未得到根本性扭转，这就需要卫生计生、人社、教育、财政等多部门共同施策、同步推进，为培养、留住、用好基层医疗人才营造良好环境。乡镇卫生院、村卫生室是保障乡村农民健康、推进乡村振兴顺利发展的前沿阵地，要加大发展扶持力度，配齐全科医生队伍，普及家庭医生签约服务，改善群众看病就医环境，提高医疗卫生服务水平，为推进乡村振兴提供坚实的医疗保障。

完善"大健康"体系，为乡村振兴提供全面的健康保障。当前农村群众的生活质量有了很大的提高，但也出现了慢性病发病率提升的难题，同时农村留守儿童和妇女、老年人以及残疾人的健康关爱体系也需要进一步完善。这些热点难题，是实施乡村振兴战略直接面对的现实问题。此外，因病致贫、因病返贫是农村贫困人口致贫的主要原因之一，所以要除掉"穷根"，必须先从切除"病根"方面着手，通过大力实施医疗救助、健康扶贫和乡村环境卫生整治等惠民工程，实现医疗健康服务与乡村振兴的精准对接。这就需要将全民健康事业融入各项政策，进一步完善预防、保健、治疗"三位一体"联动机制，加强分级诊疗、现代医院管理、全民医保、药品供应保障、综合监管五项基本医疗卫生制度建设，建立起提高健康水平、优化健康服务、完善健康保障、建设健康环境、发展健康产业等在内的"大健康"体系，形成维护和促进健康的强大合力，努力提升农村群众的健康水平和健康素养，为实施乡村振兴战略提供全面的健康保障。

资料来源：高洪亮，《深化健康服务 助推乡村振兴》，《中国人口报》2018 年 7 月 13 日第 003 版。

二、国外健康服务与管理发展趋势

美国于 20 世纪 60 年代诞生了现代健康服务与管理的雏形。1969 年美国政府将健康管理纳入国家医疗保健计划，1971 年为健康维护组织提供立法依据，1973 年正式通过了《健康维护法案》。在此之后，欧洲的德国、英国等国家也先后建立了此类健康服务与管理组织，1980 年前后亚洲的日本等国家也开始试行健康管理法规。随着时代的发展，各个国家开始重视保障人民健康的关键性，1984 年世界卫生组织（WHO）也提出卫生可以推动社会进步及经济发展。当前，随着经济社会的发展、生活方式的变化，世界上几乎所有的国家对健康服务与管理的需求都呈现快速增长的态势。据世界卫生组织的统计，2000—2004 年，各国人均医疗支出都保持着一定程度的增长，健康医疗支出在 GDP 中的份额也有不同程度的提高。

美国作为一个市场经济比较发达的国家，其健康医疗服务领域已经形成一个结构完整、运行有序且独具特色的体系。美国的健康医疗制度的主要变化轨迹和特点是：从最初的完全市场机制，转向政府和第三方逐渐介入到医疗服务市场。美国的健康医疗系统主要由医疗服务机构、医疗保险组织、医疗保险参加者组成。其医疗服务机构体系具备多样化、分层次、网络化特点，满足不同类型和不同层次的健康医疗需求，主要包括各类医院、诊所、家庭健康机构、康复中心、养老院、精神病院、临终关怀医院等。美国国民卫生支出是衡量美国健康服务业的重要指标。通过对国民卫生支出的深入分析，美国健康服务业的全过程发展可分为四个阶段，即起步阶段、快速成长阶段、平稳过渡阶段与成熟发展阶段。总体来看，美国国民卫生支出占 GDP 的百分比呈持续上升趋势。相较于其他产品与服务，健康服务业在美国的重要性正在不断攀升。1960—2016 年，国民卫生支出占 GDP 的百分比从 5.0% 上升到 17.9%。同一时期，名义国民卫生支出年均增长率与名义 GDP 年均增长率分别为 9.0% 与 6.5%。以 2012 年的 GDP 链型价格指数调整通货膨胀后，实际国民卫生支出的年均增长率为 5.4%，高于 3.1% 的实际 GDP 年均增长率。这意味着，美国总体经济的发展对国民卫生支出发展的影响是有限的。截至 2020 年，美国的健康产业约占美国经济的 25%。美国的健康产业分为三部分，分别为制药与药品、医疗器械和健康服务业，其中又以健康服务业为首，占比 65%，并且每年都在增长。美国健康服务业的未来将是一个兼具发展与挑战的产业集群。相较于其他发达国家，美国的健康服务业仍面临诸多问题。这些问题有些能够在短期内得到解决，有些却需要长期规划。显然，高度市场化的健康服务业并没有给美国国民带来更优质的健康服务环境，所以，引入多个市场领域、强化政府职能、打破原有的规则体系仍是至关重要的。2010 年通过的《平价医疗法案》最终是否会演变成一个全民健康保险计划，目前尚不明朗。但有一点可以确定，无论健康服务业如何发展，成本控制都迫在眉睫。以价值为导向的新兴发展模式不仅能够提升健康服务的获得性与质量，同时，也为劳动力的多元化发展提出了新要求。技术创新正在以一种前所未有的形式打造美国健康服务交付系统。而从一个更大的格局看，健康服务与科学技术的充分融合必将重塑包括美国在内的多国经济格局，甚至是全球经济格局。

英国是全球具有高福利的国家之一，在 20 世纪 50 年代，英国通过的《国家健康服务法》确立了国家卫生服务保障体系，提出以国家健康服务体系（NHS）为主导，社会医疗救助、商业健康保险为辅助。NHS 与私营医疗机构并存，群众可同时享受其提供的医疗及健康服务。形成了由医疗技术人员初步卫生保健服务、社区服务、医院专科医疗服务的三级体系。在政府的主导下，NHS 覆盖全体国民，经费由国家列支，其中 84.9% 来自政府税收，11.5% 来自社会保险基金，患者个人负担仅占 2.9%。NHS 由政府直接组织实施，国家财政出资购买，免费医疗服务覆盖全民，充分体现了医疗服务的公益性。英国政府拥有大量的卫生资源以及与之相应的资源配置能力，它的医疗保障范围十分广泛，从预防、初级保健，到住院治疗、长期医疗保健、护理康复，以及眼科和牙科，甚至还包含各种疾病造成的损失补贴。最重要的是，它的项目都保持着极高的保障水平。虽然 NHS 几乎包含了所有国民，但经过几十年的运行，其作为一种纯公共产品所具有的效率低下的问题也日益显现，部分群众开始尝试私营医疗服务。英国政府也从 20 世纪 60 年代中期开始支持、帮助和发展私营医疗保健服务。商业健康险是支付私人医疗服务费用的主要方式，45 ~ 54 岁的高学历、高收入阶层是其主要客户人群。商业保险是英国医疗保险体系的重要组成部分，呈现出较高的增长趋势。随着近年来医疗费用的持续上升，保险业相关公司开始关注健康管理的潜力。因此，健康保险公司通过保健教育、疾病防控等方式控制疾病发展情况，以期降低医疗费用，减少保险赔付率。同时，为了增强自身的风险控制能力，许多健康保险公司加强与 NHS 的协作，整合其服务资源。

日本从 1979 年开始倡导中老年健康运动，开展国民健康运动，药品健康产业与养老产业发展迅速。日本是目前国际上健康产业发展较为迅猛的国家，其药品市场占有量位居世界第二，与此同时也是全球第二大天然健康产品市场。日本药品健康产业在发展的过程中具有以下特点：一是注重品质，增强产品的多元化，满足消费者的不同需求；二是注重研发，增强生产企业核心竞争力，满足民众健康需求；三是关注生产企业形象，充分体现企业社会责任感；四是注重市场拓展，并购或投资海外市场。另外，日本之所以为世界第一长寿国，与其健全的健康养老制度体系和发达的健康养老产业不无关系。日本的健康养老产业模式属于社会保险模式。从筹资上看，日本既有全民的国民健康保险制度，又有针对老年人的老年保健制度和老年护理保险制度。始于 1959 年的日本国民健康保险覆盖老年人、农民、小手工业者，覆盖全面。进入 20 世纪 80 年代，随着老年人医疗服务的长期化和费用高涨，日本首先将老年人的健康保险费用和普通人健康保险费用剥离，形成独立的体系，接着将老年人的医疗和保健采取不同社会政策分开管理，重视从中年开始对老年人的健康管理、疾病预防，完善保健、医疗、福利一条龙的配套体系。2000 年以后，针对老龄化带来的庞大医疗需求，日本建立了正式的护理保险制度来解决家庭照护的危机，缴费采取个人、地方和中央政府共同负担的形式。从服务递送上看，大部分老人排斥机构养老，七成老人以社区居家养老为主。日本养老产业涵盖的内容丰富，其中涉及房产、金融、器械用品、家政服务、文化生活服务以及其他相关产业等 6 个方面。日本政府也十分重视养老服务向更加专业化的方向发展，甚至要求每一个细分的领域均有特设的企业进行提供，并且要求有较为严格的硬件作为基础。从业人员必须经过严格的培训和考核，通过考核持证上岗；同时，教育领域开设老年福利、社会工作等学科专业，旨在为养老服务业持续供应相关人才。

印度健康产业近年来发展迅速，随着印度人口数的快速增加，预计 2030 年其服务产业规模将超过中国。随着产业规模和就业人数的快速增加，健康产业已成为支撑印度经济社会发展的主要领域之一。据分析，人口数量的增加，传染性疾病及慢性病发病率的增加，以及生活方式相关疾病患病人数的增加是印度医疗服务业迅速扩张的主要原因。根据印度联邦政府工商部国家健康产业委员会（FICCI）与普华永道国际咨询公司的联合研究结果，2012年印度健康产业价值7 000亿卢布，且以15%～17%的年增长率增长。印度自20世纪70年代起开始制定国家药物政策，大力发展本国仿制药业。通过简化注册审批，仅对生产制造工艺流程的专利实施保护，在控制药价的基础上由政府买单，实施国际药品标准、加强质量控制及鼓励海外批报注册以及大力引进海外人才等措施，推动了本国医药产业的发展和转型，将印度从制药业进口国转变为出口国。印度药品市场2000—2005年的年增长率为9%，2007—2012年的年增长率为13%～14%。截至2020年，印度药品市场价值约为550亿美元，仅次于美国、日本和中国，其销售量位居世界第二，略低于美国。在医疗旅游方面，目前世界十大旅游产业市场中的泰国、马来西亚、韩国和印度均为亚洲的国家，常见的特色服务项目是牙科、整形手术、关节置换手术、心脏科手术、癌症治疗、人工生殖技术和健康检查等。2010年到印度接受手术和治疗的外国病人约有60万人，旅游医疗人数的年增长率为30%。通过医疗旅游，印度每年获得10亿美元左右的收益，且年增长率超15%。

第三节  健康服务与管理技能概述

一、健康服务与管理技能

健康服务与管理技能可以划分为服务技能与管理技能两大类。其中，服务技能主要包括健康信息采集技术、健康评估技术、健康教育技术、营养指导技术、运动指导技术、心理指导技术、中医药健康指导技术等，而管理技能主要包括健康信息管理技术、慢性病管理技术、养老管理技术、保险服务与管理技能、健康旅游管理技术等卫生健康经营管理技能。或者可以理解为，管理技能具有综合性，是单项服务的整合。

健康服务与管理专业人才需要具备的技能主要包括：① 具有创新精神、创业意识和创新创业能力。② 具备良好的语言和文字表达能力、英语运用能力、计算机应用能力，能进行数据收集与统计。③ 具备计划、组织、协调、沟通能力，以及团队合作能力。④ 具备健康服务与管理基本技能，能从事健康检测（与监测）、健康评估、健康教育与健康干预（包含中医药健康管理）、健康养老及健康服务营销等实务工作。⑤ 具备健康服务与管理专业思维能力、政策理解和分析能力，熟悉卫生应急处置流程。⑥ 具备一定的科研能力，在专业领域内，能认识问题、分析问题和解决

问题。总的来讲，健康服务与管理专业是为社会培养应用型健康管理人才，使学生具有健康管理特长和沟通能力，能从事健康检测、健康评估工作，掌握常见疾病和慢性疾病的诊断与防治原则，具备健康风险因素干预专业技能。结合行业需求，培养老龄化群体、慢性病人群体的健康服务与管理人才，以及能从事健康产业的专业人才。通过管理学、经济学、卫生管理学、健康管理学、健康心理学、健康运动学、健康营养学、健康养生学、健康信息管理、健康教育与促进、慢性病管理学、社区健康服务与管理、健康管理服务与营销等重要专业课程的系统学习和实训，培养学生的健康服务与管理技能。

二、健康服务与管理技能培训及实训

（一）健康服务与管理专业人才技能实训

当前，我国健康服务与管理专业人才出现了较大的缺口。为应对人口老龄化、健康中国建设与健康服务业的发展，解决健康产业、健康服务业发展中的人才缺乏问题尤为重要。从 2008 年开始，浙江农林大学、海南医学院、杭州师范大学、浙江中医药大学和武汉商贸职业学院 5 所院校率先进行了健康管理专业人才培养的积极探索。2016 年教育部首次批准国内 5 所高校招收四年制"健康服务与管理"本科专业。当前，国内高校将健康服务与管理专业的培养目标基本定位为培养适应我国健康服务业发展的应用型管理人才或复合型专业人才。健康服务与管理专业人才，不仅要具备健康服务与管理的理论基础，还要具备健康服务与管理的实践技能。

目前，健康服务与管理专业人才技能实训形式主要包括：① 课程实验与实训。在健康服务与管理专业相关课程学习中进行课程实验与实训，如健康管理学、慢性病管理学、健康心理学、健康运动学、健康营养学、健康教育与健康促进等课程的实验与实训。② 社会实践。包括思想政治理论课社会实践、大学生心理健康实践、劳动教育和专业社会实践。其中，思想政治理论课社会实践、大学生心理健康实践与劳动教育，按照中共中央、国务院、教育部等文件要求实施；专业社会实践，一般安排在假期，以培养学生的专业动手能力和综合能力。③ 创新创业实践。在国家全力推进"双创"建设背景下，积极建构以学生创新思维与创新创业能力培养为核心的创新创业实践平台，提升健康服务与管理人才实践能力。④ 毕业实施。一般由学院统一安排，也可以申请自主实习，通过在各级政府卫生健康管理部门、医疗卫生机构、卫生健康社会团体、民营健康体检与健康管理机构、健康保险机构、健康养老机构、其他健康服务与营销机构（如药企、互联网+医疗健康新兴机构）等机构的相关岗位上一段时间的实习实践，了解实际工作流程，将所学专业知识与实践相结合。

（二）健康管理师培训

健康管理师是指针对个体或群体健康状况监测、分析、评估，以及健康咨询指导和健康危险因素干预等专业人员。目前健康管理师多从业于健康管理（体检）机构，主要为体检客户提供体检套餐选择与定制、健康风险评估、体检报告出具与解读、健康管理方案的制定与干预、跟踪与随访、健康咨询等工作，在实际工作中应当具备一定的观察能力、分析能力、理解能力、协调能力、沟通能力、管理能力等职业能力特征。健康管理师共设 3 个等级，分别为三级健康管理师/高级工、二级健康管理师/技师、一级健康管理师/高级技师。在理论知识方面，三级健康管理师侧重于掌握健康管理基础知识、健康监测；二级健康管理师侧重于掌握健康风险评估和分析、健康危险因素干预、健康指导、指导三级健康管理师培训与研究；一级健康管理师侧重于掌握健康风险评估和分析、健康危险因素干预、指导二级和三级健康管理师培训与研究。在技能方面，三级健康管理师侧重于掌握健康监测；二级健康管理师侧重于掌握健康风险评估和分析、健康指导、指导三级健康管理师培训与研究；一级健康管理师侧重于掌握健康风险评估和分析、健康危险因素干预、指导二级和三级健康管理师培训与研究。

在我国，2005 年健康管理师正式被确定为卫生行业的国家职业，2017 年健康管理师职业资格由人力资源和社会保障部明确增设，2019 年健康管理师职业技能标准由人力资源和社会保障部制定。健康管理专业人才培养机制仍处于探索阶段，虽然目前国内健康管理师培训机构逐年递增，鉴定考试也由原来的一年 2 次调整为一年 3 次，但仍存在一些问题。一些培训机构为了紧跟健康管理发展"热潮"，在网络上进行虚假宣传，过度吹嘘自身的专业师资和考试通过率，用低价格骗取学员进行培训，使部分学员对健康管理基础理论和技能操作内容掌握不够扎实，造成近 2 年考试通过率仅仅达到 40%。同时，存在健康管理师职业与国家医疗卫生政策、体系等衔接不够，缺乏行业的规范标准，社会认可度不高等问题。

实践与指导

实训：健康 App 的应用

1. 实训目标

（1）通过实际使用一款健康服务与管理 App，总结该 App 的功能特点。

（2）通过课堂或小组讨论，分享个人使用体验。

2. 实训内容与形式

将学生分组（5~6 人/组，组长 1 名），针对某款健康服务与管理 App（如薄荷健康）的功能和用户使用情况进行调研，分析服务项目、功能特点、用户使用满意度和个人使用体验，将调研情况以报告形式上交，同时开展课堂/小组讨论。

3. 实训要求

（1）分组完成。按照每组 5~6 人，进行分工合作，充分调动每一名组员的积极性和主动性，实现相互协作与交流，共同完成调研的数据收集与分析。

（2）撰写并提交调研报告。报告要求：字数控制在 2 000~3 000 字；阐释调查研究的方法；论述数据资料的搜集、整理与分析过程；针对调查结果进行分析，得出明确的结论。

（3）课题/小组讨论。每组选一名成员进行汇报，然后展开讨论；各组组长针对成员贡献进行初步评分；最后由教师进行打分。

 思考与练习

1. 简述健康产业与健康服务业的联系与区别。
2. 简述现阶段我国健康服务与管理发展中存在的问题。
3. 简述国外趋势对我国健康服务与管理发展的启示。
4. 简述健康服务与管理的技能要求。
5. 简述健康服务学管理技能训练的内容与形式。

健康体检项目设计与实施技术

学习要点

知识目标：

1. 掌握　健康体检基本项目的主要内容，健康体检服务流程。

2. 熟悉　个性化健康体检项目设计原则，面向不同人群的体检套餐。

3. 了解　健康体检备选项目的主要内容，健康体检基本项目制定与实施要求。

思政目标：

以《健康体检管理暂行规定》为基础，规范健康体检服务的开展，深化学生对法治理念、法治原则的认知、意识和能力。围绕当前体检项目（套餐）设计与选择以及健康体检服务开展过程中存在的现实问题，分析我国健康体检服务发展对于健康中国战略实施的重要意义，帮助学生了解健康体检领域的相关政策，引导学生深入社会实践、关注现实问题，根植"爱国""敬业""诚信"和"友善"的社会主义核心价值观，培养学生经世济民、诚信服务和德法兼修的职业素养。

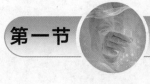

第一节　健康体检基本项目和备选项目

一、健康体检基本项目制定与实施要求

（一）健康体检基本项目制定

为指导和规范健康体检服务，卫生部组织专家依据《中华人民共和国执业医师法》《医疗机构管理条例》和《健康体检管理暂行规定》，在广泛征求意见的基础上制定了《健康体检项目目录》（简称《目录》）。《目录》包括基本项目和备选项目两部分。基本项目是为达到健康体检目的所设定的项目，共14大项59小项。建议受检者全面了解自身健康状况时使用。备选项目是基本体检结束后，发现受检者存在某种疾病风险时开展的体检项目及体能项目，由医疗机构和受检者共同确定。

（二）健康体检基本项目实施要求

（1）医疗机构根据卫生部制定的《健康体检项目目录》制定本单位的健康体检项目目录，并按照《目录》开展健康体检。

（2）医疗机构的健康体检项目目录应当向登记机关备案；不设床位和床位在99张以下的医疗机构还应向登记机关的上一级卫生行政部门备案。

（3）医疗机构应用医疗技术进行健康体检，应当遵守医疗技术临床应用管理有关规定，应用的医疗技术应当与其医疗服务能力相适应。

（4）医疗机构不得使用尚无明确临床诊疗指南和技术操作规程的医疗技术进行健康体检。

（5）医疗机构开展健康体检应当严格遵守有关规定和规范，采取有效措施保证健康体检的质量。

（6）医疗机构应当采取有效措施保证受检者在健康体检中的医疗安全。

（7）医疗机构开展健康体检应当按照有关规定履行对受检者相应的告知义务。

（8）医疗机构应当按照《医疗机构临床实验室管理办法》有关规定开展临床实验室检测，严格执行有关操作规程出具检验报告。

（9）各健康体检项目结果应当由负责检查的相应专业执业医师记录并签名。

（10）医疗机构应当对完成健康体检的受检者出具健康体检报告。健康体检报告应当包括受检者一般信息、体格检查记录、实验室和医学影像检查报告、阳性体征和异常情况的记录、健康状况描述和有关建议等。

（11）健康体检报告应当符合病历书写基本规范。

（12）医疗机构应当指定医师审核签署健康体检报告。负责签署健康体检报告的医师应当具有内科或外科副主任医师以上专业技术职务任职资格，经设区的市级以上人民政府卫生行政部门培训并考核合格。

（13）医疗机构开展健康体检必须接受设区的市级以上人民政府卫生行政部门组织的质量控制管理。

（14）医疗机构应当制定合理的健康体检流程，严格执行有关规定规范，做好医院感染防控和生物安全管理。

（15）医疗机构开展健康体检，不得以营利为目的对受检者进行重复检查，不得诱导需求。

（16）医疗机构不得以健康体检为名出售药品、保健品、医疗保健器械等。

（17）医疗机构应当加强健康体检中的信息管理，确保信息的真实、准确和完整。未经受检者同意，不得擅自散布、泄露受检者的个人信息。

（18）受检者健康体检信息管理参照门诊病历管理有关规定执行。

二、健康体检基本项目

健康体检基本项目包括问卷问诊、一般检查、内科检查、外科检查、眼科检查、耳鼻咽喉科检查、口腔科检查、妇科检查、实验室常规检查、实验室生化检查、实验室免疫学检查、常规心电图检查、X 线检查和超声检查。具体项目如表 2.1 所示。

表 2.1　健康体检基本项目

编号	项目类别	项目	仪器/设备
1	问卷问诊	1.1 生活方式（饮食习惯，烟酒嗜好，运动，体力活动，生活起居等）	
		1.2 个人史（既往疾病或伤残史、手术史，用药、输血及过敏史，婚姻状况，妇女月经及婚育史等）	
		1.3 家族史（遗传病史，慢病家族史等）	
		1.4 健康体检史（首次体检时间，主要阳性发现，跟踪管理处置情况等）	
2	一般检查	2.1 血压［静息收缩压/舒张压，脉压等，毫米汞柱（mmHg）］	
		2.2 身高（cm）	测量尺、身高体重仪
		2.3 体重（kg）	
		2.4 体重指数［BMI（体重/身高^2）］	
		2.5 腰围［平脐腰围（cm）］	
		2.6 臀围（cm）	
3	内科	3.1 肺部	
		3.2 心脏	
		3.3 肝	
		3.4 脾	
		3.5 神经系统	

编号	项目类别	项目	仪器/设备
4	外科	4.1 皮肤黏膜	
		4.2 头颈	
		4.3 脊柱	
		4.4 四肢	
		4.5 关节	
		4.6 浅表淋巴结	
		4.7 甲状腺	
		4.8 肛诊	
		4.9 外生殖器（男性），乳腺（女性）	
5	眼科	5.1 视力	
		5.2 辨色力	
		5.3 外眼检查	
		5.4 裂隙灯检查	裂隙灯
6	耳鼻咽喉科	6.1 耳（外耳道、鼓膜）	
		6.2 粗测听力（音叉或耳语）	
		6.3 鼻（鼻腔）	
		6.4 咽喉	
7	口腔科	7.1 黏膜	
		7.2 牙齿	
		7.3 牙龈	
		7.4 颞颌关节	
		7.5 腮腺	
8	妇科	8.1 外阴	
		8.2 内诊	
		8.3 宫颈涂片	显微镜
9	实验室常规检查	9.1 血常规［白细胞计数（WBC）、红细胞计数（RBC）、血红蛋白测定（Hb）、红细胞压积（Hematocrit）、平均红细胞体积（MCV）、平均红细胞血红蛋白（MCH）、平均红细胞血红蛋白浓度（MCHC）、红细胞体积分布宽度（RDW）、血小板计数（PLT）、白细胞五项分类（WBC Differential Count）］	血细胞分析计数仪
		9.2 尿常规（外观、尿蛋白定性、尿糖定性、尿胆红素、尿胆原、尿潜血、尿酮体、尿亚硝酸盐、尿血细胞、尿比重、尿pH值）	尿液分析检测仪
		9.3 便常规（大便一般性状、镜检）	显微镜
		9.4 便潜血（OB）	显微镜

续表

编号	项目类别	项目	仪器/设备
10	实验室生化检查	10.1 肝功 5 项［丙氨酸氨基转移酶（ALT）、γ-谷氨酰基转肽酶（GGT）、总胆红素（TBil）、白蛋白（ALB）、球蛋白（GLB）］	全自动或半自动生化仪
		10.2 肾功 2 项［尿素氮（BUN）、肌酐（Cr）］	
		10.3 血脂 4 项［总胆固醇（TC）、甘油三酯（TG）、低密度脂蛋白胆固醇（LDL-C）、高密度脂蛋白胆固醇（HDL-C）］	
		10.4 空腹血糖（FBG）	
		10.5 尿酸［尿酸（UA）］	
11	实验室免疫学检查	11.1 乙肝五项（HBsAg、抗 HBs、HBeAg、抗 HBe、抗 HBc）	
		11.2 丙肝抗体（抗 HCV）	
		11.3 梅毒抗体（TP）	
		11.4 艾滋病抗体（抗-HIV）	
12	常规心电图	十二导联同步心电图	十二导联同步心电图机
13	X 线检查	13.1 胸部正位片/胸透（肺脏，胸膜，心脏，肋骨）	X 线光机（DR）
		13.2 颈腰椎 X 线检查（颈腰椎结构及形态）	X 线机
14	超声检查	14.1 腹部超声（肝，胆，胰，脾，肾）	B 型超声检查仪
		14.2 妇科 B 超/前列腺膀胱 B 超［膀胱，子宫、附件（女），前列腺（男）大小、结构及占位］	彩色 B 超
		14.3 乳腺 B 超（乳腺结构及占位）	彩色 B 超

三、健康体检备选项目

备选项目主要包括体适能检查、实验室检查、仪器检查。具体项目如表 2.2 所示。

表 2.2　健康体检备选项目

	力量	握力（kg）	握力计
体适能检查	耐力	下蹲试验/仰卧起坐（次/分）×分	
	柔韧性	坐位体前屈（cm）	
	肺活量	最大呼气量（mL）	肺活量计

续表

实验室检查	肿瘤标志物	AFP，PSA（男），CEA，CA199，CA150，CA50，CA153，CA125，NSE等	放免仪/发光仪
仪器检查	眼底照相	眼底动脉走行及硬化表现	眼底彩色照相仪
	颈动脉超声	内径大小，内中膜厚度（IMT），斑块，狭窄，血流频谱速度等	彩色超声诊断仪
	心脏超声	腔室大小，结构，形态，瓣膜，室壁运动，血流速度、方向等	彩色超声诊断仪
	骨密度检查	T值（同性青年峰值平均值），Z值（同性同龄平均值）	双能X线骨密度测试仪/超声骨密度测试仪
	宫颈癌筛查	有无异常细胞	高倍显微镜
		有无高、低危乳头状瘤病毒感染	高倍显微镜

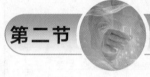

第二节　健康体检套餐设计

一、个性化健康体检套餐设计的原则

科学、合理、个性化的体检项目设置是保证广大受检人群切身利益的重要手段。早发现、早干预、早治疗是健康体检的目的。在《目录》的基础上，结合体检个体和群体的个性化需求，设计并实施个性化健康体检套餐，可以有效地进行疾病筛查。

目前市场上已存在的体检套餐名目繁多，令人眼花缭乱，但并没有得到顾客的信任和满意，不少顾客认为体检套餐等同于套牢和捆绑，是体检中心诱使顾客多消费的花招，而且许多体检套餐大同小异，没有个性等。针对以上问题，在体检套餐设计前制定以下三个原则，并保证在套餐设计过程中始终遵循。

（一）双赢原则

一个成功的体检套餐必定是顾客与体检中心双赢的套餐，在给顾客优惠的同时，体检中心也必须能够从套餐活动中增加业务收入或者提升顾客忠诚度。要达到双赢，一方面，体检中心不能为了赚取利润，利用双方的信息不对称，明降实升，欺骗顾客；另一方面，体检中心也不能为了争取顾客，不考虑成本，短时间内无底线地降低利润，最终导致自身无法负担以及体检市场价格失衡。要实现真正的双赢，必须对体检顾客的历史数据精确分析，充分调查广大人群的体检需求，透彻了解顾客的行为方式和真实需求，以确保在顾客获得满足的同时，实现体检中心的业务增收。

（二）适度原则

首先要做好套餐数量的平衡工作，就是平衡好套餐的"个性化"和"大众化"的关系。套餐的数量不应该过少或过多，过少的套餐种类设置等于没有做好市场细分工作，过多的套餐种类设置会混淆顾客的选择。其次应该做到套餐项目的适量。套餐项目单一会降低套餐的吸引力，但套餐包含的必选项目过多会提高套餐的价格。因此，套餐设计要注意到套餐数量和套餐项目的设置，要把握适度原则，既能体现大部分人群的需求，又简便易于理解。

（三）创新原则

目前各体检中心提供的体检套餐可谓琳琅满目，动辄十余种。各体检中心制定体检套餐，有的以年龄段来划分，如学龄前儿童套餐、青少年套餐、中老年套餐、妇女套餐和特殊人群套餐等；有的以价格来划分，如基础类、普通类、中层类、贵宾类等套餐；还有的以 A、B、C 等划分。这些体检套餐虽然名称不同、设计的专家不同，但在具体的项目设置上都大同小异，主要依据基本的人群划分和医学保健知识进行构建。在体检套餐设计中，应依据数据挖掘技术进行人群划分和套餐项目设置，以保证套餐的创新性。

由于医疗机构的健康体检项目非常多，且专业术语较多，所以人们在选择体检项目时，可能存在跟风、盲目心理，导致选择了很多不适合自己的体检项目，健康检查结果难以为疾病的早期筛查和预防提供可靠依据。总的来说，个性化健康体检套餐设计应当以当地的流行病学统计资料为依据，根据当地相关疾病的发病率设置有针对性的检查项目。同时，要对既往的体检资料进行分析，对那些检出率低的检查项目，分析原因，决定其去留。此外，还应当依据被检者的年龄、性别、职业、家族史以及病人主诉设置个体化体检项目，并且尽量减少体检过程对被检者造成的健康损害及增加经济上的负担。

二、面向不同人群的健康体检套餐

（一）社区家庭医生健康体检套餐

按照国家顶层设计，社区家庭医生签约服务将成为中国最广泛的、覆盖全人群的基础医疗服务。相比职工体检和商业体检，社区家庭医生健康体检项目更少、普及率更高、人口基数更大、人群覆盖更广泛、数据分析的难度更高，其意义也更大。家庭医生体检的获益群体将以学生、自由职业和退休人群为主，年龄和健康分布将出现两极分化，即低龄群体与高龄群体多、中年群体少，低龄群体普遍疾病风险低、高龄群体普遍疾病风险高。因此社区家庭医生健康体检套餐应该以基础体检项目为主，主要包括一般检查、血常规、尿常规、视力检查、血清总胆固醇、血清尿酸、血清尿素氮、血清肌酐、空腹血糖、血清谷丙转氨酶、血清甘油三酯、血清总胆红素、血清谷草转氨酶、血清谷氨酰转肽酶、动脉硬化指数、血清碱性磷酸酶、血清脂蛋白、血清结合胆红素和内科检查。

（二）职工套餐

目前健康体检机构的主要服务对象是职工（包括退休职工），在价格方面有较大差异，一些小微企业和薪资较低的行业，多选择 100 元左右的体检套餐；而一些事业单位差异较大，与单位福利密切相关，从 300 元到 1 500 元不等。职工体检任务多数由体检机构承担，它们在设备和技术方面也更加专业，建议体检机构应在保证预测精度的基础上增加医学影像检查和慢性疾病专项检查。

（三）慢性病套餐

对于已经患有某类慢性疾病的受检者，其体检套餐的设计同样重要。一方面慢性病患者是研究预测的样本，其数据特征是识别高风险人群的重要依据；另一方面慢性病患者健康状况不佳，也易患其他疾病，所以通过体检记录其病情发展情况，可以及时发现其他疾病的患病风险。同时应关注的问题是，无论是家庭医生还是体检机构，只能代替医院的部分职能，定期体检结合多次复查应该是慢性病管理的最优选择。所以，慢性病套餐需要能够多维度地反映受检者健康状况，及时发现其他疾病的患病风险，对其所患疾病也应是一次深入的检查。与职工体检套餐类似，慢性病体检套餐应包含两部分内容，即基础体检项目和慢性病筛查项目，一些疾病筛查项目本身就是反映疾病治疗情况的指标，如一些癌症筛查项目或者甲状腺功能检查项目，慢性病患者可以根据自身情况进行选择。

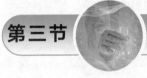

第三节　健康体检服务模式与服务流程

一、健康体检服务模式

（一）检前健康咨询服务模式

检前咨询的主要目的是通过沟通深入了解受检者的需求和基本情况，合理设计体检项目，详细告知检前注意事项，全面介绍体检相关情况，初步确定体检相关事宜等，为顺利实施体检做好充分的准备。咨询的方式有多种，最常用的方式有电话咨询、网络咨询、面对面咨询或实时导检等，受检者可根据自己的需求和情况进行选择。

（二）检中差异化服务模式

差异化服务是企业面对较强的竞争对手，在服务内容、服务渠道和服务对象等方面所采取的有别于竞争对手而又突出自己特征，以期战胜竞争对手，立足市场的一种做法。

（1）从体检目的看，体检可以分为健康体检和专项体检（入职体检、中招体检，高招体检），健康体检是预防保健型体检，其主要目的除了对疾病早发现、早诊断、早治疗外，还要寻找健康危险因素。

（2）从体检项目组合看，体检可以分为全面体检和专病体检。全面体检即健康体检，是针对受检者的整体而言的。专病体检则是针对如高血压、糖尿病、脑卒中、慢阻肺、乳腺癌等某一特定疾病而言的，两者在服务的内容上存在差异。

（3）从是否整合其他功能看，体检可以分为单纯体检和复合体检。复合体检是在单纯体检的基础上增加一些附属的服务功能，如水疗、休养、理疗和中医保健等，以提高体检的内涵，比较常见的是疗养院体检。

（4）从体检的实施方式看，体检可以分为院内体检和院外体检。院内体检是受检者到体检中心接受体检的一种服务模式。而院外体检俗称流动体检，是医务人员利用车载设备到指定地点为受检者提供体检服务。

（5）从受检人群看，体检可以分为团体体检和个人体检。对于团体体检，可以安排专车接送、专人协调，提供专时段体检等服务；而对于个人体检，可根据受检者个人特点和需求开展个性化的体检服务。

（三）检后健康干预服务模式

体检后续服务简称检后服务，是体检服务的延伸，也是健康管理服务的主要落脚点。做好检后服务是体检机构提升服务品质、保持竞争优势的关键。检后过程主要包括受检者体检完毕后到体检中心取报告单、查询报告单、健康咨询、质量评价、健康指导等。而体现"健康查体、健康评估、健康干预、健康促进"四位一体的健康服务理念，制定出精细化、个性化解读或健康干预、健康促进措施，并指导受检人员实施，是检后健康干预服务的内容。

二、体检中心健康体检服务流程

体检中心健康体检服务流程包括内部后勤、健康体检服务、外部后勤、检后健康指导和市场营销、对外宣传服务等。

（1）内部后勤。它是体检中心服务的直接投入过程，包括有效的内部物流。提高健康体检的效率和降低时间成本，不仅要提高设备管理水平和保证健康体检卫生材料的供应，还要把提供的健康体检服务与投入性价比相结合，体检中心的健康体检是多部门相结合的共同完成的一项综合性服务。内部后勤是从外部卫生材料、设备和其他物资等采购开始，各个科室请领发放到最终受检者和各科室使用的全过程，也是从入库、请领、消耗到报告打印的全过程。

（2）健康体检服务。它是把投入变成最终的健康体检服务的过程，包括体检中心购买卫生材料、耗材、固定资产等一直到最终将健康体检服务传递给受检者的过程中的一系列作业活动，如到检登记、健康体检检查、体检报告单的送达等。

（3）外部后勤。它是一种价值活动，主要指以受检者为中心的检前检后服务。包括受检者检前的预约咨询指导、检后的回访健康指导等。

（4）检后健康指导和市场营销。检后健康指导服务和市场营销属于为受检者提供健康体检服务前后开展的经济活动，并不直接产生经济价值，但能让体检中心获得更多的受检者，扩大体检中心价值链的规模，最终创造更多的社会价值和经济价值。

（5）对外宣传服务。它是一种价值活动，通过广告宣传、对外服务来使受检者到体检中心消费健康体检服务。

这些活动是体检中心经营活动创造价值的实质过程，其中内部后勤、健康体检服务和外部后勤这三种活动是体检中心直接向受检者提供健康体检服务，为体检中心带来相应的经济价值。

而设备、资金、人员、技术、采购与物流管理等是健康体检服务的辅助流程。

（1）体检设备。它是体检中心履行基本管理职能和各种活动的基础。体检中心基础设施支持整个体检中心价值链中的核心流程活动。

（2）人员管理。主要包括人员的招聘、技术培训进修和薪资绩效。它支持体检中心的核心流程活动和辅助流程活动，以及整个价值链的运行。

（3）健康体检技术。体检中心的核心流程会出现新的检查检验技术。随着科技的进步和改善，创新出新的检查技术和检验技术。

（4）采购管理。它是指检验材料、设备等的购买行为和诊疗技术开发的投入。其目的是为开展健康体检服务提供支持性活动，其投入可以为体检中心带来相应的经济价值。而人力资源管理和体检中心基础设施并不能直接产生价值，但其管理的好坏会影响体检中心内部各项业务流程运行的效率。

（5）物流及资金管理。它们影响体检中心的运作速度和运行状况，不直接产生价值，是核心流程价值链的辅助流程，属于支持性活动。

上述所有活动的顺利开展，都离不开信息化平台的支撑。

拓展阅读

健康体检检中服务存在问题分析

（1）健康体检过程中经常会发生对受检者有不良影响的事件，导致"受检者的健康体检出现误差"。没有充分利用移动物联网和互联网技术，还存在一些手工录入错误现象。体检中心体检科室多，受检者排队等待时间长，录入和测量需要两个人密切配合，工作效率低下，差错率高。医务人员仍然采用纸和笔的方式记录受检者的各项体征数据，随后再将记录转录到电脑PC端，转录过程中经常因为书写不规范或输入错误，导致记录与实际不符，人工体征采集过程繁杂，出错率高，耗时长，效率低。

（2）缺乏为受检者全程服务思想。体检中心的各检查项目所在科室的位置和楼层分布复杂，受检者找到对应科室难。有的科室候检者人数相对集中拥堵，有的科室候检者人数较少，还有的科室没有候检者。

（3）就餐服务缺乏人性化。受检者到体检中心餐厅就餐，往往在健康体检最后一项完毕，登记处收回体检指引单后才发给受检者就餐券，受检者凭借就餐券到健康体检餐厅就餐。由于受检者多，候检时间过长，有的受检者要到中午才能完成体检和吃上早餐，缺乏人性化管理。

三、健康体检服务流程再造

新健康体检正处在关键阶段，非市场的传统管理模式逐渐向市场化的管理模式转变，以市场为导向的专业标准化已经形成。改善服务流程，提高服务质量和工作效率是体检机构所面临的任务，也是整个行业健康发展的必要条件。

（一）健康体检检前服务流程再造

1. 检前工作流程为健康体检后续流程提供方便

① 服务模式进一步完善。对参加健康体检的个人或者单位进行人性化的服务，在健康体检前进行适当的教育，并提前告知注意事项。在健康体检前为受检者提供膳食指导，明确健康体检前应避免的食物，对受检者进行有效的检查前指导，能够使受检者身体状况与健康体检结果更相符，尽量降低不可控因素对各体检项目造成的影响。检前通过微信、App、小程序等开通网上预约，把检前的一些信息和注意事项提前发给受检者，使受检者检前准备充分，并随时进行候诊提醒，这样可以让受检者错开健康体检高峰，使检前准备工作提前分步进行，减轻了健康体检流程环节压力，减少了受检者检前等待时间。建立分时段预约挂号系统，方便不同地区、不同年龄、不同文化层次、不同需求的受检者。② 检前自动提醒。在预约时间前两天提醒受检者到体检中心的行程路线、受检时间和候诊人数。给门诊量大的专家配备助手，为检前检后进行健康宣教，更好地满足受检者对健康交流的需要。③ 对健康体检项目进行宣传。根据受检者不同体检项目的顺序、相应的科室平均等候时间和健康体检注意事项等进行统筹规划，对科室位置和楼层分配统筹安排，并且在体检中心楼层和过道上布置醒目直观的指引牌，方便受检者能迅速地找到自己要去的相应科室。

2. 利用现代化手段辅助健康体检流程优化，提高效率

① 扩大宣传。定期通过媒体对外宣传体检中心新引进的体检设备和体检知名专家、新开设的体检项目和引进的体检技术等。节省受检者寻找体检中心进行健康体检的经济成本和时间成本。② 通过互联网和移动互联网向用户提供自助式服务。充分利用网站、App、微信小程序等使受检者进行分段线上预约并做好检前基础信息身份登记，随时提醒受检者的候检人数和等待时间，尽量避开高峰期。③ 增加自助登记收费。在登记大厅配置登记自助收款报告打印一体机，可以根据体检项目和套餐选择自助打印体检指引单。根据预约时发给受检者的二维码进行自助机扫描，方便受检者缴款。在体检中心收费窗口可以进行现金、微信、支付宝、银联卡、体检

中心健康卡等多种形式的收款和预交金缴款方式。④ 增加健康卡办理。健康卡可存钱，既减轻了收费窗口的压力，缓解了拥挤现象，大大方便了受检者，又提高了体检中心的检前工作效率。

3．增加体检中心咨询指引

改变了过去受检者找科室难的情况，具体实施过程如下：① 在体检中心前台建立"健康体检咨询接待中心"，在登记处建立"健康体检前台服务中心"，服务由被动服务模式向主动服务模式转变，缩短受检者的等候时间和不必要往返，提高体检中心的健康体检效率。② 大厅电子显示屏不间断显示科室位置，配备触摸屏进行项目查询，流动导检员佩戴绶带。③ 加强医护人员培训，加强对体检中心的导检工作人员和健康体检登记咨询服务人员培训，提高解答速度和工作效率，鼓励和指导受检者线上选择体检项目，进行线上缴费，错开现场缴款的高峰，登记缴费环节分时间段线上和线下进行，提升服务质量，方便服务于受检者。④ 自助信息发布指引导航。在科室候检区配备了信息发布、分诊叫号和指引单流程电子导航图，并且在大厅设置一体机进行缴费、查询和报告结果打印，方便受检者迅速准确地找到相应检查科室，并把候检人数和候检时间随时推送给受检者，引导受检者错开检查高峰，减少往返次数，节省体检时间，增加以受检者为中心的客户体验感。

（二）健康体检检中服务流程再造

检中过程主要包括受检者在体检中心的诊室候检、检查、指引单导航、缴费、报告查询等。根据体检中心价值链分析，检中流程是价值链的主要增值环节。健康体检检中流程再造过程包括如下四方面：

（1）受检者接受健康体检服务时，体检中心医务人员要用恰当的语言解释操作流程，要简便易懂，态度和蔼，以此帮助体检者消除紧张情绪。

（2）受检者信息自动采集。建立一站式服务中心，配备自动身份识别终端进行身份验证和条码扫描。医护人员通过医疗设备测量受检者体征信息，如体温、脉搏、血压、呼吸、出入量等数据信息，通过受检者自动连续采集，提高工作效率。信息高效精准分析再利用。通过自动采集系统与各个应用信息系统无缝对接，保证信息的完整连贯准确，并根据指标结果进行预警提示。改善体检环境。安静舒适的环境保证了健康体检服务的顺利进行，提高了受检者的满意度。

（3）利用移动物联网和互联网技术辅助检中流程改造。检中流程再造得以智能技术支撑，使整个流程再造顺利进行，事半功倍。① 体检中心服务模式改变。利用微信、短信、App、小程序等查询受检者所在的每个检查项目前面的候检人数和大约等候时间，进行全局性统筹规划，进行大屏展示，将受检者、体检设备和管理系统三者有机联合成为一个统一的整体，自动实现等待时间与受检者互动，并且声音及时提示，保证了健康体检的顺序，节省了候检者个人的候检时间，大大提高了体检中心的整体工作效率，使体检中心的工作秩序得到有效改善。② 检中查询候检提醒。在体检中心的不同楼层设置自助查询一体机，受检者可以随时查询候检等候时间和所在地理位置等信息。信息发布不但解决了体检中心受检者分布广、项目多、等候时间长的问题，还有利于防止候检者集中过多而导致疾病传染，体检中心以受检者健康体检为核心的服务宗旨得以展现。③ 物联网建立完善健康体检档案。移动物联网和互联网技术是体检中心信息化建设的一个重要组成部分，通过采集、记录、保存、查询受检者的体征数据，简化体检过程中的数据采集，简化体检流程，提高体检中心的工作效率，节省人力成本。④ 检中地图导航更精准。体检中心根据体检项目所在的科室进行室内 GIS 导航，在手机终端和自助机上均可以查询，避免受检者经常往返，指引受检者准确地找到相应的科室，并进行受检项目所需的准备和注意事项的指引，节省健康体检时间，保证健康体检工作流程顺畅进行。

（4）检中辅助流程。一般体检都要求受检者空腹，就餐流程的再造体现人性化柔性管理。① 就餐流程再造。受检者报到登记的同时领取餐券，在等待体检过程中自行安排就餐，等待和就餐过程中分诊叫号系统会及时把等候信息精准地推送给不同受检者。② 就餐自动识别。体检中心的就餐系统增加扫描机进行身份识别和就餐签到，对受检者采血项目是否完成进行个性化识别，确保了受检者就餐的唯一准确性，并自动判断受检者是否采血和相关禁食项目标本采集完毕，同时会自动预警提示，既保证就餐数量，又保证健康体检质量，更体现健康体检就餐的人性化。③ 增加宣传教育。体检中心餐厅还可以增加一些宣传宣教功能设置，进行体检中心宣传和健康饮食知识宣传。

（三）健康体检检后服务流程再造

检后过程主要包括受检者体检完毕后到体检中心取报告单、查询报告单、健康咨询、质量评价、健康指导等。针对目前健康体检报告需要质量进行检后流程改造。

（1）体检报告自动化。体检中心要进行软件服务自动化改造，对项目和总检项目采用系统模板与套餐录入模板，改变了健康体检报告需要医务人员采取手工录入的情况。项目识别分析，系统自动提供受检者身份识别，将体检项目和体检结果自动提取到相应的体检报告结果栏中，并对受检者身份、年龄、性别、身高、体重、血压、心率、脉搏等数值和检查项目进行自动匹配，同时给出体检结果与比较值的智能提示，大大提高体检中心医务人员制定体检报告的工作效率，使健康体检流程中体检报告环节的人力物力成本降低。

（2）报告方式多样化。设置自助打印机，改变了健康体检报告以前全靠人工打印的情况，受检者根据身份证、社保卡、医保卡和体检号码在自助机上进行身份识别后自助打印健康体检报告。还可以通过体检中心网站、微信、App、受检者邮箱等多种方式获取电子健康体检报告单发送。

（3）建立网上服务评价系统。定期对体检中心医务人员进行培训，提高健康体检知识水平和业务水平，使服务质量和管理水平更加人性化、透明化。流程改造前，体检中心满意度测评利用问卷和信箱留言形式，受检者采用书面评价方式无法精准及时地对每位医务人员进行服务水平评价，决策者不能及时对统计结果分析反馈。流程改造后，体检中心采用客户关系系统（CRM），受检者可利用网站和移动终端随时对体检中心服务质量进行评价与反馈，体检中心能够及时收集统计分析整改，提高了体检中心工作的时效性。

（4）检后健康管理。移动通信技术应用于卫生保健领域，提供实时、连续、长期的健康服务。体检中心还需要健康管理师、营养师等专业人员进行检后的健康管理服务。

（5）信息安全。提高健康体检检查报告的安全性和保密性。受检者的信息和体检报告的结论应当保密，避免泄露隐私。体检中心的专业医务人员根据健康体检结果给受检者提出咨询建议并进行随访。

实践与指导

实训：健康体检服务模式调查分析

1. 实训目标

（1）调查分析日本健康体检服务模式的特点。

（2）结合我国国情，分析中国健康体检行业发展对策。

2. 实训内容与形式

将学生分组（5~6人/组，组长1名），对日本健康体检发展历史、发展规模和知名机构进行系统调查，总结日本健康体检服务模式的特点，并分析中国健康体检行业发展对策，将调研情况以报告形式上交，同时开展课堂/小组讨论。

3. 实训要求

（1）分组完成。按照每组5~6人，进行分工合作，充分调动每一名组员的积极性和主动性，实现相互协作与交流，共同完成调研的数据收集与分析。

（2）撰写并提交调研报告。报告要求：字数控制在2 000~3 000字；阐释调查研究的方法；论述数据资料的搜集、整理与分析过程；针对调查结果进行分析，得出明确的结论。

（3）课题/小组讨论。每组选一名成员进行汇报，然后展开讨论；各组组长针对成员贡献进行初步评分；最后由教师进行打分。

思考与练习

1. 简述健康体检机构的执业规则。
2. 简述老年人健康体检套餐的设计与实施。
3. 简述我国健康体检服务模式目前存在的问题。
4. 简述健康体检服务流程再造的案例分析。
5. 简述健康管理在健康体检中的实际应用。

第三章

健康检测与评估技术

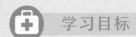 学习目标

知识目标：

1. 掌握　营养状况检测与评估、运动能力检测与评估。

2. 熟悉　儿童青少年生长发育检测与评估。

3. 了解　心理状态测量与评估。

思政目标：

学习《国务院关于实施健康中国行动的意见》文件精神，围绕"富强""文明""和谐"的社会主义核心价值观，认识到健康检测与评估的重要性。同时，了解健康检测与评估是健康管理的基础，教育引导学生始终把人民群众生命安全和身体健康放在首位，培养学生尊重患者、善于医患沟通的职业素养。

 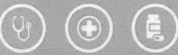

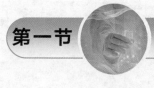

第一节　营养状况检测与评估

一、营养状况检测

营养状况（state of nutrition）是指与营养摄取相关的健康状况。它与食物的摄入、消化与吸收、代谢等因素密切相关，并受到心理、社会、文化和环境因素的影响。大致的营养状况的检测一般根据皮肤、毛发、皮下脂肪、肌肉的发育情况进行综合判断，最简便而迅速的方法是观察皮下脂肪的充实程度。但是现在随着时代的发展有了更多检测营养状况的方法。

（一）人体测量

1．体重

体重能够在总体上反映人体营养状况。体重测量时必须保持时间、衣着、姿势等方面的一致性。体重测量的指标可分为以下三项：

（1）现实体重占理想体重百分比。其计算公式为

现实体重占理想体重（IBW）百分比（%）= 现实体重÷理想体重×100%

其中，北方理想体重（kg）=［身高（cm）- 150］×0.6 + 50，南方理想体重（kg）=［身高（cm）- 150］×0.6 + 48。

标准测定方法：晨起时，空腹，排大小便后，着内衣裤测定。

（2）体重改变。其计算公式为

体重改变（%）=［理想体重（kg）- 实测体重（kg）］÷理想体重（kg）×100%

（3）体重指数。其计算公式为

$$体重指数（BMI）= 体重（kg）/身高^2（cm^2）$$

2．三头肌皮褶厚度（triceps skinfold thickness，TSF）

检测方法：受试者自然站立，被测部位充分裸露；测试人员找到肩峰、尺骨鹰嘴（肘部骨性突起）部位，并用油笔标记出右臂后面从肩峰到尺骨鹰嘴连线中点处；用左手拇指、食指、中指将被测部位皮肤和下皮组织夹提起来；在该皮褶提起点的下方用皮褶计测量其厚度，把右拇指松开皮褶计卡钳钳柄，使钳尖部充分夹住皮褶，在皮褶计指针快速回落后立即读数。要连续测 3 次，记录以毫米（mm）为单位，精确到 0.1 mm。

注意事项：受试者自然站立，保持肌肉放松，体重平均落在两腿上；把皮肤与

下皮组织一起夹提起来，但不能夹提到肌肉；测量者每天工作开始前，及时从仪器箱中取走皮褶厚度测量计；每天工作完成后，装入皮褶厚度测量计盒中，并放入仪器箱中保存。

3．上臂围（arm circumfer，AC）与上臂肌围（arm muscle circumference，AMC）

上臂肌围是评价肌蛋白消耗程度的快速而简便的指标，也是较好反映肌蛋白量的指标，反映蛋白质营养状况评价的指标。上臂肌围（AMC）由上臂围（AC）和皮褶厚度（TSF）测量结果计算所得。AMC与血清白蛋白含量具有相关性，可间接反映体内蛋白质的贮存水平。其计算公式为

$$AMC（cm）= AC（cm）- 3.14 \times TSF（cm）$$

检测方法：直立，手臂伸直下垂于体侧，皮尺沿上臂最粗的部位绕一周，量出放松时的上臂围。然后，手臂平举，手掌向上用力握拳、屈肘，使肱二头肌尽量收缩，用皮尺在肱二头肌最突出处绕一周，量出收缩时的上臂围。

（二）生化及实验室检查

1．血浆蛋白

（1）血清白蛋白：持续的低白蛋白血症被认为是判定营养不良的可靠指标。

（2）血清前白蛋白（PA）：与白蛋白相比，前白蛋白的生物半衰期短，血清含量少且体库量较小，故在判断蛋白质急性改变方面似乎较白蛋白更为敏感。应注意很多疾病状态可影响血清前白蛋白浓度。造成其升高的因素主要有脱水和慢性肾功能衰竭。造成其降低的因素有水肿、急性分解状态、外科手术后、肝脏疾病、感染和透析等。

（3）血清转铁蛋白（TFN）：TFN在肝脏合成，生物半衰期为8.8天，且体库较小，约为5.29 g。在高蛋白摄入后，TFN的血浆浓度上升较快。TFN的测定方法除放射免疫扩散法外，还可利用TFN与总铁结合力（TIBC）的回归方程计算。

（4）血清视黄醇结合蛋白（RBP）：RBP在肝脏合成，其主要功能是运载维生素A和前白蛋白。RBP主要在肾脏代谢，其生物半衰期仅为10~12小时，故能及时反映内脏蛋白的急剧变化。但因其反应极为灵敏，即使在很小的应激反应下，其血清浓度也会有所变化。胃肠道疾病、肝脏疾病等均可引起血清RBP浓度的降低。因此目前RBP在临床的应用尚不多，其正常值标准也未确定。

2．氮平衡

氮平衡（NB）是评价机体蛋白质营养状况的可靠指标和常用指标。氮平衡的计算，要求氮的摄入量和排出量都要准确收集与分析。氮的摄入包括经口摄入、经肠道输入及经静脉输入，其摄入量均可测定。宜采用经典的微量凯氏定氮法定量，亦可采用一些较新而方便的方法，如化学荧光法等测定。

3．肌酐身高指数（CHI）

肌酐系肌肉中的磷酸肌酸经不可逆的非酶促反应，脱去磷酸转变而来。肌酐在肌肉中形成后进入血循环，最终由尿液排出。肌酐身高指数是衡量机体蛋白质水平的灵敏指标，其优点在于：成人体内肌酸和磷酸肌酸的总含量较为恒定；运动和膳食的变化对尿中肌酐含量的影响甚微；经 K40 计数测定，成人 24 小时尿肌酐排出量与瘦体组织（LBM）量一致；在肝病等引起水肿等情况而严重影响体重测定时，CHI 不受此影响。CHI 测定方法：连续保留 3 天 24 小时尿液，取肌酐平均值并与相同性别及身高的标准肌酐值比较，所得的百分比即 CHI。CHI > 90% 为正常；介于 80% ~ 90% 表示瘦体组织轻度缺乏；介于 60% ~ 80% 表示中度缺乏；CHI < 60% 表示重度缺乏。

4．血浆氨基酸谱

在重度蛋白质热量营养不良时，血浆总氨基酸值明显下降。不同种类的氨基酸浓度下降并不一致。一般来说，必需氨基酸（EAA）相比非必需氨基酸（NEAA）下降更为明显。在 EAA 中，缬氨酸、亮氨酸、异亮氨酸和甲硫氨酸的下降最多，而赖氨酸与苯丙氨酸的下降相对较少。在 NEAA 中，大多数浓度不变，而酪氨酸和精氨酸出现明显下降。个别氨基酸（如胱氨酸等）浓度还可能升高。北京协和医院采用水解方法测定了 42 例正常人和 18 例营养不良患者的血浆氨基酸谱，测定结果显示，在正常情况下，EAA/NEAA > 2.2；如果 EAA /NEAA < 1.8，则说明存在中度以上的营养不良。

（三）临床检查

临床检查主要通过病史采集及体格检查来发现营养素缺乏的体征。

体格检查的重点在于及时发现下述情况：恶液质、肌肉萎缩、毛发脱落、肝肿大、水肿或腹水、皮肤改变、维生素缺乏体征、必需脂肪酸缺乏体征、常量和微量元素缺乏体征等。

营养状态一般根据皮肤、毛发、皮下脂肪、肌肉的发育情况进行综合判断，最简便而迅速的方法是观察皮下脂肪的充实程度。尽管脂肪的分布存在个体差异，男女亦各有不同，但前臂屈侧或上臂背侧下 1/3 处脂肪分布的个体差异最小，为判断脂肪充实程度最方便和最适宜的部位。

二、营养状况评估

（一）人体测量评估

1．体重

评价标准：实测体重为标准体重的 90% ~ 110%，为营养正常，实测体重超过标准体重的 10% ~ 20%，为过重，超过标准体重的 20%，为肥胖，实测体重比标准体重低 10% ~ 20% 为瘦弱，实测体重比标准体重降低 20% 以上，为严重瘦弱。

体重减少是营养不良最重要的指标之一，但应结合内脏功能的测定指标。当短期内体重减少超过 10%，同时血浆白蛋白 < 3.0 mg/dl 时，可判定被测试人存在严重的蛋白质热量营养不良。

世界卫生组织（WHO）提出了成年人超重和肥胖的 BMI 标准（见表 3.1）：BMI 在 $18.5 \sim 24.9$ kg/m^2 为体重正常，$25 \sim 29.9$ kg/m^2 为超重，30 kg/m^2 以上则认为肥胖。我国成年人 BMI 标准（见表 3.2）：低于 18.5 kg/m^2 为体重过轻，$18.5 \sim 23.9$ kg/m^2 为体重正常，$24 \sim 27.9$ kg/m^2 为超重，28 kg/m^2 或以上为肥胖。18 岁以下青少年 BMI 的参考值为：$11 \sim 13$ 岁，BMI < 15.0 时存在蛋白质—能量营养不良，BMI < 13.0 为重度营养不良；$14 \sim 17$ 岁，BMI < 16.5 时存在蛋白质—能量营养不良，BMI < 14.5 为重度营养不良。值得注意的是，通常情况下，BMI 能反映身体的肥胖程度，但在有些特殊群体中应用 BMI 时却有一定局限性。

2014 年 5 月 16 日，在美国临床内分泌医师学会（AACE）第 23 届科学年会上，AACE 和美国内分泌学会（ACE）联合发布肥胖诊断和管理的新框架，新框架提出"四步法"，即在诊断肥胖时对成年人均推荐下述四个步骤：第一步，采用 BMI 进行初始筛查；第二步，对肥胖相关并发症进行临床评估；第三步，对肥胖相关并发症的严重程度进行分级；第四步，根据不同肥胖并发症选择预防和/或干预策略。

表 3.1　WHO 成人 BMI 评定标准

等级	BMI 值	等级	BMI 值
营养不良	< 18.5	一级肥胖	$30.0 \sim 34.9$
正常	$18.5 \sim 24.9$	二级肥胖	$35.0 \sim 39.9$
肥胖前状态	$25.0 \sim 29.9$	三级肥胖	$\geqslant 40.0$

表 3.2　我国成人 BMI 判定标准

等级	BMI 值	等级	BMI 值
重度蛋白质—能量营养不良	< 16.0	正常	$18.5 \sim 23.9$
中度蛋白质—能量营养不良	$16.0 \sim 16.9$	超重	$\geqslant 24.0$
轻度蛋白质—能量营养不良	$17.0 \sim 18.4$	肥胖	$\geqslant 28.0$

2．三头肌皮褶厚度（TSF）

TSF 正常参考值，男性为 8.3 mm，女性为 15.3 mm。实测值相当于正常值的 90% 以上为正常，介于 $80\% \sim 90\%$ 之间为轻度亏损，介于 $60\% \sim 80\%$ 之间为中度亏损，小于 60% 为重度亏损。

3．上臂肌围（AMC）

AMC 的正常参考值，男性为 24.8 cm，女性为 21.0 cm。实测值为正常值 90% 以上时为正常，介于 $80\% \sim 90\%$ 之间为轻度亏损，介于 $60\% \sim 80\%$ 之间为中度亏损，小于 60% 为重度亏损。

（二）生化及实验室检查评估

1．血浆蛋白

血清白蛋白由肝脏合成，120 ~ 270 mg/kg·d 分布于血管内、外，总量 3 ~ 5 g/kgw。半衰期 14 ~ 20 天，每日代谢 6% ~ 10%，血清浓度与病死率相关。影响白蛋白浓度的因素：白蛋白合成速度；白蛋白的容量及分布空间的大小；分解代谢的速度；是否存在大量白蛋白的丢失；是否出现体液分布状态的改变。血清白蛋白急剧下降的原因：① 由于血管通透性的增高，白蛋白从血液移向血管外的其他组织，以形成血管壁内外新的平衡；② 某些细胞因子的增加，如白介素 1、肿瘤坏死因子及白介素 6 的增加，抑制了肝脏白蛋白的制造；③ 增加了白蛋白的分解代谢率；④ 由于进食蛋白不足，一定程度上降低了白蛋白的合成率。

2．氮平衡评估

正、负值分别代表正氮平衡和负氮平衡，可用于指导营养支持治疗。氮平衡 > 0 表示机体处于合成代谢状态，氮平衡 < 0 表示机体处于分解代谢状态。

3．肌酐身高指数（CHI）

CHI > 90% 为正常，介于 80% ~ 90% 之间为瘦体组织轻度缺乏，介于 60% ~ 80% 之间为中度缺乏，CHI < 60% 为重度缺乏。但 CHI 检测存在一定局限性：收集困难；受肾衰、肝功能不全、肿瘤、严重感染影响；缺乏标准。

（三）临床检查评估

临床上习惯用良好、中等、不良 3 个等级对营养状态进行描述：① 营养良好。皮肤黏膜红润、有光泽、弹性良好，皮下脂肪丰满，肌肉结实，肩胛部及股部肌肉丰满。② 营养不良。皮肤黏膜干燥、弹性降低，皮下脂肪菲薄，肌肉松弛，肩胛骨和髂骨嶙峋突出。③ 营养中等。介于营养良好与营养不良两者之间。

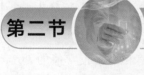

第二节　运动能力检测与评估

一、健康人群的运动能力检测与评估

（一）术语和定义

（1）运动（exercise）：是一种有计划的、有组织的、可重复的，旨在促进或维持一种或多种体适能的体力活动。

（2）运动功能测评（exercise assessment）：通过对人体运动功能进行整体客观

评定，发现运动功能方面存在的绝对或相对不足以及各功能间的不均衡，给出安全有效的运动强度、运动量阈值及运动方式建议，评估急慢性伤病潜在风险并给出相应的预防措施。

（3）高危人群（high-risk groups）：是指有心血管、肺脏、肾脏疾病和代谢疾病的症状/体征或有确诊的疾病。

（4）中危人群（moderate-risk groups）：是指没有心血管、肺脏、肾脏疾病和代谢疾病的症状/体征，但具有两个或以上（如≥2）心血管疾病的危险因素。

（5）低危人群（low-risk groups）：是指没有心血管、肺脏、肾脏疾病和代谢疾病的症状/体征，以及不多于1个心血管疾病的危险因素（≤1）。

（6）心肺耐力（cardiorespiratory endurance）：是指一个人持续身体活动的能力，而反映心肺耐力的最佳指标是最大摄氧量（VO_2 max）。

（7）最大摄氧量（maximal oxygen uptake，VO_2 max）：是指在人体进行有大量肌肉群参加的长时间剧烈运动中，当心肺功能和利用氧的能力达到本人极限水平时，单位时间内所摄取的氧气量。

（8）靶心率（target heart rate）：是指通过有氧运动提高心血管循环系统的机能时有效而安全的运动心率。

（9）肌肉力量（muscle strength）：是指肌肉或肌群收缩产生的最大力量。

（10）肌肉耐力（muscle endurance）：是指持续进行某些活动重复次数和持续时间。

（11）柔韧性（flexibility）：是指人体关节活动幅度以及关节韧带、肌腱、肌肉、皮肤和其他组织的弹性和伸展能力，即关节和关节系统的活动范围。

（12）身体成分（body composition）：是指身体脂肪组织和非脂肪组织的含量在体重中所占的百分比。通常由水、蛋白质、脂肪、无机物四种成分构成。

（二）运动测试的价值

运动测评作为评定机体功能能力的一个有效方法，对于评估运动风险、科学制定运动处方、指导运动监测以及减少运动损伤的意义非常大。运动功能测试也已被国家卫生部列入卫生部《健康体检项目目录》。然而，由于国内运动功能测评相应标准的缺失，导致健康管理机构开展运动干预服务时易出现目标疾病不统一、检查内容不规范、技术要求不明确等潜在风险。

（1）适用对象：18～79岁的健康体检人群。

（2）测试目的：人体运动功能受多方面因素影响，进行整体性功能化的量化评定才可以进行客观评价及干预与后续监测。在过去的几十年中，运动测试越来越侧重于评估心血管风险。通过对心肺有氧耐力及肌肉含量体脂等指标的多因素多角度分析，评估运动风险，制定适宜的运动处方，在处方指导下进行适当的运动锻炼，提高整体健康水平。

（三）运动前评价

1．总原则

运动前评价的评价范围通常取决于危险评估和运动强度。高危人群：进行医学检查和运动测试作为运动前评价的一部分，以便获得安全有效的运动处方。低、中危人群：进行低到中等强度的运动时，通常不推荐进行包含运动测试的运动前评价，而为了制定个性化运动处方，该类人群也可以进行运动前评价。

2．评估内容

运动前健康筛查：① 自我筛查，多采用 PAR-Q 问卷（详见附录 1）；② 有资质的健康管理专业人士进行心血管危险因素分层分级；③ 有资质的健康管理专业人士根据分层等级对筛查个体进行医学评价，主要包括医学检查推荐、运动测试推荐和医务监督推荐。

医疗史、体格检查和实验室测试：① 医疗史，含医学诊断、以往体检结果、最近患病史、住院史、手术史、用药史、过敏史、工作经历、家族史等。② 体格检查，含身高、体重、脉率和心率、血压、肺部和心脏听诊、神经功能检查、皮肤检查等。③ 实验室测试，含血清生化、全血细胞计数、血脂、脂蛋白、炎症标记物、空腹血糖、AIC 和肺功能等检查。

血压：① 高血压前期患者，应通过调整生活方式以预防心血管疾病的发生。生活方式调整包括增加体力活动、控制酒精、低钠低脂饮食，增加水果蔬菜摄入等。② 高血压病人，除了需要调整生活方式以外，还要使用抗高血压药物。

肺功能：对于 45 岁以上的吸烟者和有呼吸困难、慢性咳嗽、哮鸣音或有较多黏痰者，需通过肺活量测定获得用力肺活量、第 1 秒最大呼气量、最大通气量和呼气量峰值。通过以上数据可初步识别病人在运动前是否会出现限制性或阻塞性呼吸异常等症状，从而预测个体的健康资源使用率和死亡率。

（四）运动功能测试

1．测试程序

测试前准备：测试前 3 h 内应指示受试者不要进食或吸烟，应穿着适当的衣服进行锻炼，尤其是在鞋类方面；测试前至少 12 h 内不得进行任何异常体力劳动，测试前 24 h 要喝充足的水；当出于诊断目的进行运动测试时，可以考虑停药，因为某些药物（尤其是 β 受体阻滞剂）会减弱运动反应并限制测试解释；简要病史和身体检查，排除禁忌证，发现重要的临床体征。

监测设备：针对不同运动风险选用不同监测设备。高风险人群，运动过程中需要采用动态心电图监测 ST 段；低、中风险人群，运动过程中可以用心率腕表代替动态心电图监测。

2．禁忌证

运动测试禁忌证分绝对禁忌证和相对禁忌证。一般来说，有绝对禁忌证的病人在病情稳定或进行适当治疗后才可以进行运动测试；而有相对禁忌证的病人只有在仔细评价风险/收益后才可以决定能否进行测试。

绝对禁忌证：① 近期安静心电图显示有严重心肌缺血、近期心肌梗死（2 天内）或其他急性心脏事件；② 不稳定型心绞痛；③ 可引起症状或血流动力学改变的未控制的心律失常；④ 严重的有症状的主动脉狭窄；⑤ 未控制的有症状的心力衰竭；⑥ 急性肺栓塞或肺梗死；⑦ 急性心肌炎或心包炎；⑧ 怀疑或已知动脉瘤破裂；⑨ 急性全身感染，伴发热、全身疼痛或淋巴结肿大。

相对禁忌证：① 冠状动脉左于干支狭窄；② 中度狭窄性心瓣膜病；③ 电解质紊乱（如：低钾血症、低镁血症）；④ 严重高血压［如收缩压 > 200 mHg 和（或）舒张压 > 110 mmHg］；⑤ 心动过速或心动过缓；⑥ 肥厚型心肌病或其他形式的流出道狭窄；⑦ 运动中加重的神经肌肉、肌肉骨骼疾病和风湿性疾病；⑧ 重度房室传导阻滞、室壁瘤；未控制的代谢性疾病（如：糖尿病、甲状腺功能亢进或黏液性水肿）；⑨ 慢性感染性疾病（如：艾滋病）；⑩ 精神或躯体障碍导致的运动能力显著低下。

3．心肺耐力

最大摄氧量：心肺耐力作为评估健康相关体适能的重要指标，最大摄氧量 $VO_2 max$ 是其评价标准。通过面罩测量气道内气体交换评估呼吸系统对运动应激的反应情况。

测试方式：一般包括极量和次极量运动测试，次极量运动测试为目前常用。① 极量测试要求受试者做到力竭，需要在医务监督和配有急救设备的情况下进行，不适合静坐少动、或存在心血管及骨骼肌并发症等危险因素的人群。② 次极量运动测试是通过单级或者多级次极量负荷下的心率反应来预测最大摄氧量。在受试者达到 85% 年龄预测最大心率下作为终止试验的条件之一。次极量运动测试需要满足如下几个条件才能准确评价最大摄氧量：在每一级负荷下达到稳定心率；心率和运动负荷之间存在线性关系；最小化实际与预测最大心率之差；受试者不存在影响心率的因素包括药物、咖啡因、心理压力等；每个人的机械效率相同即在给定负荷下的最大摄氧量相同。

测试载体：常用的运动测试载体包括场地测试、跑台测试、功率车测试和台阶测试。运动测试的方式取决于设施。其中场地测试是指在给定的时间内行走或跑动一定的距离（6 min 行走试验，12 min 行走试验），场地测试的优势在于可以在同一时间管理大量测试人群，且设备简单（只要用一块跑表），适合于年老、虚弱以及功能严重受限的慢性病人群。其缺点是对于低体力适能或患病人群，场地测试可能会成为极量强度测试。其中台阶实验需要 2 秒钟上、下各踏一次（把节拍器设置为每分钟 60 拍，每响一下踏一次）。在测试时你应左右腿轮换做，每次上下台阶后上体和双腿必须伸直，不能屈膝。台阶测试要求比较简单，适用于群体测试。但对于体能特别差的人群，台阶测试可能会超过其最大功能能力。此外，不按节拍上下台阶会影响测试结果。而功率车和跑台测试都可用于极量和次极量测试，跑台是美国常用的测试方式，功率车常用于欧洲实验室。

常用的测试方案有如下几种：Bruce 跑台测试方案是目前最常用的方案之一，特别是在心脏负荷测试中心最为常用，适用于筛查较为年轻或有运动习惯的个体。Bruce 测试方案每 3 min 就有较大幅度的增加（即每级增加 2~3 METs[①]），可能会使生理反应的变化与增加的负荷不一致，通过运动时间和负荷来估算的运动能力会偏高，尤其是在使用跑台把手的情况下（具体见表 3.3）。YMCA 功率车测试方案则是为了减少测试时间，采用每级运动 3 min，连续测试 2~3 级的方法，使受试者在至少两级连续测试中的稳定心率达到 110 次/min 与 85% 的最大心率之间。YMCA 测试方案通常以功率车或跑步机为载体。此外，可通过运动功能测评的各级表现将运动处方中的代谢当量范围转换为靶心率范围，使得心率匹配的活动强度更加接近用户的真实心肺耐力表现。终止测试标准则是由于最大心率的个体差异，85%最大心率推算的上限可能会导致某些人竭尽全力，而另一些人可能仅达到次极量强度。所以无论是极量还是次极量递增运动测试（GXT），出于安全考虑，运动测试可能会在受试者感觉疲劳（50%~70% HRR）或达到预定（70%~85% 年龄预测最大心率）终止（具体见表 3.4）。

表 3.3　Bruce 测试方案七级强度设计原则

等级	速度/（英里/时[②]）	坡度/%	时间/min	METs 单位	总时间/min
1	1.7	10	3	4	3
2	2.5	12	3	6~7	6
3	3.4	14	3	8~9	9
4	4.2	16	3	15~16	12
5	5.0	18	3	21	15
6	5.5	20	3	—	18
7	6.0	22	3	—	21

表 3.4　YMCA 测试方案三级强度设计原则

运动风险	老年人/中年人
高危	原则 1：初始根据运动风险和年龄分级动态设置三级负荷的测试强度 MET1，MET2，MET3。
中危	原则 2：针对存在心脏病/动脉粥样硬化等心血管疾病人群需校正测试强度，降低测试风险。
低危	原则 3：根据患者心率表现，动态设置第三级测试准入条件

4．肌肉力量和肌肉耐力

肌肉力量通常用电子拉力机或握力计测量，基本步骤如下：第一步，受试者通过完成一系列次极量强度重复运动进行准备活动；第二步，在 4 次试验内获得 1 次最大重复次数 1-RM（或多 RM）值；第三步，在受试者预测能力范围内选择最初的

---

① METs 为代谢当量，指相对于安静休息时身体活动的能量代谢水平。

② 1 英里/时 ≈ 1.609 344 千米/时。

重量；第四步，以相同运动速度和关节活动范围，从 2.5 kg 逐渐增加阻力至 20 kg，直至受试者不能完成重复动作为止；第五步，记录最后成功举起 1-RM 或多 RM 重量的绝对值。肌肉耐力是肌肉持续收缩的能力和重复收缩的次数。通常用俯卧撑（男性）和屈膝抬肩（女性）来完成测试。

5．柔韧性

柔韧性是关节的特性。没有单一的柔韧性测试用于评价全身柔韧性。实验室通常用关节活动度 ROM 来量化柔韧性，用度数表示（见表 3.5）。日常生活中经常看到的测试方法是坐位体前屈。

表 3.5　解剖学特定 ROM 正常范围

项目		度数
肩带运动	弯曲	90～120
	伸展	20～60
	外展	80～100
	水平外展	30～45
	水平内收	90～135
	内旋	70～90
	外旋	70～90
肘关节运动	弯曲	135～160
	旋后	75～90
	旋前	75～90
躯干运动	弯曲	120～150
	伸展	20～45
	侧屈	10～35
	旋转	20～40
髋关节运动	弯曲	90～135
	伸展	10～30
	外展	30～50
	内收	10～30
	内旋	30～45
	外旋	45～60
膝关节运动	弯曲	130～140
	伸展	5～10
踝关节运动	背屈	15～20
	跖屈	30～50
	内翻	10～30
	外翻	10～20

6．身体成分

主要检测项目包括体重、肌肉量、脂肪量、水分、无机盐、骨量、内脏脂肪、基础代谢等。多由体成分分析仪或居家便携式体重秤测量获得。

二、老年人的运动能力检测与评估

老年人的生理机能衰退速度较快，直接影响了老年人的日常行为、生活，降低了老年人的生活质量。运动能增强人体心肺功能，改善血液循环，改善呼吸系统、消化系统的机能状况。因此，老年人通过运动功能评估，了解自己的运动功能状态，进行适合自己的运动，对于提高身体机能、保持身体健康十分重要。

（一）老年人运动功能评估

参照《居家老年人运动功能评估与干预专家共识》，老年人运动功能评估主要包括平衡功能评估和心肺功能评估。

1．平衡功能评估

平衡功能评估分为静态平衡评估（单腿站立检查法）和动态平衡评估（5 次坐立试验检测法、计时"起立—行走"测试）。

2．心肺功能评估

老年人心肺功能评估一般为最大摄氧量，受场地设施、仪器设备，以及人力、物力所限，居家老年人心肺功能测评方法宜采用场地测试方法，包括 6 min 步行测试和 2 min 高抬腿测试（见表 3.6、表 3.7）。

表 3.6　6 min 步行测试老年人各年龄段正常得分参考范围　　单位：码

年龄/岁	60～64	65～69	70～74	75～79	80～84	85～89	90～94
男	610～735	560～700	545～680	470～640	445～605	380～570	305～500
女	545～660	500～635	480～615	435～585	385～540	340～510	275～440

表 3.7　2 min 高抬腿测试老年人各年龄段正常得分参考范围　单位：次数

年龄/岁	60～64	65～69	70～74	75～79	80～84	85～89	90～94
男	87～115	84～116	80～110	73～109	71～103	59～91	52～86
女	75～107	73～107	68～101	68～100	68～90	55～85	44～72

3．身体成分

研究显示，体脂百分比过多是引起老年人肥胖及引发老年人心血管疾病的主要原因，而肌力、肌量的缺失是导致老年肌少症的重要因素。因此，对于老年人而言，实时采用便携体重秤居家监测人体成分对于疾病的防控十分必要。

（二）与运动测试有关的一般要求

1．急救措施

尽管运动测试是一项非常安全的程序，但测试的风险因所测试的患者人群而异，因此，所有测试设施都必须配备经过培训的设备、药品和人员，以提供适当的紧急护理。总原则如下：① 对被测人员进行风险分层，以确定在测试期间所需的适当医疗监督水平；② 制订书面应急计划，每季度进行一次演练，或定期进行，以在需要时有效地执行；③ 配备自动体外除颤器；④ 人员训练有素，他们熟悉异常的血流动力学反应和/或缺血性心脏病的体征和症状。

2．场地要求

（1）测试室应足够大（5～10 m^2），以容纳所有必要的设备，包括急救设备和除颤器，同时保持步行区域并在紧急情况下允许患者充分进入。

（2）测试室必须遵守当地的消防标准以及其他类型的紧急情况（例如地震、飓风）的程序。

（3）应保持良好的照明、清洁和通风，并控制温度和湿度。

（4）最好有带秒针或数字计数器的壁挂式时钟。

（5）检查台应该有空间容纳毛巾、胶带以及患者准备和测试所需的其他物品。

（6）提供隐私窗帘，使患者和实验室人员能够专注于测试过程并为患者增添舒适感。

3．运动测试常用设备

（1）功能测评和风险评估工具。基础设备：体重计、血压计、量尺、秒表、心电图机、日常生活能力测评量表、生活方式评估问卷、生活质量和心理评估量表、腕表、运动试验（平板或踏车）。高标准设备：医疗级心率腕表、心肺运动试验（平板或踏车）、肌力平衡测评器械、运动康复院外心电监测设备、体脂测定仪和身体成分分析仪。

（2）心脏康复急救设备。基础设备：心脏电除颤仪、血压计、急救药品（肾上腺素、硝酸甘油、多巴胺和阿托品）、供氧设施、心电图机和心率表。高标准设备：运动心电监护仪和/或便携式监测设备。

4．人员基本要求

高危人群：需要在具有医师资格证书及中级以上职称的专业医师的监督下进行风险评估、运动测评和紧急事件急救。

中、低危人群：需要在具有心血管基本理论知识和急症救治经验的高年资专科护士的指导下进行风险评估、运动测评和紧急事件急救。

第三节　心理测量与评估

一、心理测量与评估常用方法

（一）心理测量

心理测量是指应用标准化的心理测验或心理量表，在标准情境下，对个体的外显行为进行客观观察，并将观察结果按数量或类别的形式对个体内在心理特征加以描述的过程。心理测量有多种不同的分类标准，如按测量内容分认知测验、人格测验；按测量对象数量分个体测验、团体测验；按测量形式分语言或文字测验、非语言测验（操作性测验）等。本书按测量目的分类：

（1）能力测验：包括一般的智力测验、儿童心理发展测量和特殊能力测验。

（2）人格测验：主要用于测量性格、气质、兴趣、态度等个性特征和病理个性特征，包括卡特尔16项人格问卷、艾森克个性问卷和明尼苏达多项个性调查表等。

（3）记忆测验：主要用于测量人的记忆能力，对于外伤引起的记忆损害和老年性记忆衰退有重要的价值。

（4）神经心理学测验：主要依据人的高级神经活动功能与行为之间的关系，采用心理学的方法和技术探测大脑功能的变化，为临床诊断和治疗提供依据，对于神经系统疾病的早期发现具有一定价值。

（5）适应行为评定量表：适应是指个体有效地应对自然和社会的能力。该量表主要用于测量人的社会适应技能，其内容以智力测量为主，并且与社会适应能力相联系。常见的有社会成就量表、儿童行为量表、成人智残评定量表等。

（6）临床评定量表：采用等级评定的方式了解被检查者目前的总体心理健康状况和特殊的"靶"症状，为精神科临床医生、临床心理学家以及其他专业人员使用，较常用的有简明精神症状评定量表、90项症状量表，针对单独症状的如汉密尔顿抑郁量表、汉密尔顿焦虑量表、耶鲁-布朗强迫量表等。临床常用的量表有智力记忆力测验（如韦氏智力测验、韦氏记忆测验、临床记忆量表等），人格测量量表以及与应激有关的心理测量（如生活事件量表、亲属应激量表、防御方式问卷、领悟社会支持量表等）。

（7）职业咨询测验：常用的有职业兴趣问卷、性向测验和特殊能力测验等。

（二）心理评估

鉴于心理健康的重要意义，对个体的心理健康水平的判断显得尤为重要。应用多种方法所获得的信息，对个体某一心理现象做全面、系统和深入的客观描述，这一过程称为心理评估。心理评估常用方法有观察法、晤谈法和心理测验。

1. 观察法

观察可在自然情况下和有控制的情况下进行。观察有直接观察、根据有关文字材料或知情人提供信息的间接观察。观察内容包括：仪表（穿戴、举止、表情）；身体（肥瘦、高矮、有无畸形等）；人际沟通风格（主动或被动、是否可接触等）；言语和动作（表达能力、言语流畅性、言语风格；动作多少、程度、有无怪异动作等）；在交往中表现的兴趣、爱好、对人对己的态度；在困难情境的应对方式等。

2．晤谈法

晤谈是一种有目的的会晤。晤谈是临床工作者在从事评估和心理治疗时的一种基本技术。临床晤谈主要分成两大类，即评估晤谈和治疗晤谈。二者不是彼此孤立的，而是互有联系的。评估晤谈是在一系列评估手段之前用来全面了解来访者基本情况的手段，是在制订治疗计划时不可缺少的步骤。晤谈中需要建立良好的人际关系，要做好心理评估或心理治疗，必须建立评估者和来访者之间的一种合作和信任的关系。晤谈需要掌握一定的技术，包括言语的和非言语的，比如倾听的技术、非言语沟通的技术。

3．心理测验

心理测验和心理量表常可以通用，泛指心理测量的工具，但两者含义有些微差别。严格来讲，心理测验是按一定规则和心理学原理，抽出一定数量的、具有代表性的行为样本构成的项目集；心理量表则是将具有代表性行为样本构成的项目集，通过代表性人群的测试，加以标准化后的数量化系统。

二、成人心理测量与评估

（一）成人心理测量

1．简易智力状态检查（mini-mental state examination, MMSE）

简易智力状态检查是最具影响的认知缺损筛选工具之一，具有快速、简便的优点，对评定员的要求不高，只需经过简单的训练便可操作，适用于社区和基层，可为进一步检查和诊断提供依据。简易智力状态检查于 1975 年由 Folstein 编制，被选入诊断用检查提纲（DIS），用于美国 ECA 的精神疾病流行病学调查；近年来 WHO 推荐的复合国际诊断用检查（CIDI），亦将之组合在内。国内有李格和张明园两种中文修订版本，均曾大规模测试。张明园根据美国学者在芝加哥唐人街及蔡国钧、李格于 1988 在上海的预初试验结果，修订汉化版的简易智力状态检查。张明园汉化版 MMSE 项目及评定标准：共 19 项，30 小项。项目 1~5 是时间定向。项目 6~10 为地点定向。项目 11 分三小项，为语言即刻记忆。项目 12 为五小项，检查注意和计算。项目 13 分三小项，查短程记忆。项目 14 分二小项，为物体命名。项目 15 为语言复述。项目 16 为阅读理解。项目 17 为语言理解，分三小项。项目 18，原版本为写一个句子，考虑到中国老人教育程度，改成说一个句子，检测语言表达。项目 19 为图形描画。被测者回答或操作正确记 1 分，错误记 5 分，拒绝或说不会，记 9 分或 7 分。

2．痴呆简易筛查量表（brief screening scale for dementia，BSSD）

痴呆简易筛查量表由张明园1987年编制，易于掌握，操作简便，可接受性高，是一个有效的、适合我国国情的和应用较为广泛的痴呆筛查量表。BSSD项目及评定标准：共30个项目，包括常识/图片理解（4项）、短时记忆（3项）、语言/命令理解（3项）、计算/注意（3项）、地点定向（5项）、时间定向（4项）、即刻记忆（3项）、物体命名（3项）等诸项认知功能。评分方法简便，每题答对得1分，答错为0分。

3．日常生活能力量表（Activity of Daily Living Scale，ADL）

日常生活能力量表由美国Lawton氏和Brody于1969年制定，由躯体生活自理量表（physical self-maintenance scale，PSMS）和工具性日常生活活动量表（instrumental activities of daily living scale，IADL）组成，主要用于评定被试的日常生活能力。该量表项目细致，简明易懂，比较具体，便于询问。评定采用计分法，易于记录和统计，非专业人员亦容易掌握和使用。ADL项目及评定标准：共14项，包括躯体生活自理量表（共6项：上厕所、进食、穿衣、梳洗、行走和洗澡）、工具性日常生活能力量表（共8项：打电话、购物、备餐、做家务、洗衣、使用交通工具、服药和自理经济）。按自己完全可以做、有些困难、需要帮助、根本没办法4级评定。

4．抑郁量表（the geriatric depression scale，GDS）

抑郁量表由Brink等1982年创制，是专用于成人和老年人的抑郁筛查表。Brink等（1982）、Yesavage等（1983）、Hyer和Blount（1984）分别对GDS进行检验，结果表明GDS有较好的信效度，与SDS、HRSD、BDI等常用抑郁量表有较高的相关。GDS项目及评定标准：GDS以30个条目代表老年抑郁的核心，包含情绪低落、活动减少、易激惹、退缩、痛苦等症状，对过去、现在与将来的消极评价。每个条目都是一句问话，要求受试者以"是"或"否"作答。30个条目中的10条（1，5，7，9，15，19，21，27，29，30）用反序计分（回答"否"表示抑郁存在），其余20条用正序计（回答"是"表示抑郁存在）。每项表示抑郁的回答得1分。

5．焦虑自评量表（self-rating anxiety scale，SAS）

焦虑自评量表由Zung 1971年编制，用于评定焦虑病人的主观感受。SAS测量的是最近一周内的症状水平，评分不受年龄、性别、经济状况等因素的影响，但可能因为应试者文化程度较低或智力水平较差，不能进行自评。SAS项目及评定标准：共20个项目，每个项目有4级评分，1分表示没有或很少有，2分表示小部分时间有，3分表示相当多时间有，4分表示绝大部分时间或全部时间有。评定的时间范围，应强调是"现在或过去一周"。评分题，依次评为1、2、③4分。

（二）成年人心理评估

1．简易智力状态检查评估

（1）结果分析：MMSE的主要统计指标为总分，为所有记"1"的项目（小项）

的总和，即回答（操作）正确的项目（小项）数，范围为 0 ~ 30。根据国内对 5055 例社区老人的检测结果证明，MMSE 总分和教育程度密切相关，提出教育程度的分界值：文盲组（未受教育）17 分，小学组（教育年限≤6 年）20 分，中学或以上组（教育年限 > 6 年）24 分。

（2）评定注意事项：要向被试直接询问。如在社区中调查，注意不要让其他人干扰检查，被测试者容易灰心或放弃，应注意鼓励。具体要求：第 11 项只允许主试者讲一遍，不要求被试者按物品次序回答。如第一遍有错误，先记分；然后再告诉被试者错在哪里，并再让他回忆，直到正确。但最多只能"学习"5 次。第 12 项为"连续减 7"测验，同时检查被试者的注意力，故不要重复被试的答案，也不得用笔算。第 17 项的操作要求次序准确。

（3）应用评价：MMSE 信度良好，联合检查 ICC 为 0.99%，相隔 48 ~ 72 小时的重测法，ICC 0.91。它和 WAIS 的平行效度也良好。有报告 MMSE 总分和痴呆患者 CT 的脑萎缩程度呈正相关。应用本量表的分界值检测痴呆，敏感度达到 92.5%，特异性为 79.1%。

2．简易智力状态检查评估

（1）结果分析：统计量为 BSSD 的总分，范围为 0 ~ 30 分，对于分界值，文盲组为 16 分，小学组（教育年限≤6 年）为 19 分，中学或以上组（教育年限 > 6 年）为 22 分。

（2）评定注意事项：年、月、日（第 1 ~ 3 题），按照阳历纪年或阴历纪年回答为正确；而回忆时（第 12 ~ 14，21 ~ 23 题）无须按照顺序；连续减数（第 15 ~ 17 题），上一个计算错误得 0 分，而下一个计算正确，后者可得 1 分；命令理解（第 18 ~ 20 题），要按指导语将三个命令说完后，请被试者执行。示例见表 3.8。

表 3.8　痴呆简易筛查量表（BSSD）

指导语：受测者常有记忆和注意等方面问题，下面有一些问题检查您的记忆和注意能力，都很简单，请听清楚再回答
1. 现在是哪一年
2. 现在是几月份
3. 现在是几日
4. 现在是星期几
5. 这里是什么市（省）
6. 这里是什么区（县）
7. 这里是什么街道（乡、镇）
8. 这里是什么路（村）
9. 取出五分硬币，请说出其名称
10. 取出钢笔套，请说出其名称
11. 取出钥匙圈，请说出其名称

12．移去物品，问"刚才您看过哪些东西"（五分硬币）
13．移去物品，问"刚才您看过哪些东西"（钢笔套）
14．移去物品，问"刚才您看过哪些东西"（钥匙圈）
15．一元钱用去7分，还剩多少
16．再加7分，等于多少
17．再加7分，等于多少
18．请您用右手拿纸（取）
19．请将纸对折（折）
20．请把纸放在桌子上（放）
21．请再想一下，让您看过什么东西（五分硬币）
22．请再想一下，让您看过什么东西（钢笔套）
23．请再想一下，让您看过什么东西（钥匙圈）
24．取出图片（孙中山或其他名人），问"请看这是谁的相片？"
25．取出图片（毛泽东或其他名人），问"请看这是谁的相片？"
26．取出图片，让被试者说出图的主题（送伞）
27．取出图片，让被试者说出图的主题（买油）
28．我国的总理是谁
29．一年有多少天
30．新中国是哪一年成立的

3．日常生活能力量表评估

（1）结果解释：主要统计量为总分、分量表分和单项分。总分最低为14分，为完全正常；大于14分表现有不同程度的功能下降，最高为56分。单项分1分为正常，2～4分为功能下降。凡有2项或2项以上单项分≥3，或总分≥20，表明有明显功能障碍。ADL受多种因素影响，年龄、视、听或运动功能障碍，躯体疾病，情绪低落等，均影响日常生活功能。对ADL结果的解释应谨慎。

（2）评定注意事项：评定时如被试者因故不能回答或不能正确回答（如痴呆或失语），则可根据家属或护理人员等知情人的观察评定。如无从了解，或从未做过的项目，假如没有电话也从未打过电话，记为9分，以后按具体研究规定处理。示例见表3.9。

4．抑郁量表评估

（1）结果解释：Brink建议按不同的研究目的（要求灵敏度还是特异性）用9～14分作为存在抑郁的界限分。一般地讲，在最高分30分中得0～10分可视为正常范围，即无抑郁，11～20分显示轻度抑郁，而21～30分为中重度抑郁。该表用于筛查老年抑郁症，但其临界值仍有疑问。

表 3.9 日常生活能力表（ADL）

	自己完全可以做	有些困难	需要帮助	根本无法做
评定时按表格逐项询问，如被试者因故不能回答或不能正常回答（如痴呆或失语），则可根据家属、护理人员等知情人的观察评定。圈上最合适的分数				
1. 乘公共汽车	1	2	3	4
2. 行走	1	2	3	4
3. 做饭菜	1	2	3	4
4. 做家务	1	2	3	4
5. 吃药	1	2	3	4
6. 吃饭	1	2	3	4
7. 穿衣	1	2	3	4
8. 梳头、刷牙等	1	2	3	4
9. 洗衣	1	2	3	4
10. 洗澡	1	2	3	4
11. 购物	1	2	3	4
12. 定时上厕所	1	2	3	4
13. 打电话	1	2	3	4
14. 处理自己的财物	1	2	3	4

（2）评定注意事项：本量表为 56 岁以上者的专用抑郁筛查量表，而非抑郁症的诊断工具，每次检查需 15 分钟左右。临床主要评价 56 岁以上者情绪低落、活动减少、易惹、退缩等症状，以及对过去、现在和站起来的消极评价。但 56 岁以上者食欲下降、睡眠障碍等症状属于正常现象，使用该量表有时易误评为抑郁症。因此分数超过 11 分者应做进一步检查。示例见表 3.10。

表 3.10 抑郁量表（GDS）

选择最切合您一周来的感受的答案，在每题后[ ]内答"是"或"否"
您的姓名（　　　　　）性别（　　）出生日期（　　　　　　）职业（　　　）文化程度（　　　　）
1. 你对生活基本上满意吗？[ ]
2. 你是否已放弃了许多活动和兴趣？[ ]
3. 你是否觉得生活空虚？[ ]
4. 你是否常感到厌倦？[ ]
5. 你觉得未来有希望吗？[ ]
6. 你是否因为脑子里有一些想法摆脱不掉而烦恼？[ ]
7. 你是否因为脑子里有一些想法摆脱不掉而烦恼？[ ]
8. 你是否害怕会有不幸的事落在你的头上？[ ]
9. 你是否大部分时间感到幸福？[ ]
10. 你是否常感到孤立无援？[ ]
11. 你是否经常坐立不安，心烦意乱？[ ]

12. 你是否希望待在家里而不愿去做些新鲜的事？［　　］

13. 你是否常常担心将来？［　　］

14. 你是否觉得记忆力比以前差？［　　］

15. 你觉得现在活得很惬意吗？［　　］

16. 你是否常感到心情沉重？［　　］

17. 你是否觉得像现在这样活着毫无意义？［　　］

18. 你是否总为过去的事烦恼？［　　］

19. 你觉得生活很令人兴奋吗？［　　］

20. 你开始一件新的工作很困难吗？［　　］

21. 你觉得生活充满活力吗？［　　］

22. 你是否觉得你的处境已毫无希望？［　　］

23. 你是否觉得大多数人比你强得多？［　　］

24. 你是否常为些小事伤心？［　　］

25. 你是否常觉得想哭？［　　］

26. 你集中精力有困难吗？［　　］

27. 你早晨起来很快活吗？［　　］

28. 你希望避开聚会吗？［　　］

29. 你做决定很容易吗？［　　］

30. 你的头脑像往常一样清晰吗？［　　］

5．焦虑自评量表评估

（1）结果分析：SAS 的主要统计指标为总分。将 20 条题项的得分相加算出总分 Z。根据 $Y=1.25 \times Z$，取整数和部分的标准分。$Y < 35$，心理健康，无焦虑症状；$35 \leq Y < 55$，偶有焦虑，症状轻微；$55 \leq Y < 65$，经常焦虑，中度症状；$65 \leq Y$，有重度焦虑，必要时请教医生。

（2）评定注意事项：SAS 可以反映焦虑的严重程度，但不能区分各类神经症，必须同时应用其他自评量表或他评量表如 HAMD 等，才有助于神经症临床分类。示例见表 3.11。

表 3.11　焦虑自评量表（SAS）

填表注意事项： 　下面有 20 条文字，请仔细阅读每一条，把意思弄明白，然后根据您最近一星期的实际情况在适当的方格里划√，每一条文字后有四个格，分别表示：① 没有或很少时间；② 小部分时间；③ 相当多时间；④ 绝大部分或全部时间	①	②	③	④
1. 我觉得比平时容易紧张或着急				
2. 我无缘无故在感到害怕				
3. 我容易心里烦乱或感到惊恐				
4. 我觉得我可能将要发疯				
5. 我觉得一切都很好				
6. 我手脚发抖打颤				

7. 我因为头疼、颈痛和背痛而苦恼			
8. 我觉得容易衰弱和疲乏			
9. 我觉得心平气和，并且容易安静坐着			
10. 我觉得心跳得很快			
11. 我因为一阵阵头晕而苦恼			
12. 我有晕倒发作，或觉得要晕倒似的			
13. 我吸气呼气都感到很容易			
14. 我的手脚麻木和刺痛			
15. 我因为胃痛和消化不良而苦恼			
16. 我常常要小便			
17. 我的手脚常常是干燥温暖的			
18. 我脸红发热			
19. 我容易入睡并且一夜睡得很好			
20. 我做噩梦			

第四节　儿童青少年生长发育检测与评估

一、生长发育检测

（一）儿童青少年生长发育的规律

1．生长发育的速度规律

从儿童到成年人，生长发育不是等速的，而是时快时慢呈波浪式上升，阶段性规律很强。一般有两个突增时期，第一次突增时期在两岁以前，第二次突增时期在青春发育期，其年龄段为 10~11 岁至 14~15 岁。突增期以后渐渐变得缓慢，到 20 岁左右基本停止。

2．生长发育的不均衡规律

（1）身体发育的比例。

儿童不是成人的缩影。人由小到大，身体的比例一直在变化。在第一次突增期过程中，初生儿的头占身长的 1/4，2 岁时占 1/5，6 岁时占 1/6，12 岁时占 1/7，到成人时仅占 1/8。也就是说在这个时期，头先发育，之后是躯干、下肢，身体发育是按头尾发展规律顺序进行的。第二次突增期过程恰好与第一次相反，下肢先发育，之后是躯干，而头的发育不明显。从出生算起，如以增长值数计，头增长 1 倍，上肢增长 3 倍，下肢增长 4 倍。身体各部位发育结束的时期分别是：足长约在 16 岁，下肢长约在 20 岁，手长约在 15 岁，上肢长约在 20 岁，躯干长约在 21 岁。

（2）身体各系统发育的不均衡规律。

出生后人的神经系统的发育处于领先地位。5~6 岁时发育速度最快，并迅速接近成人水平。此时大脑的重量已达到成人脑重的 90%。6~20 岁脑的重量仅增加 10%，但是随着大脑细胞不断地进行复杂的分化，机能也随之提高。总体发育是指运动系统、循环系统、呼吸系统和消化系统的发育，它们与形态指标的发育曲线基本一致，呈波浪式上升。淋巴系统的发育在 10 岁左右达高峰，12 岁达成人的 200%，之后逐渐降低。因此要特别注意 10 岁前儿童的疾病防治工作。生殖系统发育最晚，在 10 岁以前几乎不发育，当身体发育进入第二突增期以后才迅速发育。人体生长发育过程是在神经系统的协调下，机体与外界环境因素的相互作用下进行的，各系统器官的发育是彼此密切相关的。某一系统的发育可能为另一系统的发育打下基础。因此，任何系统的发育都不是孤立的，而是互相影响、互相制约的。

3. 生长发育的两次交叉规律

生长发育的两次交叉规律是指在少年儿童生长发育过程中，男童、女童因发育时间不同而出现的身体形态指标的两次交叉现象。在青春期前（7~9 岁），男生的多数形态指标大于女生。但 10 岁以后，女生进入青春期，身体各部位迅速生长发育，许多形态指标超过男生。到 13 岁时，男生身体各部位迅速生长发育，女生的增长速度减慢下来，致使男生各项形态指标又超过女生。因此，男生、女生大部分形态指标在青春期形成两次交叉。

（二）儿童青少年生长发育的检测

1. 骨龄检测

骨龄（bone age，skeletal age）的正式名称是"骨骼测定年龄"。人的生长发育可用两个"年龄"来表示，即生活年龄（日历年龄）和生物学年龄（骨龄）。骨龄是骨骼年龄的简称，借助于骨骼在 X 光摄像中的特定图像来确定。在了解人的骨龄情况时，通常要拍摄人左手手腕部的 X 光片，医生通过 X 光片观察左手掌指骨、腕骨及桡、尺骨下端的骨化中心的发育程度，来确定骨龄。它是通过测定骨骼的大小、形态、结构和相互关系的变化反映体格发育程度，并通过统计处理，以年龄的形式，以岁为单位进行表达的生物学年龄。

标准骨龄片拍摄方法：标准骨龄片，只需要拍一张左手正位片。拍摄时，左手五指自然张开，手心向下，中指与前臂保持一条直线（尽量不要左右偏，手臂放平、不要上抬），X 线球管对准第三掌骨头，球管与 X 光片距离在 80 cm 左右。

传统的骨龄评估通常是对被测者的手部和腕部进行 X 光摄片，然后由医生根据 X 光片进行解读。测定骨龄的方法有简单计数法、图谱法、评分法和计算机骨龄评分系统等，最常用的是 G-P 图谱法和 TW2（TW3）评分法，根据骨龄预测成年身高的方法包括 B-P 法、CHN 法、TW3 法等。近年来，以色列开发了一种新的叫作 BoneAge 的超声进行骨龄评估技术。

2．身体形态指数检测

受试者进入测量室后，脱去衣、帽、鞋袜，男生只穿短裤，女生只穿短裤和背心或短袖衫（测量胸围时必须脱去背心或短袖衫及胸罩）。

（1）身高：仪器用专用身高坐高计。使用前，应用标准钢尺校正，一米的误差不得超过 0.2 cm。使用过程中，应经常检查立柱是否垂直和摇动，零件有无松脱等情况，并及时加以校正。受试者赤脚，立正姿势，站在身高坐高计的底板上（上肢自然下垂，足跟并拢，足尖分开成 60°）。足跟、骶骨部及两肩胛间与立柱相接触，躯干自然挺直，头部正直，两眼平视前方，以保持耳屏（耳珠）上缘与眼眶下缘呈一水平。测试人员站在受试者右侧面，将水平压板轻轻沿立柱下滑，轻压受试者头顶，测试人员两眼与水平压板呈水平位进行读数，记录员复诵后记录下来。测试误差不得超过 0.5 cm。

注意事项：身高坐高计应选择平坦靠墙的地方放置，立柱的刻度尺应面向光源。测量时，要特别注意足跟、骶骨和两肩胛间是否紧靠立柱，水平压板与头顶接触时，松紧要适度（头发蓬松者要压实，头顶有小辫、发髻者要放下）。读数完毕，立即将水平压板轻轻上推。

（2）坐高：仪器同上。将坐板放平。受试者坐在身高坐高计的坐板上，使骶骨部、两肩胛间紧靠支柱，躯干自然挺直，头部正直，两眼平视前方，以保持耳屏（耳珠）上缘与眼眶下缘呈一水平，两腿并拢，大腿与地面平行，小腿尽可能与大腿呈直角，上肢自然下垂，但不得撑坐板，双足踏在地面上（或垫板上）。测试人员站在受试者的右侧，将水平板轻轻沿立柱下滑，轻压受试者头顶。测试人员两眼与水平压板呈水平位进行读数，记录员复诵后记录下来。测试误差不得超过 0.5 cm。

注意事项：测量时，应让受试者先弯腰，使骶骨部紧靠立柱而后坐直，要特别注意骶骨是否紧靠支柱。其他同上。

（3）体重：仪器用一般杠杆秤。仪器误差为 0.1%。体重计应放在平坦的地面上或平台上，然后调整零点，受试者自然站立在秤台面中央，测试人员添加砝码，移动游码至刻度尺平衡后读数，记录员复诵后记录下来。当天测完后取下砝码，放置原处，固定刻度尺，以免受振动。测试误差不得超过 0.1 kg。

注意事项：受试男生只能穿短裤，女生穿短裤、背心或短袖衫。上、下体重计时的动作要轻。体重计使用前，一定要校准，并检查零点。测试人员要熟悉砝码和刻度尺刻度，读数后应校对砝码重量，避免差错。

（4）肩宽：仪器用测径规。使用前，两弯规触角相接时其刻度尺应呈零点，并用标准钢尺进行校正，误差不得超过 0.2 cm。受试者两脚分开与肩同宽，自然站立，两肩放松。测试人员站在受试者背面，先用两手食指沿肩胛骨向外摸到肩峰外侧缘中点，再用测径规测量两肩峰外侧缘中点间距离，进行读数，记录员复诵后记录下来。测试误差不得超过 0.5 cm。

注意事项：受试者两肩必须自然放松，不可紧张或耸肩。

（5）骨盆宽：仪器同上。受试者与测试人员位置同上。用食指摸到髂嵴外缘（骨最宽处）用测径规量两髂嵴外缘最宽点间的距离，进行读数，记录员复诵后记录下来。测试误差不得超过 0.5 cm。

（6）手长：仪器用带滑板的短钢板尺。使用前用标准钢尺校正，30 cm 误差不得超过 0.1 cm。受试者自然站立，两脚分开与肩同宽。右手前伸，五指并拢，掌心向上伸直。测试人员面对受试者，用钢板尺测桡尺骨远端腕横皱纹至中指尖距离，进行读数，记录员复诵后记录下来。测试误差不得超过 0.2 cm。

（7）上肢长：仪器用带有游标的直钢板尺。使用前用标准钢尺校正，每米误差不得超过 0.2 cm。受试者两脚分开与肩同宽自然站立，臂伸直下垂，五指并拢伸直。测试人员站在受试者右侧后方，尺的固定齿端对准肩峰外侧缘中点后，移动尺的游标抵触中指尖，测量肩峰外侧缘中点至中指尖的距离，进行读数，记录员复诵后记录下来。测试误差不得超过 0.5 cm。

注意事项：受试者的手掌、手指与前臂必须成一直线。

（8）小腿加足高：仪器同上。受试者站立，体重落在左脚上，右腿抬起，屈膝，将脚踩于凳上，全脚掌贴于凳面，小腿与凳面垂直。测量人员面对受试者，游标钢尺与小腿胫骨纵轴平行，尺的固定齿端触凳面，移动尺的游标对准胫骨内髁上缘，量胫骨内髁上缘至凳面的距离，进行读数，记录员复诵后记录下来。测试误差不得超过 0.5 cm。

注意事项：小腿要严格与凳面垂直，钢尺要严格与小腿胫骨纵轴平行。

（9）小腿长：仪器同上。受试者和测试人员姿势、位置同上。尺的固定齿端对准胫骨内踝下缘，移动尺的游标对准胫骨内髁上缘，量胫骨内髁上缘至胫骨内踝下缘的距离，进行读数，记录员复诵后记录下来。测试误差不得超过 0.5 cm。

注意事项：同上。

（10）足长：仪器用特制足长测量器。使用前用标准钢尺校正，30 cm 的误差不得超过 0.1 cm。受试者和测试人员的姿势位置同上。测量尺与足纵轴平行，（指第二、三趾间至足跟后缘中点的连线）尺的固定挡板贴脚跟后缘，移动滑板至最长趾端，量足跟后缘至最长趾端的距离，进行读数，记录员复诵后记录下来。测试误差不得超过 0.2 cm。

注意事项：钢尺要严格与足的纵轴平行。

（11）胸围：仪器用每米误差不超过 0.2 cm 的带尺。受试者自然站立，两脚分开与肩同宽，双肩放松，两上肢自然下垂。测试人员面对受试者，将带尺上缘经背部肩胛骨下角下缘至胸前。男生和未发育的女生，带尺下缘经乳头上缘；已发育的女性，带尺经乳头上方第四肋骨处，测量平静状态下的胸围。测试误差不得超过 1 cm。

注意事项：测量时，记录员应站在受试者的背后，注意带尺有无折转，位置是否正确，受试者两上肢是否下垂，有无低头等情况并进行纠正。测试人员应注意带尺的松紧度要适宜。受试者站立要自然，不得挺胸、驼背或深呼吸。在呼气之末、吸气未始时读数。

（12）大腿围：使用仪器同上。受试者站立姿势同上。测试人员站在受试者右侧，带尺由右腿臀肌皱纹下经腿间水平绕至大腿前面，量其围度，进行读数，记录员复诵后记录下来。测试误差不得超过 0.5 cm。

注意事项：记录员应帮助受试者将臂肌皱纹外露，并使之保持正确姿势。

（13）小腿围：使用仪器同上。受试者站立姿势同上。带尺绕腓肠肌最粗处与地面平行测量，进行读数，由记录员复诵后记录下来。测试误差不得超过 0.5 cm。

注意事项：受试者的身体重量平均落于两脚上。

（14）上臂围：上臂围指上臂肱二头肌最大限度收缩时的围度。被测者上臂斜平举约 45 度角或自然下垂，手掌向上握拳并用力屈肘。测量者站于其侧面或对面，将卷尺在上臂肱二头肌最粗处绕一周进行测量。或者在测量上臂围后，将卷尺保持原来的位置不动，让被测者将上臂缓慢伸直，将卷尺在上臂肱二头肌最粗处绕一周进行测量。

注意事项：测量时长度、围度和上、下肢一律量右侧。

二、生长发育评估

（一）骨龄的评价

1．骨龄评估临床意义

人类骨骼发育的变化基本相似，每一根骨头的发育过程都具有连续性和阶段性，不同阶段的骨头具有不同的形态特点。目前经常需要使用骨龄评价生长发育，其临床意义体现在：① 骨龄评估能较准确地反映个体的生长发育水平和成熟程度（判断处于什么生长发育阶段，还有助于区分"早长"或"晚长"等）；② 通过骨龄不仅可以确定儿童的生物学年龄，还可以及早了解儿童的生长发育潜力以及性成熟的趋势（剩余生长空间及性成熟度的判断）；③ 通过骨龄可以预测儿童的成年身高（判断矮小或早发育儿童是否需要治疗）；④ 骨龄的测定对一些儿童内分泌疾病的诊断有很大帮助（如生长激素缺乏儿童，骨龄常常落后，而性早熟儿童，骨龄常常提前）；⑤ 指导内分泌临床用药和治疗效果的判断（如性早熟儿童，需要定期评估其骨龄，以指导用药量的调整）；⑥ 用于法医学判断特定个体的年龄，作为是否定罪的依据；⑦用于对身高有不同要求的运动人才、艺术人才和其他方面特殊人才的选拔，也用于运动员竞赛时分组等。

2．骨龄评估标准

生物年龄（骨龄）与生活年龄的差值在 ±1 岁以内的称为发育正常；生物年龄（骨龄）与生活年龄的差值超过 1 岁的称为发育提前；生物年龄（骨龄）与生活年龄的差值小于 1 岁的称为发育落后。骨龄鉴定在某些内分泌疾病、代谢障碍性疾病和生长发育障碍等疾病的 X 线诊断中起着重要作用。骨龄的异常，常常是儿科某些内分泌疾病所表现的一个方面。

按照最新的 TW3 评估法，男孩骨龄达到 16.5 岁、女孩骨龄达到 15.0 岁时，骨骺基本闭合，骨骼达到成年，身高基本不再增长。但采用不同骨龄评估法，骨骺完全闭合的骨龄不一样，如 1975 年发布的 TW2 评估法，男孩骨龄达 18.3 岁骨骺才完全完全，达到成年，与 TW3 评估法相差 1.8 岁；女孩骨龄达 17.2 岁骨骺才完全闭合，达到成年，与 TW3 评估法相差 2.2 岁（骨龄与生长潜势见表 3.12，原始数据是根据 GP 图谱法得到的骨龄评估结果，因与 TW3 评估法存在一定差异，于 2014 年 6 月根据 2005 年全国 9 城市各年龄组男女儿童、青少年正常身高表做了修改）。

表 3.12　骨龄与生长潜势

BA/岁	完成成年身高的百分比/%		女孩平均生长潜势	
	女（160.2 cm）	男（172.1 cm）	剩余生长空间/cm	生长速率/（cm/年）
11	91.5	84.4	13 ~ 14	7
12	95.1	88.3	7-8	4
13	97.6	92.7	4	2 ~ 3
14	99.0	96.4	1 ~ 2	1 ~ 2

（二）身体形态的评价

1．身高胸围指数（Livi 指数）

公式：[胸围（cm）/身高（cm）] × 100。

意义：反映胸廓发育状况，说明人体体型。

判断：窄胸型、中等胸型、广胸型。

均值曲线特点：突增高峰前，随年龄的增长而下降；突增高峰后，随年龄的增长而上升。男女曲线出现两次交叉，20 岁后趋于稳定状态。

2．身高坐高指数

公式：[坐高（cm）/身高（cm）] × 100。

意义：反映人体躯干与下肢的比例关系，说明其体型特点。

判断：长躯型、中躯型、短躯型。

均值曲线特点：突增高峰前，随年龄的增长而下降；突增高峰后，随年龄的增长而上升；成年后稳定，且具有较强的种族特异性。

3．肩宽骨盆宽指数

公式：[骨盆宽（cm）/肩宽（cm）] × 100。

用途：青春期前后体型发育。

均值曲线特点：男性随年龄增长而逐渐下降，肩宽增长相对较快；女性则随年龄增长而上升，臀盆宽增长相对较快。

4．身高体重指数（Quetelet，克托莱）

公式：体重（g）/身高（cm）。

意义：显示人体的充实程度，反映现时的营养状况。

均值曲线特点：随年龄增长而增大，女 19 岁、男 21 岁后趋于稳定。

5．劳雷尔（Rohrer）指数

公式：[体重（kg）/身高（cm³）]×10⁷。

公式：$[\text{体重（kg）}/\text{身高（cm}^3)] \times 10^7$。

用途：综合反映人体单位体积的充实程度，营养指数能较为敏感地反映体型，受身高影响较大。

均值曲线特点：7岁后随年龄增长而减小，女性11岁、男性14岁时为最低点，以后随年龄增长而增大。

6．BMI指数

公式：体重（kg）/身高（m²）。

公式：$\text{体重（kg）}/\text{身高（m}^2)$。

意义：敏感地反映身体的充实程度和体形胖瘦特点，受身高的影响较小。

判断：成年人，该指数≥24为超重；该指数≥26为肥胖。而学龄儿童和青少年超重、肥胖需按照不同性别对照相应的年龄标准。

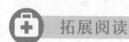 拓展阅读

营养、运动和心理健康的重要性

《国务院关于实施健康中国行动的意见》（国发〔2019〕13号）是为加快推动从以治病为中心转变为以人民健康为中心，动员全社会落实预防为主方针，实施健康中国行动，提高全民健康水平提出的意见。通过《国务院关于实施健康中国行动的意见》相关内容，理解营养状况、运动能力和心理状态检测与评估，以及儿童青少年生长发育评价的重要意义。

三、主要任务

（一）全方位干预健康影响因素

2．实施合理膳食行动。合理膳食是健康的基础。针对一般人群、特定人群和家庭，聚焦食堂、餐厅等场所，加强营养和膳食指导。鼓励全社会参与减盐、减油、减糖，研究完善盐、油、糖包装标准。修订预包装食品营养标签通则，推进食品营养标准体系建设。实施贫困地区重点人群营养干预。到2022年和2030年，成人肥胖增长率持续减缓，5岁以下儿童生长迟缓率分别低于7%和5%。

3．实施全民健身行动。生命在于运动，运动需要科学。为不同人群提供针对性的运动健身方案或运动指导服务。努力打造百姓身边健身组织和"15分钟健身圈"。推进公共体育设施免费或低收费开放。推动形成体医结合的疾病管理和健康服务模式。把高校学生体质健康状况纳入对高校的考核评价。到2022年和2030年，城乡居民达到《国民体质测定标准》合格以上的人数比例分别不少于90.86%和92.17%，经常参加体育锻炼人数比例达到37%及以上和40%及以上。

5．实施心理健康促进行动。心理健康是健康的重要组成部分。通过心理健康教育、咨询、治疗、危机干预等方式，引导公众科学缓解压力，正确认识和应对常见精神障碍及心理行为问题。健全社会心理服务网络，加强心理健康人才培养。建立

精神卫生综合管理机制，完善精神障碍社区康复服务。到 2022 年和 2030 年，居民心理健康素养水平提升到 20% 和 30%，心理相关疾病发生的上升趋势减缓。

（二）维护全生命周期健康

7. 实施妇幼健康促进行动。孕产期和婴幼儿时期是生命的起点。针对婚前、孕前、孕期、儿童等阶段特点，积极引导家庭科学孕育和养育健康新生命，健全出生缺陷防治体系。加强儿童早期发展服务，完善婴幼儿照护服务和残疾儿童康复救助制度。促进生殖健康，推进农村妇女宫颈癌和乳腺癌检查。到 2022 年和 2030 年，婴儿死亡率分别控制在 7.5‰ 及以下和 5‰ 及以下，孕产妇死亡率分别下降到 18/10 万及以下和 12/10 万及以下。

8. 实施中小学健康促进行动。中小学生处于成长发育的关键阶段。动员家庭、学校和社会共同维护中小学生身心健康。引导学生从小养成健康生活习惯，锻炼健康体魄，预防近视、肥胖等疾病。中小学校按规定开齐开足体育与健康课程。把学生体质健康状况纳入对学校的绩效考核，结合学生年龄特点，以多种方式对学生健康知识进行考试考查，将体育纳入高中学业水平测试。到 2022 年和 2030 年，国家学生体质健康标准达标优良率分别达到 50% 及以上和 60% 及以上，全国儿童青少年总体近视率力争每年降低 0.5 个百分点以上，新发近视率明显下降。

资料来源：《国务院关于实施健康中国行动的意见》（国发〔2019〕13 号），2019 年 6 月 24 日。

实践与指导

实训：老年生活质量调查与评估

1. 实训目标

（1）调查评估老年人生活质量。

（2）分析影响老年人生活质量的主要因素。

2. 实训内容与形式

将学生分组（5～6 人/组，组长 1 名），选择一个老年人口为主的社区，对社区老年人（60～80）生活质量展开调查与评估，并分析影响社区老年人生活质量的主要因素，将调查情况以报告形式上交，同时开展课堂/小组讨论。

3. 使用工具

SF-36 生活质量调查表（见附表），也称健康调查简表，是美国医学局研究组（medical outcomes study，MOS）开发的一个普适性测定量表。该工作开始于 20 世纪 80 年代初期，形成了不同条目不同语言背景的多种版本。1990—1992 年，含有 36 个条目的健康调查问卷简化版 SF-36 的不同语种版本相继问世。其中用得较多的是英国发展版、美国标准版和中文版，均包含躯体功能（PF）、躯体角色（RP）、肌体疼痛（BP）、总的健康状况（GH）、活力（TV）、社会功能（SF）、情绪角色（RE）和心理卫生（MH）等 8 个领域。SF-36 量表每个维度包含 2～10 个条目，共有 36

个条目，除 HT 的 1 个条目外，其余 8 个维度的 35 个条目分别属于生理健康（PCS）和心理健康（MCS）两大类，PF、RP、BP、GH 反映 PCS，VT、SF、RE、MH 反映 MCS。每个条目的赋分，是按照其对所在维度功能损害的严重与否及相应逻辑关系确定，高分值对应功能损害程度轻，低分值对应功能损害程度重，故各维度得分越高，代表生活质量越好。

4. 实训要求

（1）分组完成。按照每组 5~6 人，进行分工合作，充分调动每一名组员的积极性和主动性，实现相互协作与交流，共同完成调研的数据收集与分析。

（2）撰写并提交调研报告。报告要求：字数控制在 2 000~3 000 字；阐释调查研究的方法；论述数据资料的搜集、整理与分析过程；针对调查结果进行分析，得出明确的结论。

（3）课题/小组讨论。每组选一名成员进行汇报，然后展开讨论；各组组长针对成员贡献进行初步评分；最后由教师进行打分。

附表　SF-36 生活质量调查表

编号：　　姓名：　　　性别：　　　年龄：

1. 总体来讲，您的健康状况是：
① 非常好　② 很好　③ 好　④ 一般　⑤ 差
（权重或得分依次为 5、4、3、2、1）

2. 跟 1 年以前比您觉得自己的健康状况是：
① 比 1 年前好多了　② 比 1 年前好一些　③ 跟 1 年前差不多　④ 比 1 年前差一些　⑤ 比 1 年前差多了
（权重或得分依次为 5、4、3、2、1）

健康和日常活动

3. 以下这些问题都和日常活动有关。请您想一想，您的健康状况是否限制了这些活动？如果有限制，程度如何？

（1）重体力活动。如跑步举重、参加剧烈运动等：
① 限制很大　② 有些限制　③ 毫无限制
（权重或得分依次为 1，2，3；下同）

（2）适度的活动。如移动一张桌子、扫地、打太极拳、做简单体操等：
① 限制很大　② 有些限制　③ 毫无限制

（3）手提日用品。如买菜、购物等：
① 限制很大　② 有些限制　③ 毫无限制

（4）上几层楼梯：① 限制很大　② 有些限制　③ 毫无限制

（5）上一层楼梯：① 限制很大　② 有些限制　③ 毫无限制

（6）弯腰、屈膝、下蹲：① 限制很大　② 有些限制　③ 毫无限制

（7）步行 1500 米以上的路程：① 限制很大　② 有些限制　③ 毫无限制

（8）步行 1000 米的路程：① 限制很大　② 有些限制　③ 毫无限制

（9）步行 100 米的路程：① 限制很大　② 有些限制　③ 毫无限制

（10）自己洗澡、穿衣：① 限制很大　② 有些限制　③ 毫无限制

4. 在过去 4 个星期里，您的工作和日常活动有无因为身体健康的原因而出现以下这些问题？

（1）减少了工作或其他活动时间：① 是　② 不是
（权重或得分依次为 1，2；下同）

（2）本来想要做的事情只能完成一部分：① 是　② 不是

（3）想要干的工作或活动种类受到限制：① 是　② 不是

（4）完成工作或其他活动困难增多（比如需要额外的努力）：①是②不是

5. 在过去 4 个星期里，您的工作和日常活动有无因为情绪的原因（如压抑或忧虑）而出现以下这些问题？

（1）减少了工作或活动时间：① 是　② 不是

（权重或得分依次为 1，2；下同）

（2）本来想要做的事情只能完成一部分：① 是　② 不是

（3）做事情不如平时仔细：① 是　② 不是

6. 在过去 4 个星期里，您的健康或情绪不好在多大程度上影响了您与家人、朋友、邻居或集体的正常社会交往？

① 完全没有影响　② 有一点影响　③ 中等影响　④ 影响很大　⑤ 影响非常大

（权重或得分依次为 5，4，3，2，1）

7. 在过去 4 个星期里，您有身体疼痛吗？

① 完全没有疼痛　② 有一点疼痛　③ 中等疼痛　④ 严重疼痛　⑤ 很严重疼痛

（权重或得分依次为 6，5.4，4.2，3.1，2.2，1）

8. 在过去 4 个星期里，您的身体疼痛影响了您的工作和家务吗？

① 完全没有影响　② 有一点影响　③ 中等影响　④ 影响很大　⑤ 影响非常大

（如果为"7无8无"，权重或得分依次为 6，4.75，3.5，2.25，1.0；如果为"7有8无"，则为 5，4，3，2，1）

您的感觉

9. 以下这些问题是关于过去 1 个月里您自己的感觉，对每一条问题所说的事情，您的情况是什么样的？

（1）您觉得生活充实：

① 所有的时间　② 大部分时间　③ 比较多时间　④ 一部分时间

⑤ 小部分时间　⑥ 没有这种感觉

（权重或得分依次为 6，5，4，3，2，1）

（2）您是一个敏感的人：

① 所有的时间　② 大部分时间　③ 比较多时间　④ 一部分时间

⑤ 小部分时间　⑥ 没有这种感觉

（权重或得分依次为 1，2，3，4，5，6）

（3）您的情绪非常不好，什么事都不能使您高兴起来：

① 所有的时间　② 大部分时间　③ 比较多时间　④ 一部分时间

⑤ 小部分时间　⑥ 没有这种感觉

（权重或得分依次为 1，2，3，4，5，6）

（4）您的内心很平静：

① 所有的时间　② 大部分时间　③ 比较多时间　④ 一部分时间

⑤ 小部分时间　⑥ 没有这种感觉

（权重或得分依次为 6，5，4，3，2，1）

（5）您做事精力充沛：

① 所有的时间　② 大部分时间　③ 比较多时间　④ 一部分时间

⑤ 小部分时间　⑥ 没有这种感觉

（权重或得分依次为 6，5，4，3，2，1）

（6）您的情绪低落：

① 所有的时间　② 大部分时间　③ 比较多时间　④ 一部分时间

⑤ 小部分时间　⑥ 没有这种感觉

（权重或得分依次为 1，2，3，4，5，6）

（7）您觉得筋疲力尽：

① 所有的时间　② 大部分时间　③ 比较多时间　④ 一部分时间

⑤ 小部分时间　　⑥ 没有这种感觉

（权重或得分依次为 1，2，3，4，5，6）

（8）您是个快乐的人：

① 所有的时间　　② 大部分时间　　③ 比较多时间　　④ 一部分时间

⑤ 小部分时间　　⑥ 没有这种感觉

（权重或得分依次为 6，5，4，3，2，1）

（9）您感觉厌烦：

① 所有的时间　　② 大部分时间　　③ 比较多时间　　④ 一部分时间

⑤ 小部分时间　　⑥ 没有这种感觉

（权重或得分依次为 1，2，3，4，5，6）

10. 不健康影响了您的社会活动（如走亲访友）：

① 所有的时间　　② 大部分时间　　③ 比较多时间　　④ 一部分时间

⑤ 小部分时间　　⑥ 没有这种感觉

（权重或得分依次为 1，2，3，4，5）

总体健康情况

11. 请看下列每一条问题，哪一种答案最符合您的情况？

（1）我好像比别人容易生病：

① 绝对正确　② 大部分正确　③ 不能肯定　④ 大部分错误　⑤ 绝对错误

（权重或得分依次为 1，2，3，4，5）

（2）我跟周围人一样健康：

① 绝对正确　② 大部分正确　③ 不能肯定　④ 大部分错误　⑤ 绝对错误

（权重或得分依次为 5，4，3，2，1）

（3）我认为我的健康状况在变坏：

① 绝对正确　② 大部分正确　③ 不能肯定　④ 大部分错误　⑤ 绝对错误

（权重或得分依次为 1，2，3，4，5）

（4）我的健康状况非常好：

① 绝对正确　② 大部分正确　③ 不能肯定　④ 大部分错误　⑤ 绝对错误

（权重或得分依次为 5，4，3，2，1）

思考与练习

1. 简述健康检测与评估的重要性。

2. 简述衡量营养状况、运动能力和心理状态的常用指标。

3. 简述营养状况和运动能力如何检测评估。

4. 简述衡量儿童青少年生长发育状态的主要指标。

5. 简述儿童青少年生长发育状态如何检测评估。

第四章

常见慢性病检查与风险评估技术

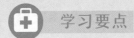

学习要点

知识目标：

1. 掌握　心血管疾病的常用检查方法，心血管疾病的风险评估模型。

2. 熟悉　其他慢性病的常用检查方法，糖尿病、肿瘤风险评估模型。

3. 了解　慢性病风险评估模型的原理。

思政目标：

以我国《防治慢性病中长期规划（2017—2025年）》的实施为现实背景，阐述慢性病检查与风险评估的重要性，围绕《"健康中国2030"规划纲要》，分析"把人民健康摆在优先发展的战略地位"的内涵和"将健康融入所有政策"的现实意义。引导学生深入社会实践，关注现实问题，根植"爱国""敬业"的社会主义核心价值观，培养学生"敬佑生命、救死扶伤、甘于奉献、大爱无疆"的职业精神。

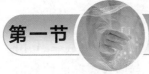

章前阅读

慢性病检查与风险评估的重要性

为进一步加强我区慢性病防治工作，加快推进健康内蒙古建设，有效降低疾病负担，提高居民健康期望寿命，切实保障人民身体健康，制定《防治慢性病中长期规划（2017—2025 年）》。该规划策略与措施"实施早诊早治，降低高危人群发病风险"阐述了慢性病检查与风险评估的重要性。

（二）实施早诊早治，降低高危人群发病风险

1. 促进慢性病早期发现。全面实施 35 岁以上人群首诊测血压，发现高血压患者和高危人群，及时提供干预指导。社区卫生服务中心和苏木乡镇卫生院逐步提供血糖血脂检测、口腔预防保健、简易肺功能测定和大便隐血检测等服务。逐步将临床可诊断、治疗有手段、群众可接受、政府能负担的疾病筛检技术列为公共卫生措施。在高发地区和高危人群中逐步开展上消化道癌、宫颈癌等有成熟筛查技术的癌症早诊早治工作。加强健康体检规范化管理，健全学生健康体检制度，推广老年人健康体检，推动癌症、脑卒中、冠心病等慢性病的机会性筛查。将口腔健康检查纳入常规体检内容，将肺功能检查和骨密度检测项目纳入 40 岁以上人群常规体检内容。

资料来源：《防治慢性病中长期规划（2017—2025 年）》。

第一节　常见慢性病检查

一、心血管疾病专项检查

心血管疾病（cardiovascular disease，CVD）是一类由心脏和血管功能紊乱造成的疾病，是居民致残和早亡的主要原因。它包括各类心脑血管疾病，代表性的疾病有高血压、冠状动脉粥样硬化性心脏病（简称冠心病）、脑卒中等。心血管疾病专项检查可根据检查方式分为心血管相关血生化检查、心电检测技术、超声检查、CT检查、MRI 检查和造影技术等。

（一）心血管相关生化检查

心血管相关生化检查主要包括心肌酶谱、同型半胱氨酸等生化指标，可反映心肌缺血等损伤。心肌酶是指存在于心肌细胞内的一类影响心肌细胞代谢与电生理作用的酶类。一般有五项，主要包括天冬氨酸氨基转移酶（AST）、肌酸激酶（CK）

及其同工酶（CK-MB）、乳酸脱氢酶（LDH）以及 α-羟丁酸脱氢酶（HBDH）等。加上肌钙蛋白 T（cTnT），又称为心功能六项。另外，同型半胱氨酸（HCY）也常被作为冠心病、脑卒中等心脑血管病的重要危险因素。

1. 天冬氨酸氨基转移酶（AST）

天冬氨酸氨基转移酶（AST）又称谷草转氨酶（GOT），通常存在于心肌细胞和肝细胞的线粒体中，其中心肌细胞中含量最高，其次是在肝细胞中。故该指标异常可能是心脏疾病，也可能是肝脏疾病。

1）参考区间

正常值区间一般为 8~40 U/L。

2）临床价值与风险提示

出现急慢性肝炎、肝胆疾病、心脏疾病等，该指标都可能异常上升，故应注意心脏疾病与肝胆疾病的鉴别。

2. 肌酸激酶（CK）及其同工酶

肌酸激酶（CK）广泛存在于骨骼肌、心肌、平滑肌和脑组织中，该指标主要用于心肌梗死的诊断。CK 包括 CK-MM、CK-MB 和 CK-BB 三种同工酶。其中 CK-MM 主要存在于骨骼肌和心肌中，CK-MB 则主要存在于心肌中，CK-BB 主要存在于脑组织中。正常血清中绝大部分为 CK-MM，CK-MB 较少，CK-BB 含量甚微。

1）参考区间

CK 总酶活性，男性 80~200 U/L，女性 60~140 U/L。

CK-MB 活性 < 15 U/L，CK-MB 与 CK 总酶之比 < 5%。

2）临床价值与风险提示

（1）CK 总酶升高，见于：

① 急性心肌梗死（AMI）：发生 AMI 时，CK 总酶活性在 3~8 h 升高，24 小时达高峰，3~4 d 后恢复至正常水平。发生 AMI 时 CK 一般升高为参考区间的数倍，为 AMI 早期诊断的较敏感指标。

② 心肌炎时 CK 明显上升，多发性肌炎、横纹肌溶解症、进行性肌营养不良、重症肌无力等肌肉疾病，挫伤、手术、癫病发作等肌肉损伤，CK 可有不同程度升高。

③ 急性脑外伤、脑恶性肿瘤，CK 也可增高。

（2）CK-MB 升高，见于：

① AMI：AMI 时 CK-MB 升高早于 CK 总酶，AMI 发生 2~8 h 后 CK-MB 开始升高，血清 CK-MB 大幅度升高提示梗死面积大，预后差；若 CK-MB 保持高水平，表明心肌坏死仍在继续进行。

② CK-MB/CK > 6% 常提示为心肌损伤。CK-MB 活性与比例相比，以后者更为准确。

③ 骨骼肌疾病时 CK-MB 也会上升，但上升多不明显。

3．乳酸脱氢酶（LDH）

乳酸脱氢酶（LDH）广泛存在于人体各组织中，但心肌、骨骼肌和肾脏中的含量最为丰富，其次存在于肝、脾、肺等组织。红细胞内 LDH 含量也极为丰富，由于其存在广泛，灵敏度高，但特异度较低，需结合其他指标综合判断。

1）参考区间

正常值区间 120～250 U/L。

2）临床价值与风险提示

在 AMI 时，8～18 h 出现增高，24～72 h 达峰值，持续 6～10 d。在急性病毒性肝炎、肝硬化疾病中 LDH 显著升高。

4．心肌肌钙蛋白（cTn）

心肌肌钙蛋白（cTn）是心肌收缩的调节蛋白，由肌钙蛋白 T（cTnT）、肌钙蛋白 I（cTnI）和肌钙蛋白 C（cTnC）三种亚单位组成，对心肌收缩起重要的作用。其中 cTnT 和 cTnI 是心肌特有蛋白，当心肌损伤或坏死时，会导致血清 cTnT 明显增高。因此，血清 cTnT 对诊断心肌缺血损伤程度具有重要价值。

1）参考区间

cTnT < 0.1 µg/L 为正常，cTnT > 0.2 µg/L 为诊断临界值，cTnT > 0.5 µg/L 可诊断急性心肌梗死。

cTnI < 0.2 µg/L 为正常，cTnI > 1.5 µg/L 为诊断临界值。

2）临床价值与风险提示

（1）AMI 时 cTnT 和 cTnI 明显升高。AMI 发病后 3～8 h 开始升高，且具有较宽的诊断窗：cTnT（5～14 d），cTnI（4～10 d）。

（2）不稳定型心绞痛病人，血清 cTnI 和 cTnT 也可升高，提示小范围心肌梗死的可能。

（3）其他微小心肌损伤，如钝性心肌外伤、心肌挫伤、甲状腺功能减退病人等出现心肌损伤导致左心衰竭时，cTn 也可升高。

（4）疑为 AMI 的病人，建议入院时、入院 6 小时和 12 小时各测定一次 cTn。

（二）心电图

心电图（ECG）是利用心电图机记录心动周期所产生的电活动曲线图形，能为心脏及心血管疾病的诊断、治疗和监护提供客观指标。高血压、冠心病等疾病造成的心肌受损、房室肥大、冠状动脉供血不足、心脏起搏功能异常等都可引起心电图变化，对于诊断心血管病具有重要价值。但由于心脏疾病的发生存在缓解期，在筛查和诊断心脏疾病时不应过度依赖其结果。

（三）CT 血管成像

CT 血管成像（CTA）是从被检者的静脉中注入对比剂，通过血液循环，在动静脉中对比剂浓度达到最高峰值的时间内进行扫描，经计算机后处理技术，重建血管的三维影像，是一种增强扫描的 CT 成像技术。目前使用最多的是冠状动脉和脑血管的血管成像，可以进行血管病变的诊断，如血管狭窄、血管栓塞、动脉瘤、动脉畸形等心脑血管问题。CT 检查的辐射剂量远高于传统 X 线检查，应遵照医生的建议进行选择，并按要求做好防护。

（四）磁共振血管造影

磁共振血管造影（MRA）是一种不需用插管及使用造影剂的血管成像方法，是核磁共振技术（MRI）在血管影像学检查中的一种新兴技术，主要用于冠状动脉、颈动脉和颅内血管的检查，由于其无创性和无辐射性，成为部分高危人群和患者可选的检查项目。但其检测费用相对较高，效果也往往不及 CTA。

（五）超声成像技术

超声成像技术是利用超声波的物理特性和人体组织声学特点进行成像并用于疾病诊断的医学检查技术。在心血管疾病筛查与诊断领域，超声成像技术主要有心脏彩超、颈动脉彩超、经颅多普勒超声等。

1．心脏彩超

心脏彩超也被称为彩色多普勒超声心动图，是唯一能动态显示心腔内结构、心脏的搏动和血液流动的检查技术，该技术可用于对各种先心病、心脏瓣膜病、心肌病、心包疾病的诊断，也可用于评估心功能状况，对于排除个体突发心脏疾病的风险具有重要价值。除探头压迫可能会有疼痛或不适感外，该检查对患者没有任何创伤。

2．颈动脉彩超

颈动脉彩超有助于诊断缺血性脑血管病患者颈动脉粥样斑块的性质和稳定性，确定颈动脉粥样硬化及颈动脉狭窄的程度，为动脉粥样硬化的早期预防和治疗提供客观依据。该超声检查具有无创、简便、重复性好等优势，对于诊断动脉粥样硬化、预防缺血性脑卒有重要意义。

3．经颅多普勒超声

经颅多普勒超声（TCD）是利用人类颅骨自然薄弱的部位作为检测声窗（如颞骨鳞部、枕骨大孔、眼眶等），对颅底动脉血流进行评价的一种无创性检查方法。可用于观察大脑中动脉、大脑后动脉、大脑前动脉等脑血管的情况，评价颅内外血管血流速度、血流方向、血管弹性，具有无创性、可重复性好等优势，对脑部血管狭窄闭塞的诊断具有重要价值，也是脑血管病变、脑积水等脑部疾病早期筛查和诊断的重要方法。

颈动脉彩超与 TCD 的联合应用可提高颅内外脑血管疾病的检出率和诊断正确率，可为选择合适的治疗方案提供可靠、客观的影像学依据。

（六）冠状动脉造影检查术

冠状动脉造影检查是诊断冠状动脉粥样硬化性心脏病（冠心病）的"金标准"，

是一种较为安全可靠的有创诊断技术，即通过血管介入技术，从患者的股动脉或桡动脉到冠状动脉建立一个通路，向冠状动脉内注射造影剂，使心脏冠状动脉的主要分支显影，以判断冠状动脉有无狭窄以及狭窄的部位、程度、范围等。该检查现已广泛应用于临床，对于诊断冠心病具有重要价值，但一般不作为普通个体早期筛查的首选方法。

二、代谢性疾病专项检查

代谢性疾病是机体代谢功能紊乱引起的一类疾病，以糖尿病、高脂血症与肥胖病、痛风、骨质疏松症等疾病为代表。本部分主要介绍血糖代谢、血脂代谢、尿酸代谢等与代谢性疾病相关的专项检查。

（一）血糖检测

1. 空腹血糖

空腹血糖（FPG）为静脉血浆葡萄糖水平，是指在隔夜空腹（至少 8 小时内无任何热量摄入）后，早餐前采血所测定的血糖值。它反映胰岛 β 细胞的功能，且一般代表对胰岛素的基础分泌功能。FPG 费用相对低廉，特异性和准确性尚好，但敏感性不足，是筛查和诊断糖尿病最常用的指标，但其易受肝功能、内分泌激素和神经因素等多种因素的影响。

1）参考区间

一般用葡萄糖氧化酶法测定，成年人正常值区间为 3.9 ~ 6.1 mmol/L。

2）临床价值与风险提示

（1）空腹血糖受损（IFG）：空腹血糖增高而又未达到诊断糖尿病标准时，空腹血糖增高超过 7.0 mmol/L 时称为高血糖症。当空腹血糖水平超过肾糖阈值（9 mmol/L）时则出现尿糖。

① 生理性增高：见于高糖饮食、剧烈运动或情绪激动等。

② 病理性增高：见于各型糖尿病，以及内分泌疾病、肝脏疾病或异常状况等引起的血糖上升。

（2）空腹血糖降低：空腹血糖低于 3.9 mmol/L 为空腹血糖减低；空腹血糖低于 2.8 mmol/L 时称为低血糖证。

2. 口服葡萄糖耐量试验

口服葡萄糖耐量试验（OGTT）2 小时血糖值即餐后 2 小时血糖值（2hPG），是指将 75 g 无水葡萄糖溶于 200 ~ 300 mL 水内 5 分钟之内服用，测量 2 小时后的血糖值。它反映胰岛 β 细胞的储备功能，即进食后食物刺激胰岛 β 细胞分泌胰岛素的能力。若胰岛功能良好，周围组织对胰岛素敏感，无胰岛素抵抗现象，则餐后 2 小时血糖值下降至 4.6 ~ 7.8 mmol/L。但如果周围组织对胰岛素抵抗，或胰岛素抵抗虽不明显，但胰岛 β 细胞功能已较差，则餐后 2 小时血糖可明显升高。

2 小时 OGTT 血糖的敏感性、特异性和准确性好，但检查方式较为费时费力、费用也较高。试验前应该停用可能影响 OGTT 的药物，如避孕药、利尿剂等 3 ~ 7 d。

1）参考区间

健康成人服糖后 0.5 ~ 1 h 血糖升高达峰值，一般为 7.8 ~ 9.0 mmol/L，OGTT 血糖峰值应 < 11.1 mmol/L；服糖后 2 h 血糖值（2hPG）≤ 7.8 mmol/L；服糖后 3 h 血糖值基本恢复至空腹血糖水平。

2）临床价值与风险提示

（1）诊断糖尿病：有以下情况之一，即可诊断为糖尿病。① 有糖尿病症状，空腹血糖 > 7.0 mmol/L；② OGTT 血糖峰值 > 11.1 mmol/L，2 小时血糖值 > 11.1 mmol/L；③ 有糖尿病症状，随机血糖值 > 11.1 mmol/L，且伴有尿糖阳性者。

（2）糖耐量异常（IGT）：空腹血糖值 < 7.0 mmol/L，服糖后 2 小时血糖值为 7.8 ~ 11.1 mmo/L，且血糖达到峰值的时间可延至 1 小时以后，血糖恢复正常的时间延至 2 ~ 3 h 以后，同时伴有尿糖阳性。多见于 2 型糖尿病、肥胖症、甲状腺功能亢进症、肢端肥大症及皮质醇增多症等。

3．糖化血红蛋白

糖化血红蛋白（GHb）是血红蛋白 A（HbA）与葡萄糖发生的一种不可逆的、缓慢、持续的非酶促反应产物，其反映的是个体过去的血糖浓度，因此与检查前有无空腹、是否服用降糖药、是否注射胰岛素无关。通常认为，GHb 可较为准确地反映过去 2 ~ 3 个月的血糖平均水平。由于 HbA 所结合的成分不同，GHb 分为 HbA1a、HbA1b、HbA1c 三种，临床上通常测定 HbA1c。

1）参考区间

HbA1c 正常值区间为 4% ~ 6%。

2）临床价值与风险提示

（1）糖尿病诊断和长期监控的指标：根据最新的糖尿病防治指南，该指标首次被纳入糖尿病的诊断标准。糖化血红蛋白也是监测糖尿病病人血糖控制情况的指标之一，尤其是对一些血糖波动较大的病人更有价值。血糖控制理想的水平应低于6.5%，6.5% ~ 7.5% 为良好，糖化血红蛋白大于 7.5% 表明血糖控制差。

（2）鉴别糖尿病性高血糖及应激性高血糖：前者 GHb 水平多增高，后者 GHb 水平正常。

（二）血脂检查

血脂主要是血液中的胆固醇、甘油三酯和类脂。它既是人体细胞基础代谢与物质合成的必需物质，又与许多疾病尤其是动脉粥样硬化引起的心脑血管疾病密切相关。尽管血脂含量仅占全身脂类总量的很小一部分，但脂类物质都需要经血液进行转运，因此血脂可反映体内脂类代谢情况。由于血脂不溶于水，必须与特殊的蛋白质即载脂蛋白（Apo）结合形成脂蛋白才能溶于血液，被运输至组织进行代谢，故检测血液中的血脂成分和脂蛋白的意义类似。血脂检查对于心脑血管疾病的筛查、风险评估、早期诊断与防治意义重大，在高血压、糖尿病和肥胖症等疾病的风险评估中也具有重要价值。

血脂四项是最常见的血脂检查项目，主要包括总胆固醇（TC）、甘油三酯（TG）、高密度脂蛋白（HDL）和低密度脂蛋白（LDL），其中前两项与动脉粥样硬化的发生关系密切。临床检查中加入载脂蛋白 A 和载脂蛋白 B，称为血脂六项。由于血脂与饮食运动等关系密切，检查前要求素食或低脂饮食 3 d，采血前 24 h 内禁酒、避免剧烈运动、需空腹或禁食 12～16 h。

1. 总胆固醇（TC）

总胆固醇（TC）水平受年龄、性别、饮食等多因素影响，故很难制定统一的参考值。作为诊断指标，TC 的灵敏度和特异度都不高，但对于某些疾病特别是动脉粥样硬化的危险因素，具有一定的筛查作用；同时可用于对使用降脂药物治疗后的患者血脂状况的评估。

1）参考区间

合适范围：＜5.20 mmol/L；

边缘升高：5.20～6.20 mmol/L；

升高：≥6.20 mmol/L。

2）临床价值与风险提示

TC 升高，包括：① 生理性升高：主要取决于饮食性质、体力劳动量、环境因素、性别和年龄等。青年男性高于女性；女性绝经后高于同龄男性；新生儿哺乳后很快接近成人水平；胆固醇水平有随年龄增长而增高的趋势，但 70 岁后减低。② 病理性升高：见于冠心病、高脂血症、甲状腺功能减退、糖尿病、肾病综合征、类脂性肾病、胆总管阻塞等。

TC 降低：见于急性肝坏死、肝硬化、甲状腺功能亢进、严重营养不良和严重贫血等。

2. 甘油三酯（TG）

甘油三酯（TG）是体内脂肪组织的主要成分，也是人体稳定的供能来源，参与 TC 的合成，并与血栓的形成有密切关系。TG 也是动脉粥样硬化的危险因素之一。TG 受生活习惯、饮食和年龄等的影响，在个体内及个体间的波动较大。它主要适用于早期识别动脉粥样效果。

1）参考区间

合适范围：0.56～1.70 mmol/L；

边缘升高：1.70～2.30 mmol/L；

升高：≥2.30 mmol/L。

2）临床价值与风险提示

TG 升高，包括：① 生理性升高：高脂肪饮食（一般餐后 2～4 h 达高峰，8 小时后基本恢复空腹水平）、运动不足和肥胖。② 病理性升高：高脂血症、动脉粥样硬化症、肥胖症、胆汁淤积性黄疸、糖尿病、脂肪肝、肾病综合征、高脂饮食和酗酒等。

TG 降低：见于低脂蛋白血症、严重肝脏疾病、甲状腺功能亢进症、肾上腺皮质功能减退症等。

3. 高密度脂蛋白（HDL）

高密度脂蛋白（HDL）是血清中颗粒最小的脂蛋白，主要由肝脏和小肠合成。HDL 中的载脂蛋白以载脂蛋白 A1（Apo A1）为主，在胆固醇由末梢组织向肝脏的逆转运中起重要作用，可减少胆固醇在血管壁的沉积，起到抗动脉粥样硬化的作用。高密度脂蛋白胆固醇（HDL-C）是与 HDL 相结合的胆固醇，因 HDL 中的胆固醇含量比较稳定，一般以 HDL-C 的含量来估计 HDL 水平，俗称好胆固醇。

1）参考区间

合适范围：≥1.04 mmol/L；

降低：＜1.0 mmol/L。

2）临床价值与风险提示

HDL-C 增高：对于防止动脉粥样硬化、预防冠心病的发生具有重要作用。大量流行病学资料表明，血清 HDL-C 水平与动脉粥样硬化性心血管病（ASCVD）发病危险呈负相关。生理性增高见于饮酒、长期足量运动。病理性增高见于原发性胆汁性肝硬化。

HDL-C 减低：① 生理性减低，见于高糖及素食饮食、肥胖、吸烟和运动不足；② 病理性减低，见于动脉粥样硬化、糖尿病、肾病综合征、急性心肌梗死、肝损伤等。

4. 低密度脂蛋白（LDL）

低密度脂蛋白（LDL）是富含胆固醇的脂蛋白，也是血液中胆固醇含量最高的脂蛋白，是动脉粥样硬化的危险因素之一。LDL 将胆固醇运送到外周组织，在生理作用中，LDL 形成泡沫细胞导致大量胆固醇沉积于血管壁，促进动脉壁形成粥样硬化斑块，故又称致动脉粥样硬化因子，俗称坏胆固醇。LDL 检测可用于早期识别动脉粥样硬化的危险性，也可用于降脂药物治疗的效果评估。

临床上常用低密度脂蛋白胆固醇（LDL-C）含量估计 LDL 水平。

1）参考区间

合适范围：＜3.4 mmol/L；

边缘升高：3.4～4.1 mmol/L；

升高：≥4.1 mmol/L。

2）临床价值与风险提示

LDI-C 增高：LDL 水平增高与冠心病发病呈正相关，可用于判断发生冠心病的危险性。此外，也可见于甲状腺功能衰退、肾病综合征、胆汁淤积性黄疸、肥胖症、糖尿病，慢性肾衰竭等。

LDL-C 减低：见于甲状腺功能亢进症和肝硬化等。

（三）尿酸检测

尿酸（UA）为核蛋白和核酸中嘌呤的代谢产物，既可来自体内，亦可来自食物中嘌呤的分解代谢。肝脏是尿酸的主要生成场所，除小部分尿酸可在肝脏进一步分解或随胆汁排泄外，多数尿酸均从肾排泄，但进入原尿的尿酸的 90% 左右在肾小管重吸收入血。因此，血尿酸浓度受肾小球滤过功能和肾小管重吸收功能的影响。

当嘌呤代谢紊乱时，尿酸的合成增加或排出减少，均可引起高尿酸血症。当血尿酸浓度过高时，UA 会以钠盐形式沉积于关节、软骨、软组织和肾脏中，引起炎症反应，最终形成痛风。如治疗不及时，可造成关节肿大、畸形、僵硬、关节周围瘀斑、结节等，甚至并发痛风性肾结石、肾功能衰竭、痛风性冠心病、高血脂、高血压、泌尿系统结石等疾病。

1）参考区间

男性 150 ~ 416 μmol/L，女性 89 ~ 357 μmol/L。

2）临床价值与风险提示

血尿酸浓度升高：多见于肾小球滤过功能损伤；各种原发性痛风和继发性痛风，亦见于长期使用利尿剂及抗结核药吡嗪酰胺慢性铅中毒、长期禁食者。正常嘌呤饮食状态下，非同日两次空腹血尿酸水平：男性血尿酸 > 420 μmol/L，女性血尿酸 > 360 μmol/L 可诊断为痛风。

血尿酸浓度降低：各种原因致肾小管重吸收尿酸功能损害，尿中尿酸大量丢失，以及肝功能严重损害尿酸生成减少。此外，慢性镉中毒、使用磺胺及大剂量糖皮质激素等，亦可致血尿酸降低。

三、呼吸系统专项检查

1．数字 X 线成像检查

X 线检查是基于 X 线对人体组织的穿透性，以及不同组织由于厚度、密度差异而对 X 线吸收衰减不同而形成的图像。X 线检查可获得永久性图像记录，对复查疾病的进展有重要帮助，目前常用的 X 线检查方法为数字 X 线成像（DR），它能将影像资料储存在计算机中，方便实时调取影像资料对前后病情进行比较。

由于肺部存在天然的密度差异，且 X 线检查方便，该检查成为大多数呼吸系统检查的首选初级检查手段。X 线检查能够快捷得到高分辨力的图像，辐射剂量小，能客观记录、存档图像，方便日后复查。但是 X 线图像是多个脏器的重影，会影响部分病变的早期发现。

2．胸部 CT

CT 是利用 X 线束穿过人体特定层面进行扫描，经计算机处理而获得的重建图像，密度分辨率明显优于 X 线检查图像位。它具有方便、迅速而安全，图像清晰等特点，能准确判定病灶的性质、位置、范围及与周围组织的关系。对于一些微小病变，CT 有着其他检查无法比拟的优势，但由于其存在电离辐射，所以检查的重复性受到限制。当前低剂量螺旋 CT 使得辐射剂量大大减低，其在健康体检中的应用也日趋广泛，是当前针对高危人群进行肺癌早期筛查与诊断的首选项目。

3．肺功能检查

肺功能检查是呼吸系统检查项目之一，主要用于鉴别呼吸困难的原因，判定人体呼吸道的通畅程度、肺容量的大小，明确疾病的病变部位，对于早期发现气道和肺部病变、评估病情严重程度及预后、判定药物或其他疗法的疗效、评估肺功能对手术的耐受力及对危重病人的监护等方面都具有重要的临床价值。肺功能检查一般是慢性呼吸道疾病的必查项目。

4．纤维支气管镜检查

纤维支气管镜检查是呼吸系统疾病诊疗的重要方法，也是肺癌的金标准诊断方法。它适用于对气管、支气管和肺叶病变的观察与诊断；结合活检取样、细菌学与细胞学检查，能发现早期病变。除了疾病诊断，该检查在治疗方面也得到广泛应用，如开展息肉摘除等外科手术。

四、退行性疾病专项检查

（一）骨质疏松症筛查

1．骨代谢相关激素及标志物

1）甲状旁腺激素（PTH）

（1）参考区间。

免疫化学发光法：1~10 pmol/L。

（2）临床价值与风险提示。

PTH 增高，见于原发性和继发性甲状旁腺功能亢进、甲状旁腺瘤、佝偻病、骨软化症、骨质疏松症等；PTH 降低，见于甲状旁腺功能减退、先天性甲状旁腺和胸腺发育不全等。

2）降钙素（CT）

（1）参考区间。

<100 ng/L。

（2）临床价值与风险提示。

降钙素升高，见于孕妇、儿童、甲状旁腺功能亢进、甲状腺髓样癌、肾衰竭、慢性炎症、泌尿系统感染、急性肺损伤、甲状腺降钙素分泌细胞癌、白血病、骨髓增殖症、肺癌、食管癌、乳腺癌；降钙素降低，见于甲状腺先天发育不全、甲状腺全切患者、妇女停经后、低血钙、老年性骨质疏松等。

2．骨密度检查

骨密度（BMD）即骨骼矿物质密度，是反映骨质疏松程度、预测骨折危险性的重要依据，属于骨骼强度指标，是一个绝对值。在临床检查使用骨密度值时，因各种骨密度检测仪的绝对值不同，故一般使用 T 值判断骨密度是否正常。骨密度检查中的 T 值是与最高值的比较，而 Z 值是与同年龄的人的比较。T 值 =（测定值－同性别同种族正常成人骨峰值）/正常成人骨密度标准差，且 T 值越小，骨质量越好。

目前有两种较为常见的骨密度测试方法：双能 X 线吸收测定法和超声骨密度测定法。

1）双能 X 线吸收测定法（DXA）

DXA 可测量全身任何部位的骨量，因具有扫描时间短、分辨率高、精确度高、射线照射量小，以及对人体危害较小等特点，现已被作为诊断骨质疏松症的金标准（见表 4.1）。

表 4.1　基于 DXA 法的骨质疏松症诊断标准

诊断	T 值
正常	T 值 $\geqslant -1.0$
骨量减少	$-2.5 < T$ 值 < -1.0
骨质疏松	T 值 $\leqslant -2.5$
严重骨质疏松	T 值 < -2.5 合并脆性骨折

2）超声骨密度测定法（QUS）

QUS 具有无辐射和诊断骨折较敏感等优点，其利用声波传导速度和振幅衰减能够反映骨矿含量多少和骨结构及骨强度的情况，与 DEXA 相关性良好。该方法操作简便，安全无害，价格便宜，所用的仪器称为超声骨密度仪。

（1）参考值。

T 值：正常参考值在 -1 和 $+1$ 之间或在 -1 标准差（SD）以上。

Z 值：将测得值与同年龄的人群比较得出的值，且差值越小，骨质量越好。用于判断骨质疏松危害程度和青少年成长评估。

（2）临床价值与风险提示。

当 T 值低于 -2.5 或介于 $-1 \sim -2.5$ 时，属于骨质不正常或骨质减少，提示有骨质疏松症；当合并有脆性骨折时提示有严重的骨质疏松。

当 Z 值小于 -2.5 时，提示骨矿质严重缺乏或骨质疏松。

（二）骨关节退行性病变检查

骨关节退行性病变是中老年人常见的退行性病变，发生骨关节退行性病变的主要部位包括膝关节、颈椎和腰椎。

1. 骨关节 X 射线

骨关节 X 射线即骨关节数字 X 线成像（DR），由于骨骼存在天然的密度差异，且 X 线检查方便，骨关节 X 射线成为骨骼系统疾病首选的筛查方法。但该方法有其局限性，由于 X 片为一次扫描，无法区分骨骼、软组织、器官等，无法进行精确诊断。

2．骨关节及软组织的 CT 检查

骨关节及软组织的 CT 检查是通过 CT 对骨关节及软组织进行检查的一种方法。

3．骨关节核磁共振（MRI）检查

MRI 检查相对 CT 检查的优势在于对软组织有着更高的分辨率，并且能够进行功能成像和分子成像，对于骨关节疾病有着独特的诊断优势，能够较为清晰地发现软组织损伤、软骨损伤等 X 片、CT 检查难以明确的地方，而且 MRI 检查没有电离辐射损伤，安全性较高。但是由于 MRI 检查扫描时间长，价格较贵，对于普通的健康体检来说并不是首选的影像学检查。

（三）阿尔茨海默病（AD）

阿尔茨海默病是一种起病隐匿、进行性发展的神经系统退行性疾病。临床上以记忆障碍、失语、失用、失认、视空间技能损害、执行功能障碍以及人格和行为改变等全面性痴呆表现为特征，病因未明。该疾病的筛查除了使用神经心理学量表，也可借助一些医学检查。

1．血液学检查

此类检查主要用于发现存在的伴随疾病或并发症、发现潜在的危险因素、排除其他病因所致痴呆，包括血常规、血糖、血电解质包括血钙、肾功能和肝功能、维生素 B12、叶酸水平、甲状腺素等指标。对于高危人群或提示有临床症状的人群应进行梅毒、人体免疫缺陷病毒、伯氏疏螺旋体血清学检查。

2．神经影像学检查

（1）头部 CT（薄层扫描）和 MRI（冠状位）检查，可显示脑皮质区脑组织明显萎缩，特别是海马及内侧颞叶。与 CT 相比，MRI 对检测皮质下血管改变（如脑梗死）和提示特殊疾病（如多发性硬化、进行性核上性麻痹、多系统萎缩额颞叶痴呆等）的改变更敏感。

（2）功能性神经影像学检查，如正电子扫描（PET）和单光子发射计算机断层扫描（SPECT）可提高痴呆诊断可信度。

（3）18F-脱氧核糖葡萄糖正电子扫描（18FDG-PET），可显示颞顶和上颞/后颞区、后扣带回皮质和楔前叶葡萄糖代谢降低，揭示 AD 的特异性异常改变。AD 晚期可见额叶代谢减低。18FDG-PET 对 AD 病理学诊断的灵敏度为 93%，特异性为 63%，尤其适用于 AD 与其他痴呆的鉴别诊断。

除头部 CT 检查外，其他检查的费用较高，但对于该病的确诊意义更大。除头部 CT 和 MRI 检查之外，PET、SPEC 和 18FDG-PET 较为复杂，费用更高，极少作为常规检查项目。

3．脑电图（EEG）

阿尔茨海默病的 EEG 表现为 α 波减少、θ 波增高、平均频率降低的特征。但有少部分患者在疾病早期的 EEG 正常。EEG 用于阿尔茨海默病的鉴别诊断，可提供朊蛋白病的早期证据，或提示可能存在中毒-代谢异常、暂时性癫痫性失忆或其他癫痫疾病。

五、癌症筛查

在医学上，恶性肿瘤一般分为癌、肉瘤和癌肉瘤三种，但一般用癌症泛指所有恶性肿瘤。国际癌症研究机构（IARC）2020 年数据显示，中国新发癌症病例数位列前十的癌症分别是：肺癌、结直肠癌、胃癌、乳腺癌、肝癌、食管癌、甲状腺癌、胰腺癌、前列腺癌和宫颈癌。国家癌症中心的 2017 年中国恶性肿瘤流行情况分析报告显示，肺癌、上消化系统肿瘤及结直肠癌、肝癌、女性乳腺癌等依然是我国主要的恶性肿瘤。开展癌症筛查，对于癌症的早期预防、早期发现与管理具有重要意义。

（一）肿瘤标志物

肿瘤标志物是指由肿瘤细胞合成、释放，或是机体对肿瘤细胞的刺激反应而产生的物质，可存在于细胞质、细胞核或细胞表面，也可见于血液、组织或体液中。肿瘤标志物的浓度，可用于肿瘤的诊断、疗效判断、复发监测和预后评估。但多数肿瘤标志物的灵敏度和特异度不高，单独使用的临床诊断意义不大，应注意其临床价值。

1. 甲胎蛋白（AFP）

甲胎蛋白（AFP）是胎儿早期由卵黄囊及肝脏产生的一种糖蛋白。其存在于胎儿血清中，出生后合成很快受到抑制，6 个月至 1 岁时，逐渐降至正常成人水平。当肝细胞或生殖腺胚胎组织发生恶性病变时，有关基因重新被激活，使原本已丧失合成 AFP 能力的细胞又重新具有合成能力，导致血清中 AFP 含量明显增高。

1）参考范围

< 25 μg/L（RIA、CLIA、ELISA）。

2）临床价值与风险提示

（1）AFP 是诊断原发性肝细胞癌较敏感和特异的肿瘤标志物，阳性率为 67.8%～74.4%，AFP > 300 μg/L 有诊断意义，但约有 18% 的患者不升高。AFP 也是肝癌治疗效果和预后判断的一项敏感指标，在一定程度上反映肿瘤的大小，其动态变化与病情有一定的关系。

（2）其他肿瘤如睾丸癌、卵巢癌、畸胎瘤、胃癌、胰腺癌等，AFP 也可升高。

（3）病毒性肝炎及肝硬化，AFP 轻度升高。

（4）妊娠 3 个月后体内 AFP 开始升高，分娩后 3 周恢复正常。

2. 癌胚抗原（CEA）

CEA 是一种多糖蛋白复合物。正常情况下，CEA 由胎儿胃肠道上皮组织、胰和肝的细胞合成。但妊娠 6 个月后含量逐步降低，胎儿出生后含量极低。细胞发生恶性病变时，肿瘤细胞合成 CEA 异常，血清 CEA 浓度增高。CEA 是一种广谱肿瘤标志物，器官特异性低，虽然不能作为诊断某种恶性肿瘤的特异性指标，但在恶性肿瘤的鉴别诊断、病情监测、疗效评价上仍有重要的临床价值。

1）参考范围

< 5 μg/L（RIA、CLIA、ELISA）。

2）临床价值与风险提示

（1）CEA 升高：分泌 CEA 的肿瘤大多位于胃肠道、呼吸道、泌尿道等空腔脏器，胰腺癌、结肠癌、直肠癌、肺癌、胃癌、乳腺癌、卵巢癌及子宫颈癌等，CEA 增高。

（2）用于指导肿瘤的治疗及随访：CEA 含量与肿瘤大小、有无转移、疗效变化存在一定关系，能为病情判断、预后及疗效观察提供重要依据。一般病情好转时，CEA 浓度会降低，反之会升高。

（3）其他疾病如肝硬化、肺气肿、直肠息肉、肠胃炎症等，CEA 可轻度升高。

3. 糖类抗原 724（CA724）

CA724 是一种糖蛋白，是胃肠道肿瘤和卵巢癌的标志物。

1）参考范围

< 6.7 μg/L（CLIA、RIA、ELISA）。

2）临床价值与风险提示

（1）恶性肿瘤：CA724 是监测胃癌的首选肿瘤标志物，灵敏度优于 CA199 和 CEA，若三者联合检测效果更好。卵巢癌、结肠癌、胰腺癌和非小细胞性肺癌，CA724 含量也明显增加。但正常人和良性胃肠道疾病也可能升高。

（2）联合检测：对于胃癌术后病人，CA724 和 CA199 联合检测的临床灵敏度增加，明显高于 CA724 和 CEA 联合检测。对于大肠癌病人，CA724 和 CEA 联合检测可明显提高初步诊断的临床灵敏度。

4. 糖链抗原 199（CA199）

CA199 是一种糖蛋白，健康人群 CA199 含量很低。

（1）参考范围

< 37 U/mL（CLIA、RIA、ELISA）。

2）临床价值与风险提示

CA199 是胰腺癌、胃癌、结直肠癌、胆囊癌的相关标志物，可作为胰腺癌和消化道肿瘤的主要辅助诊断，对胰腺癌有较高的特异性和敏感性，连续监测对病情进展、手术效果、预后及复发判断有重要的价值。胃癌、结直肠癌、胆囊癌、胆管癌、肝癌，CA199 也可升高。

5. 糖类抗原 125（CA125）

CA125 是一种糖蛋白相关的癌抗原，存在于上皮性卵巢癌组织和病人的血清中。

1）参考范围

< 35 U/mL（CLIA、RIA、ELISA）。

2）临床价值与风险提示

CA125 是卵巢上皮癌和子宫内膜癌的首选标志物，用于卵巢癌的早期诊断、疗效观察、预后判断、复发及转移的监测。其他疾病如乳腺癌、胰腺癌、胃癌、肺癌、结肠癌、直肠癌、子宫内膜异位症、盆腔炎、卵巢囊肿、肝炎、肝硬化等，CA125 也可升高。

6. 糖类抗原 153（CA153）

CA153 是一种糖蛋白，存在于乳腺、肺、卵巢、胰腺等恶性或正常的上皮细胞膜上，对乳腺癌的诊断和术后随访监测有一定的价值。

1）参考范围

< 25 U/mL（CLIA、RIA、ELISA）。

2）临床价值与风险提示

CA153 是乳腺癌最重要的标志物，30% ~ 50% 乳腺癌病人的 CA153 明显升高，其含量的变化与治疗效果相关。肺癌、胃肠癌、子宫内膜癌、卵巢癌、宫颈癌等病人血清 CA153 也升高，少数良性乳腺疾病、肝硬化病人也可轻度升高。

7. 前列腺特异性抗原（PSA）

PSA 是一种由前列腺分泌的单链糖蛋白，存在于前列腺管的上皮细胞中，正常人血清中 PSA 含量极低。血清总 PSA（t-PSA）以两种形式存在：约 20% 为游离 PSA（f-PSA），约 80% 为与蛋白质结合的复合 PSA（c-PSA）。临床测定的主要是总 PSA（t-PSA）和 f-PSA，计算两者的比值。前列腺癌病人 PSA 水平可明显升高。

1）参考范围

t-PSA < 4.0 μg/L；f-PSA < 0.8 μg/L（RIA、CLIA、ELISA）；f-PSA 与 t-PSA 之比 > 0.25。

2）临床价值与风险提示

PSA 可作为前列腺癌筛查的标志物，也可作为监测前列腺癌病情变化和疗效的重要指标。在前列腺肥大、前列腺炎、肾脏和泌尿生殖系统疾病发生时 PSA 也可轻度升高。临床上一般用 f-PSA 与 t-PSA 的比值来鉴别诊断，比值 < 0.15 为前列腺癌的可能性大；比值 > 0.25 提示可能为良性病变。

8. 神经元特异性烯醇化酶（NSE）

NSE 在正常人脑组织中含量最高，起源于神经内分泌细胞的肿瘤组织也有异常表达。癌组织糖酵解作用加强，细胞增殖周期加快，细胞内的 NSE 释放进入血液增多，导致此酶在血清内含量增高。NSE 也存在于正常红细胞和血小板中，标本溶血会影响测定结果，因此采血时要特别注意避免溶血。目前认为 NSE 是小细胞肺癌（SCLC）和神经母细胞瘤的肿瘤标志物。

1）参考范围

< 15 μg/L（RIA、ELISA）。

2）临床价值与风险提示

（1）小细胞肺癌（SCLC）：NSE 水平明显高于肺腺癌、肺鳞癌、大细胞肺癌等非小细胞肺癌（NSCLC），可用于鉴别诊断，监测小细胞肺癌放射治疗、化学治疗后的效果。治疗有效时 NSE 浓度逐渐降低至正常水平，复发时血清 NSE 升高。由于临床敏感度和特异性较低，NSE 不适合于小细胞肺癌的筛查和诊断。

（2）神经母细胞瘤：病人 NSE 水平异常增高，而肾母细胞瘤升高较少，因此测定 NSE 的水平可用于上述疾病的诊断和鉴别诊断，也可用来监测神经母细胞瘤的病情变化、评价疗效和预测复发。

（3）神经内分泌细胞肿瘤：如嗜铬细胞瘤、胰岛细胞瘤、甲状腺髓样癌、黑色素瘤等病人血清内 NSE 也可增高。转移性精原细胞瘤 NSE 显著升高。

同一种肿瘤可含有多种肿瘤标志物，而一种肿瘤标志物也可出现在多种肿瘤中。选择特异标志物或最佳组合有利于提高肿瘤诊断的阳性率，且很多时候还需结合其他检查项目进行综合判断。开展肿瘤标志物的动态检测对于良恶性肿瘤的鉴别，肿瘤的复发、转移和预后判断也具有重要意义（见表 4.2）。

表 4.2　肿瘤标志物的选择

肿瘤	AFP	CEA	PSA	NSE	CA199	CA125	CA153	CA724
原发性肝癌	1							
胃癌		2			3			
结肠癌		1			2			
前列腺癌			1					
小细胞肺癌				1				
非小细胞肺癌		2						
胰腺癌		3			1			
卵巢癌						1		2
乳腺癌		2					1	
宫颈癌		3						
食管癌		3						

资料来源：摘自万学红，卢雪峰，《诊断学（第 9 版）》，人民卫生出版社 2018 年版。

（二）消化道肿瘤的筛查方法

1. 粪便隐血试验

隐血是指消化道出血少、肉眼不能证实的出血。上消化道出血时红细胞已破坏，显微镜检查也不能发现红细胞，但可用化学法或免疫法检查，粪便隐血试验就是基于这一方法而建立。此项试验快速简单，而且无痛，是较为常用的胃肠道肿瘤早期筛查技术。

1）参考区间

阴性。

2）临床价值与风险提示

阳性结果对消化道出血有重要诊断价值。消化道溃疡时呈间歇阳性；消化道恶性肿瘤时呈持续性阳性，对早期发现中老年患者消化道恶性肿瘤较为重要。另外，钩虫病、肠结核、流行性出血热等疾病也可呈阳性。在进行该项检查前，患者应素食 3 天，并禁服富含铁剂的食物或药物、维生素 C 等，否则易出现假阳性结果。

2．胃肠镜

随着居民对消化道疾病的重视以及消化系统内镜检测技术的发展，消化内镜越来越普遍地应用于消化道疾病的筛查与早期诊断。内镜检查技术应用以来，上消化道疾病诊断率明显提高。消化内镜一般可分为胃镜和肠镜，用于上消化道和下消化道的医学检查。

（1）上消化道内镜检查即胃镜检查，包括食管、胃、十二指肠的检查，是应用最早、进展最快的内镜检查，也成为多数有消化问题居民的首选检查项目。胃镜下常见疾病有炎症、溃疡和肿瘤，其次还有息肉、食管胃底静脉曲张、食管贲门黏膜撕裂、憩室、异物、寄生虫等。

（2）下消化道内镜检查包括小肠镜、乙状结肠镜、结肠镜，以结肠镜最为常见，可达回盲部甚至末端回肠，了解部分小肠和全结肠病变。结肠疾病的基本病变是炎症、溃疡及肿瘤，与上消化道疾病有相似之处。肠镜下常见疾病有：溃疡性结肠炎、克罗恩病、结肠良性肿瘤、结肠恶性肿瘤。

胃肠镜是胃肠疾病的金标准检查方法，随着内镜下取活检联合病理检查的技术发展，胃肠镜这一原本费用高昂的检查技术逐渐成为多数消化道疾病患者的优先筛查项目。当前，无痛胃镜、胶囊胃镜等新技术快速发展，为包括消化道肿瘤等消化系统疾病的早期筛查技术提供了有力保障。

（三）乳腺癌的筛查方法

1．乳腺钼靶 X 线摄影检查

乳腺钼靶 X 线摄影检查是一种低剂量乳腺 X 光摄影技术，它能清晰显示乳腺各层组织，发现乳腺增生，观察到小于 0.1 mm 的微小钙化点及钙化簇并鉴别各种良恶性乳腺肿瘤，是早期发现、诊断乳腺癌最有效和可靠的方式，尤其对于临床不可能及的、以微小钙化簇为唯一表现的早期乳腺癌具有特征性的诊断意义。

乳腺钼靶检查具有成像清晰、检查操作方便快捷、辐射量小等特点，对于彩超无法辨别的乳腺病变钙化点进行准确判断与鉴别，甚至可作为乳腺疾病检查、乳腺癌确诊检查的"金标准"。随着技术的升级，早期乳腺癌的诊断率更高，其鉴别良、恶性肿瘤的准确率甚至可达 90% 以上。

2．乳腺彩超

乳腺彩超也是乳腺疾病常用的检查方法之一。该方法具有无创、无辐射、简便、价格便宜等优点，是很多女性健康体检中的必选项目，能初步鉴别良性、恶性结节，囊性或实性包块，增生等乳腺疾病。但超声检查会出现假阳性，对小于 1 厘米的结节确诊较困难。如可与乳腺钼靶 X 线摄影检查结合起来，可大大提高诊断的准确性。

3．乳腺 MRI

乳腺 MRI 是继乳房 B 超和钼靶之外的另一项检查。如果说乳腺彩超对乳房结节敏感，乳腺钼靶对乳房钙化灶敏感，那么乳腺 MRI 则对乳房病灶良恶性质的判断更加敏感。但由于 MRI 费用较高、检查时间长、需要预约等，一般不作为常规检查项目，只有在初诊时，如乳房触诊检查、彩超和钼靶中的任一检查结果提示恶性病变可能或者无法明确诊断时，才建议选择乳腺磁共振。

（四）宫颈癌的筛查方法

1．宫颈刮片检查

宫颈刮片是指从子宫颈部取少量的细胞样品，放在玻璃片上，然后在显微镜下研究是否异常。该项目是筛查子宫颈癌最简便有效的方法之一。有性生活的女性建议每年做一次宫颈涂片。

2．宫颈薄层液基细胞学（TCT）检查

TCT 检查是当前较为先进的宫颈癌细胞学检查技术，是利用特制取样工具刷取宫颈细胞，标本取出后立即析入有细胞保存液的小瓶中，通过高精密的杂质分离，使滤后的上皮细胞呈单层均匀地分布在玻片上进行观察。该方法可提高识别宫颈病变的灵敏度和特异度，由于其明显提高了标本的满意度及宫颈异常细胞检出率，同时能发现部分癌前病变、微生物感染等，逐步取代了传统的宫颈刮片检查。

3．HPV 病毒筛查

医学检查一般可检测 HPV25 型或者仅检测 HPV16、HPV18 两种高危型，HPV16、HPV18 与宫颈癌的发病关系密切，是宫颈癌筛查中的重点项目。HPV 病毒筛查联合 TCT 检查，可提高宫颈癌筛查的灵敏度和特异度。

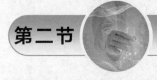

第二节　慢性病风险评估

慢性病风险评估技术自 20 世纪 90 年代以来发展迅猛，已成为许多发达国家防治慢性病的重要工具。该技术在国内起步较晚，但随着计算机技术、人工智能和大数据管理技术的发展，相关研究及其实践应用也逐步增多。

一、慢性病风险评估概述

1. 慢性病风险评估的概念

慢性病风险评估（chronic disease risk assessment，CDRA）是通过收集个人健康信息，建立慢性病相关危险因素与慢性病结果之间的量化关系，用以判断或预测个人或群体未来发生相关慢性病的概率。其基本原理是运用数理统计与概率论方法对风险的发生概率及其后果加以估计，这也是风险评估技术的数学基础。慢性病风险评估是进行慢性病健康管理的基础和关键。

慢性病风险评估的目的不在于对某种疾病做出明确的临床诊断，也不在于精确地预测未来是否发病，而是一种预防疾病的手段，通过估计慢性病发生的可能性为慢性病健康干预提供依据。通过风险评估技术找出慢性病的危险因素，警示发病风险，促进改变不良生活方式，达到增进健康的目的，这才是风险评估的真正意义。

健康状况评估是慢性病风险评估的扩展技术，通过综合分析个体健康相关指标，揭示个体的健康状况，确定个体处于健康、亚健康、高风险、患病哪一状态，从而为健康干预提供依据。

2. 慢性病风险评估的要求

进行慢性病风险评估时，所选择的慢性病应达到如下要求：

（1）该疾病有较高的发病率和患病率，属于一种威胁公众健康的常见疾病。

（2）对公众健康有长期的威胁，给整个国家和社会造成较为沉重的负担。

（3）疾病的病程较长，临床治疗手段有限，疾病难以完全治愈。

（4）疾病的发生尽管缺乏严格的病因，但有经权威的流行病学证据证实的危险因素，且这种危险因素多可通过各种类型的健康干预来影响，最终带来整个人群发病率和患病率的明显降低。

符合这些特点的疾病，如高血压、冠心病、糖尿病、肺癌等心血管疾病、代谢性疾病和癌症，本章主要介绍这三类疾病的常见评估方法。

3. 慢性病风险评估的基本思路

首先，选择需要评估的慢性病具体病种，如冠心病、糖尿病、肺癌等。

其次，根据现有的研究成果进行整合汇总和分析，确定与该疾病的发生密切相关的危险因素。

再次，选用适当的统计学方法构建慢性病风险预测模型，这是慢性病健康管理的关键技术和环节。

最后，根据预测模型得出待预测疾病的发病概率或发病风险等级，对疾病发生的可能性进行评估，有利于发现健康干预的重点人群；同时通过对该疾病危险因素进行调整后进行发病风险比较，可为下一步开展健康干预提供科学依据。

4. 慢性病风险评估的一些基本术语

总体风险：根据慢性病危险因素的水平和组合，评估个体在未来一段时间内发生该疾病的概率。

短期风险和长期风险：短期风险一般指 10 年内发病风险；长期风险一般指 15 ~ 30 年以上，又称为余生风险或终生风险，指被观察个体在其平均期望寿命内发生目标事件的绝对累积风险。

绝对风险与相对风险：绝对风险是指未来若干年后某种慢性病的患病可能性即患病概率（也称为发病概率）；相对风险是指与对照人群或一般人群相比，危险度的增减量或倍数。

平均风险与最低风险：平均危险是指同龄人的平均发病患病危险，又称平均风险；最低危险是指同年龄人中，无该疾病所有危险因素情况下的发病危险，又称最低风险。

二、慢性病风险评估模型

1. 慢性病风险评估模型的概念

简单来说，慢性病风险评估模型是慢性病相关危险因素与慢性病结局之间量化关系的数学表达形式，其一般使用统计学方法建立预测模型，当前的慢性病风险评估模型大多使用回归分析方法建立回归方程，其中 Logistic 回归分析、Cox 比例风险回归模型最为常用，也是慢性病风险评估模型最基础的统计学方法。

2. 慢性病风险评估模型的常见类别

慢性病风险评估方法根据模型所使用的危险因素数量可分为单因素和多因素分析两种方法。由于大多数慢性病的病因复杂，病因与慢性病之间呈现单因多果、多因单果的关系，尤其是多因多果等，因此成熟且具有现实意义的慢性病风险评估模型已更多地采用多因素分析方法建立。

从所使用的研究资料类别来看，慢性病风险评估模型可分为两大类：一类是利用流行病学的队列研究及其数据资源，采用生存分析、Logistic 回归分析、Cox 回归、人工神经网络等分析方法建模而形成预测模型，该模型属于原创性的预测模型；另一类基于大量的研究结果构建，如利用综合分析法、Meta 分析、合成分析或哈佛癌症指数等方法，对现有多项研究的成果进行总结、归纳和综合分析而建立的一种整合的预测模型。

 拓展阅读

弗雷明翰（Framingham）心脏研究项目简介

1948 年美国启动旨在控制心血管病的 Framingham 心脏研究项目（FHS 研究），至今已坚持了 73 年之久。

之所以选择 Framingham 镇，其中考虑了各种地理、社会经济及其他因素，以

适合长期的流行病学调查（其实就是队列研究）。Framingham 镇位于美国东北部马萨诸塞州，距离波士顿约 50 公里。1948 年，Framingham 镇的居民基本上是中产阶级白人，拥有足够的人口数量以纳入样本；包含了各种社会经济、种族因素；便于亚组对照分析；人口相对稳定，便于长期随访（就业机会的多样性支持经济稳定）；附近有医疗中心（2 家综合医院），可以提供咨询；镇上医务人员都非常支持这项研究，并与参与者充分合作；卫生部门完善，且工作人员帮助提供死亡证明信息等重要统计数据；Framingham 曾成功开展过一项近 30 年的肺结核研究，这种合作精神 1948 年仍然存在。这些因素使 Framingham 成为改变了美国心脏病学发展的小镇，甚至为全球心血管病防控研究做出了卓越的贡献。

研究开始，FHS 研究人员在 Framingham 镇招募了 5 209 名 30～62 岁男性和女性（也是第一个纳入女性人群的大型心血管病流行病学研究）进行第一次体检和生活方式记录，以便以后分析相关心血管病发展的共同模式。自 1948 年，参与者每两年回到研究组，持续接受详细的医学史记录、体格检查和实验室检查。

1971 年，该研究纳入了第二代人群——原参与者的成年子女及其配偶 5 124 人（Offspring Study），参加类似的检测。每 3 年随访一次。

2002 年 4 月的研究进入了一个新阶段，纳入第三代参与者——原队列参与者的孙子和孙女们。这一步非常重要，以增加心脏病和脑卒中对家庭影响的了解。在子代参与者的帮助下，研究可能应用新的和更好的方法来预防、诊断和治疗心血管疾病。第三代研究的第一阶段已于 2005 年 7 月完成，约 4 095 人参加。每 2～4 年，研究参与者均会接受详细的医疗检查包括病史采集、抽血化验及检查，以评估他们目前的健康状况。

正是三代研究者和参与者共同努力，才能为人类心血管病防治做出贡献。在第一代中失访率不到 4%，许多居民已迁移至美国西部、夏威夷甚至国外，仍不远千里按时回到 Framingham 接受随访。

经过几代人无私的奉献、持之以恒的付出与努力，FHS 研究的重大意义才越来越明显。正是由于 FHS 证实了"胆固醇增高 1%，冠心病的危险性增加 2%"，使得美国在 20 世纪 70 年代启动了"国家胆固醇教育计划（national cholesterol education program，NCEP）"，经过不断的改进和深入推行，最直接的结果就是从 70 年代末开始，美国的心血管病死亡率从上升达到持续而平稳的下降。这一"拐点"的出现，与 Framingham 研究直接相关。

正是在 FHS 等优秀研究项目的引领下，中国医学科研人员不怕吃苦、奋起直追，涌现了协和阜外医院心血管疾病队列（1991）、中国多省市心血管病危险因素队列研究（1992）、中国慢性病前瞻性研究（2004）等优秀的国家级心血管病队列研究项目，为我国心脑血管疾病的病因研究、防控策略研究提供了本土化的阵地。

当前我国的心血管病发病率和死亡率仍在快速增长，已经成为影响居民生命健康的第一杀手。我们有理由相信，在我们国家众多的医学研究人员的不断努力下，一定能够看到我国心血管病防控的真正拐点。

资料来源：雷寒，黄玮，《Framingham 心脏研究发展历程和启示》，丁香园，2014 年 10 月 16 日。

三、常见的慢性病风险评估模型

当前影响我国居民健康的主要慢性病有以高血压、冠心病和脑卒中为代表的心血管疾病、糖尿病、恶性肿瘤等，常见的慢性病风险评估模型包括心血管疾病风险评估、糖尿病风险评估和癌症风险评估三种模型。

（一）心血管疾病的风险评估模型

心血管疾病（CVD）是一类心脏和血管功能紊乱性的疾病，而动脉粥样硬化性心血管病（ASCVD）指临床明确诊断的动脉粥样硬化性疾病，包括急性冠状动脉综合征、稳定性冠心病、缺血性卒中、短暂性脑缺血发作、外周动脉粥样硬化疾病等。其他类型的心血管病，如心力衰竭、心房颤动（房颤）、心脏瓣膜病等一般不归为此类。由于专业术语的内涵在不断发展，相关领域也使用缺血性心血管病（ICVD）。

作为我国居民致残或早死的最主要病因，ASCVD 是慢性病风险评估模型研究的重点。心血管疾病风险评估也是慢性病风险评估技术的起源，随着 CVD 成为居民健康的头号死因，美国于 1948 年启动 Framingham 心脏研究（FHS）项目，该项目的目的在于研究和探索 CVD 的危险因素、发展过程及其防控策略，在该项目中，FHS 已发展出几代心血管病风险评估模型，至今仍是慢性病风险评估模型研究中最具代表性的研究项目。我国心血管疾病风险评估技术的本土化发展与创新也得益于此。本部分重点介绍当前国内主要的心血管疾病风险评估工具。

1．国人缺血性心血管病风险预测模型

该模型借鉴了 Framingham 模型的研发经验，是由阜外医院/国家心血管病中心国家"十五"攻关"冠心病、脑卒中综合危险度评估及干预方案的研究"课题组于 2003 年开发的我国国人缺血性心血管病发病危险的评估方法（简称 ICVD 工具）。

该模型的预测结果为缺血性心血管病事件（ICVD），包括冠心病和缺血性脑卒中，用于预测的主要危险因素（或称自变量）包括年龄、收缩压（SBP）、体重指数（BMI）、血清总胆固醇（TC）、是否糖尿病（GLU）和是否吸烟。这些因素的选择是根据国外既往大量病因学研究的结果，满足危险因素标准并得到我国大样本前瞻性研究或临床试验证实。

ICVD 工具的操作流程见表 4.3、表 4.4。如某男性，50 岁，血压 150/90 mmHg，体重指数 25 kg/m^2，血清总胆固醇 5.46 mmol/L，吸烟，无糖尿病。

评估步骤如下：

第一步：年龄 50 岁记 3 分，SBP 150mmHg 记 2 分，BMI 25 kg/m^2 记 1 分，TC 5.46 mmol/L 记 1 分，吸烟记 2 分，无糖尿病记 0 分。

第二步：评分求和，3+2+1+1+2+0=9 分。

第三步：查得表中 9 分对应的 10 年发生 ICVD 的绝对危险为 7.3%。

对于上例 50 岁的男性，其 10 年发生 ICVD 事件的绝对危险比一般人和低危人群净增加分别为 4.7%（7.3%～2.6%）和 6.6%（7.3%～0.7%），分别是一般人和低危

人群的 2.8 倍和 10.4 倍，此即相对风险水平。

表 4.3　缺血性心血管病（ICVD）10 年发病危险度评估表（男）

第一步：评分

年龄（岁）	得分
35~39	0
40~44	1
45~49	2
50~54	3
55~59	4

收缩压（mmHg）	得分
<120	-2
120~	0
130~	1
140~	2
160~	5
>180	8

体重指数（kg/m²）	得分
<24	0
24~	1
>28	2

总胆固醇（mmol/L）	得分
<5.20	0
>5.20	1

吸烟	得分
否	0
是	2

糖尿病	得分
否	0
是	1

第二步：求和

危险因素	得分
年龄	——
收缩压	——
体重指数	——
总胆固醇	——
吸烟	——
糖尿病	——
总计	——

10年ICVD绝对危险参考标准

年龄（岁）	平均危险	最低危险
35~39	1.0	0.3
40~44	1.4	0.4
45~49	1.9	0.5
50~54	2.6	0.7
55~59	3.6	1.0

第三步：绝对危险

总分	10年ICVD危险(%)
≤-1	0.3
0	0.5
1	0.6
2	0.8
3	1.1
4	1.5
5	2.1
6	2.9
7	3.9
8	5.4
9	7.3
10	9.7
11	12.8
12	16.8
13	21.7
14	27.7
15	35.3
16	44.3
≥17	≥52.6

表 4.4　缺血性心血管病（ICVD）10 年发病危险度评估表（女）

第一步：评分

年龄（岁）	得分
35~39	0
40~44	1
45~49	2
50~54	3
55~59	4

收缩压（mmHg）	得分
<120	-2
120~	0
130~	1
140~	2
160~	3
>180	4

体重指数（kg/m²）	得分
<24	0
24~	1
>28	2

总胆固醇（mmol/L）	得分
<5.20	0
>5.20	1

吸烟	得分
否	0
是	2

糖尿病	得分
否	0
是	1

第二步：求和

危险因素	得分
年龄	——
收缩压	——
体重指数	——
总胆固醇	——
吸烟	——
糖尿病	——
总计	——

10年ICVD绝对危险参考标准

年龄/岁	平均危险	最低危险
35~39	0.3	0.1
40~44	0.4	0.1
45~49	0.6	0.2
50~54	0.9	0.3
55~59	1.4	0.5

第三步：绝对危险

总分	10年ICVD危险(%)
-2	0.1
-1	0.2
0	0.2
1	0.3
2	0.5
3	0.8
4	1.2
5	1.8
6	2.8
7	4.4
8	6.8
9	10.3
10	15.6
11	23.0
12	32.7
≥13	≥43.0

2．中国人群心脑血管病的风险预测模型

（1）China-PAR 模型简介。

China-PAR 研究（Prediction for ASCVD Risk in China）整合了覆盖我国南北方、城乡地区最新的中国人群前瞻性队列研究随访数据，总样本超过 12.7 万人，最长随访超过 23 年。在参考美国、欧洲及我国既往心血管病风险预测模型的基础上，借助数学模型分性别预测个体心血管病的 10 年发病风险。

该模型的预测结果包括冠心病和脑卒中，与 ICVD 工具类似，该模型共纳入 12 个指标，不仅包括性别、年龄、血压水平及是否降压治疗、TC、HDL-C、吸烟、糖尿病等传统危险因素，并首次将腰围、南北方居住（以长江为界）、城乡居住、心血管病家族史以及相关危险因素的交互作用纳入模型。模型没有纳入 BMI，并不否认BMI 在预防超重和肥胖中的价值，而是因为相比 BMI，腰围对心血管病发生的预测效果更好。该模型提出并验证了不同风险分层的切点，若心血管病 10 年风险 < 5.0% 定义为低危，5.0% ~ 9.9% 定义为中危，≥10.0% 定义为高危。

另有学者在我国北方农村居民对 China-PAR 模型进行独立验证，进一步说明该模型对我国人群良好的风险预测效能，体现了该模型在对我国居民进行心血管病风险评估和预防实践中的应用价值。

（2）China-PAR 的终生风险预测模型。

在 China-PAR 模型的基础上，China-PAR 进一步开发心血管病终生风险预测模型（这里的终生风险指从当前年龄生存至 85 岁的心血管病风险）。终生风险 < 32.8% 定义为终生风险的低危，≥32.8% 定义为终生风险的高危。对于年龄在 20 ~ 59 岁且 10 年风险中、低危个体更应重视终生风险的评估，从"全生命周期"的整个视角，提高对多种危险因素的危害程度的认识，增强改善生活方式及药物治疗的依从性，从而促进心血管病的早期预防。

（3）China-PAR 模型的使用步骤（见图 4.1）。

第一步：对 20 岁及以上没有心血管病的个体，进行心血管病 10 年风险评估，并进行 10 年风险分层。如果心血管病 10 年风险 ≥10.0%，视为心血管病高危，5.0% ~ 9.9% 视为中危，< 5.0% 视为低危。对于高危个体，应强化不良生活方式干预，如戒烟、控制体重、增加身体活动等，同时对需要起始药物治疗的危险因素，在临床医生指导下进行药物治疗，必要时进行心脏超声、颈动脉超声等详细的影像学检查，进一步评估心血管病风险。对于中危个体，应积极改变不良生活方式，如有必要可以在临床医生指导下进行相关治疗。对于低危个体，需提供健康生活方式指导以保持低危水平。

第二步：对于年龄 20 ~ 59 岁且 10 年风险中、低危的个体，还应进行心血管病终生风险评估。终生风险 < 32.8%，视为终生风险的低危；终生风险 ≥32.8%，视为终生风险的高危。对于终生风险高危个体，还需加强警惕，积极改善生活方式，以早期预防心血管病。

注意：合并心血管病的患者已属于极高危个体，需参照相应疾病的临床指南进行治疗和管理，不再进行本指南的风险评估。

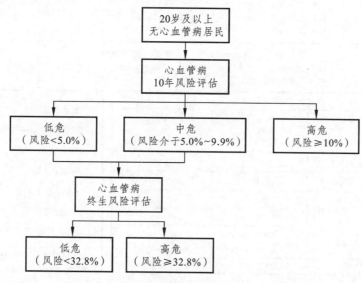

图 4.1　China-PAR 模型的评估程序示意图

🏥 拓展阅读

心脑血管病风险评估工具

电脑端：在浏览器中输入 http://www.cvdrisk.com.cn，进入"心脑血管风险评估"网站主页，可选风险评估栏目使用，输入每个指标后提交，可直接获得心脑血管病 10 年发病风险评估结果和终生发病风险评估结果。

手机端：用户登录前述"心脑血管风险评估"网站后，使用手机扫描网站主页最下方的二维码，可以看到"心脑血管风险"软件手机端的下载界面，下载安装并使用，使用方法与电脑端类似。

3．中国心血管病一级预防风险评估工具

在《中国成人血脂异常防治指南（2016 年修订版）》动脉粥样硬化性心血管病（ASCVD）危险分层的方法基础上，2020 年发布的《中国心血管病一级预防指南（2020 年版）》提出针对心血管病开展一级预防的风险评估方法。该方法也是基于我国人群长期队列研究数据建立的。

评估流程分为三步（见图 4.2）：

（1）筛选出直接列为高危的个体。糖尿病（≥40 岁）或 LDL-C≥4.9 mmol/L（或 TC≥7.2 mmol/L）或慢性肾脏病（CKD）3/4 期的患者直接列为心血管病高危人群，无须进行 10 年和余生风险评估。

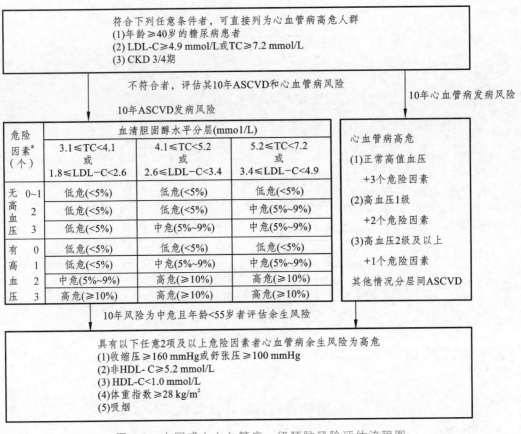

图 4.2　中国成人心血管病一级预防风险评估流程图

注：ᵃ危险因素包括吸烟、低 HDL-C 及年龄 ≥ 45 岁（男性）/55 岁（女性）；危险因素的水平为干预前水平；1 mmHg = 0.133 kPa。

（2）对于不符合直接列为高危条件的个体，按流程分别评估 ASCVD 和总心血管病的 10 年发病风险。

① 10 年 ASCVD 风险评估沿用《中国成人血脂异常防治指南（2016 年修订版）》的方案。该方案将 LDL-C 或 TC 水平和高血压作为危险分层的重要指标，并结合吸烟、高密度脂蛋白胆固醇（HDL-C）降低及年龄 ≥ 45 岁（男性）/55 岁（女性）3 个 ASCVD 危险因素进行组合，得出并不同组合的 10 年 ASCVD 发病平均风险，按 < 5%、5% ~ 9% 和 ≥ 10% 分别定义为低危、中危和高危。10 年 ASCVD 风险分层主要用于指导调脂、降糖治疗以及阿司匹林的使用，而在决定降压治疗策略时，还需考虑包括 ASCVD 和出血性卒中在内的总心血管病风险。

② 总心血管病风险评估时，血压为正常高值 [130 ~ 139 mmHg/85 ~ 89 mmHg] 且合并吸烟、低 HDL-C 及年龄 ≥ 45（男性）/55 岁（女性）3 个危险因素，高血压 1 级合并上述危险因素中的 2 个，或高血压 2 级合并上述危险因素中 1 个时，总心血管病的 10 年发病风险 ≥ 10%，为高危。其他情况下总心血管病风险分层与 ASCVD 的风险分层一致。

（3）评估余生风险。10 年心血管病发病风险为中危且年龄小于 55 岁的人群，应进行心血管病余生风险的评估，以识别中青年群体中心血管病余生风险高危的个体。具有以下任意 2 个或以上危险因素者心血管病余生风险为高危：① 收缩压≥160 mmHg 或舒张压≥100 mmHg；② 非 HDL-C≥5.2 mmol/L（200 mg/dl）；③ HDL-C<1.0 mmo/L（40 mg/dl）；④ 体重指数（BMI）≥28 kg/m²；⑤ 吸烟。

（二）糖尿病风险评估模型

糖尿病（DM）是由遗传因素和多种环境因素相互影响引起的一种血糖代谢紊乱性疾病。《中国 Ⅱ 型糖尿病防治指南（2020 版）》（简称《指南》）显示，2017 年我国 Ⅱ 型糖尿病患病率已上升至 11.2%，成为继心脑血管疾病和癌症之后，影响我国居民健康的第三大慢性病。糖尿病起病隐匿，很难早期发现；由于其患病率和并发症发生率较高，且病程较长，糖尿病多会造成患者出现沉重的身体、心理和经济负担；有证据显示，针对高危人群开展积极的生活方式干预可明显降低糖尿病的发生。糖尿病是当前我国基本公共卫生服务项目重点监测和管理的慢性病之一。

针对糖尿病的筛查方法，本章第一节已介绍了一些检查方法，但面对数量庞大的高危人群，选择一种更易接受且费用低廉的方法更具有公共卫生价值与现实意义，糖尿病风险评估方法正是基于此发展而来。当前糖尿病风险评估的方法与心血管疾病类似，多以问卷形式收集个体相关危险因素，通过依靠流行病学方法建立的风险评估模型计算潜在的发病风险。《指南》提到的中国糖尿病风险评分表是我国最常用的糖尿病风险评估工具。

《指南》强调对高危人群的糖尿病筛查，其推荐首先根据危险因素筛选高危人群，然后对这一类人群进一步进行空腹血糖或任意点血糖筛查，同时也推荐采用中国糖尿病风险评分表（见表 4.5），该表可对 20～74 岁普通人群进行糖尿病风险评估。该评分表源于 2007—2008 年全国 14 省市的糖尿病流行病学调查数据，评分值的范围为 0～51 分，总分≥25 分的应进行 OGTT。

根据《指南》，成年高危人群包括：① 有糖尿病前期史；② 年龄≥40 岁；③ 体重指数（BMI）≥24 kg/m² 和/或中心型肥胖（男性腰围≥90 cm，女性腰围≥85 cm）；④ 一级亲属有糖尿病史；⑤ 缺乏体力活动者；⑥ 有巨大儿分娩史或有妊娠期糖尿病病史的女性；⑦ 有多囊卵巢综合征病史的女性；⑧ 有黑棘皮病者；⑨ 有高血压史，或正在接受降压治疗者；⑩ 高密度脂蛋白胆固醇<0.90 mmol/L 和/或甘油三酯>2.22 mmol/L，或正在接受调脂药治疗者；⑪ 有动脉粥样硬化性心血管疾病（ASCVD）史；⑫ 有类固醇类药物使用史；⑬ 长期接受抗精神病药物或抗抑郁症药物治疗；⑭ 中国糖尿病风险评分总分≥25 分。

儿童和青少年高危人群包括：BMI≥相应年龄、性别的第 85 百分位数，且合并以下 3 项危险因素中至少 1 项，即母亲妊娠时有糖尿病（包括妊娠期糖尿病）；一级亲属或二级亲属有糖尿病史；存在与胰岛素抵抗相关的临床状态（如黑棘皮病、多囊卵巢综合征、高血压、血脂异常）。

表 4.5　中国糖尿病风险评分表

评分指标	分值	评分指标	分值
年龄（岁）		体重指数（kg/m²）	
20～24	0	＜ 22.0	0
25～34	4	22.0～23.9	1
35～39	8	24.0～29.9	3
40～44	11	≥30.0	5
45～49	12	腰围（cm）	
50～54	13	男 ＜75.0，女 ＜70.0	0
55～59	15	男 75.0～79.9，女 70.0～74.9	3
60～64	16	男 80.0～84.9，女 75.0～79.9	5
65～74	18	男 85.0～89.9，女 80.0～84.9	7
收缩压（mmHg）		男 90.0～94.9，女 85.0～89.9	8
＜ 110	0	男 ≥95.0，女 ≥90.0	10
110～119	1	糖尿病家族史（父母、同胞、子女）	
120～129	3	无	0
130～139	6	有	6
140～149	7	性别	
150～159	8	女	0
≥160	10	男	2

（三）癌症风险评估模型

癌症严重威胁居民生命健康，其防控形势不容乐观。癌症尽管病因复杂，但多数常见的癌症及其危险因素研究已基本明确，这也为开展癌症风险评估和早期预防提供了契机。由于癌症种类繁多，且不同癌症的危险因素各不相同，甚至差异较大，一般选择对居民影响最严重的癌症类别进行风险评估和管理。

哈佛癌症风险指数于 20 世纪 50 年代由美国哈佛大学公共卫生学院癌症预防中心研制，是一种可用于预测多种肿瘤发病风险的评估方法，也是目前癌症风险评估的主要建模工具。该方法的基本步骤如下：

（1）首先需确定影响某种肿瘤发生的主要危险因素，对于多数肿瘤，一般包括遗传、环境、营养与生活方式等。

（2）然后使用问卷法收集个人相关危险因素信息，通过哈佛癌症风险指数工作小组提出的数学模型计算出该个体的发病风险水平（即相对危险度），在这里，需明确该癌症主要危险因素对应的相对危险度。

（3）计算出个体患病的相对风险后，可与其同性别年龄组一般人群比较，参照哈佛癌症风险指数的评估标准（见表 4.6），分为低于一般人群、高于一般人群等 5

个等级（或为 7 个等级水平）。若乘以其同性别年龄组一般人群某病的发病率，即可算出个体患病的绝对风险值。

表 4.6 相对危险与危险水平对照表

相对危险	危险水平
0 ~ 0.5	显著低于一般人群
0.5 < 0.9	低于一般人群
0.9 < 1.1	相当于一般人群
1.1 < 2.0	高于一般人群
> 2.0	显著高于一般人群

哈佛癌症风险指数是较早开发的癌症风险评估工具，对于我国癌症风险预测与癌症早期防控具有一定的促进作用。

（4）根据风险等级，可为癌症风险预测、早期干预提供参考资料。

以肺癌的发病风险评估为例，达成共识的肺癌发病危险因素及其相对危险度见表 4.7；收集某个体以下危险因素的信息，代入哈佛癌症风险指数相应的数学模型，即可获得其患肺癌的相对风险。

表 4.7 相对危险与危险水平对照表

危险因素	相对危险度
吸烟	
被动吸烟（不吸烟女性）	1.3
已戒烟	2.0[a]
吸烟指数 < 100	1.8
吸烟指数 100 ~ 199	2.6
吸烟指数 200 ~ 299	4.2
吸烟指数 300 ~ 399	5.8
吸烟指数 ≥ 400	8
吸烟斗或旱烟	4.6
职业接触史	
无职业接触史	1.0
石棉	9.0
硅粉尘	2.6
煤烟或焦油	2.2
空气污染（大城市生活）	1.3
肺癌家族史	1.6
既往病史	
肺结核史	2.6
慢性支气管炎史	2.4
肺炎病史	2.0
蔬菜水果摄入 < 400 g/d	1.4

注：[a] 若戒烟年数 ≥ 10，则相对危险度为 1。

下面举例说明。某男性，46 岁，吸烟史 20 年，每天吸烟 16 支，无职业性粉尘接触史，生活在北京，父母及兄弟姐妹无患肺癌者，无慢性肺病及肺炎史，每日蔬菜水果摄入 400 g。根据模型，得出总的相对危险度 $RR = 0.64$，即该男性肺癌发病风险为其同性别年龄组一般人群的 0.64 倍，根据表 4.7 可表达为其肺癌发病风险低于一般人群。根据 2014 年数据，我国该男性所在年龄组一般人群肺癌发病率为 69.5/10 万，其今后 5 年肺癌发病的绝对风险为 $5 \times 0.64 \times 69.5/10^5 = 222.4/10^5$，但应考虑该年龄段中，肺癌发病风险随年龄增加会显著增加，故最后所得值还应以其年龄段的增长率校正。该年龄段每年肺癌发病率增加 10%，最终计算的该男性 5 年肺癌发病的绝对风险为 $222.4/10^5 \times (1 + 10\%)^5 = 358.18/10^5$，多达一般人群的 5 倍。

注：该案例出自 2007 年第 1 卷第 1 期的中华健康管理学杂志的期刊"肺癌发病危险评估方法"，引用时有修改。

拓展阅读

世界卫生组织国际癌症研究机构 2021 年 1 月发布了《2020 年全球癌症负担数据》，中国数据尤其引人注目。2020 年，在中国有 457 万的癌症新发病例，其中 300 万中国人因为癌症而失去生命，不管是发病人数还是死亡人数，中国都排在世界第一。癌症的发病率和死亡率不断攀升带来的是对癌症防治的愈发重视，由于发病的特殊性，癌症防治的关键在于早期发现和早期诊断，也就是说，早癌筛查是癌症防治的重点，但早癌筛查需要科学的指南和严格的管理。针对恶性肿瘤的早期筛查，我国一直缺乏全面的、权威的指南和共识。北京抗癌协会于 2021 年发布了《中国高发癌症早期筛查指南》，覆盖肺部肿瘤、胃肠肿瘤、食道肿瘤、泌尿系肿瘤、肝胆肿瘤、妇科肿瘤等十大癌种，为早癌筛查的规范化操作提供了技术保障。

资料来源：夏瑾，《中国青年报》2021 年 1 月 15 日，http://news.cyol.com/app/2021-01/15/content_18919955.htm。

实践与指导

实训：男性缺血性心血管病（ICVD）10 年发病危险度评估

1. 实训目标

（1）运用男性缺血性心血管病（ICVD）10 年发病危险度评估工具评估受检对象缺血性心血管病发生危险度。

（2）分析缺血性心血管病发生的主要危险因素。

2. 实训内容与形式

将学生分组（5～6 人/组，组长 1 名），对运用男性缺血性心血管病（ICVD）10 年发病危险度评估工具调查评估某社区男性（5～10 名，年龄 45～60 岁）10 年发病危险度，并分析缺血性心血管病发生的主要危险因素。

3. 使用工具

男性缺血性心血管病（ICVD）10 年发病危险度评估工具（见表 4.3）。

4. 实训要求

（1）分组完成。按照每组 5～6 人，进行分工合作，充分调动每一名组员的积极性和主动性，实现相互协作与交流，共同完成调研的数据收集与分析。

（2）根据调查数据，计算（评估）社区男性群体 10 年发病危险度；分析缺血性心血管病发生的主要危险因素。

（3）评分。各组组长针对成员贡献进行初步评分；最后由教师进行打分。

思考与练习

1. 对于一个 20 岁刚入职场的年轻人和一个已近退休的中年人，如何选择心血管病筛查的检查项目？

2. 如何科学理解肿瘤标志物？

3. 如何设计一份肿瘤筛查方案？

4. 简述慢性病风险评估的内涵。

5. 请以自己身边的人为对象，尝试开展一次慢性病风险评估实践。

第五章

健康档案建立与管理

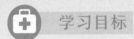 学习目标

知识目标：

1. 掌握　健康档案的信息组成，健康档案建档流程，健康档案管理的内容。

2. 熟悉　健康档案的种类、作用，健康档案建档主体与服务对象，健康档案管理的意义。

3. 了解　我国电子健康档案标准化建设策略，健康档案管理的特点。

思政目标：

围绕实施健康中国战略中健康档案建立与管理的现实意义，重点分析我国居民健康档案建立和管理中存在的问题，引导学生深入社会实践，关注现实问题，培养学生服务基层、服务群众的职业价值追求，激发学生专业知识学习和专业能力训练兴趣的同时，根植"爱国""敬业"的社会主义核心价值观。

　　健康档案是各地区社区基层医疗卫生机构为社区群众提供公共卫生服务过程中记录下来的健康信息材料。它是以社区群众个人健康为依据，贯穿居民从生到死整个生命过程的各个阶段，包含个人健康保健、诊疗、预防等各种健康因素的原始文件记录。社区居民健康档案是关于社区居民健康情况的数据库，在医学上有很高的利用价值，不仅是社区医疗机构不可或缺的基本数据资源，同时也是医疗教科部门的宝贵资料。新医改之后，国家有关部门将社区居民健康档案建设工作全面提上日程，这不仅仅是我国卫生医疗事业向前迈进的一大步，更是档案综合学科被更好利用和发掘的时机。

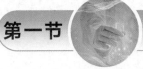

第一节　健康档案概述

一、健康档案的定义

　　自从人们利用文字记录语言、交流思想开始，就在一定程度上代表着原始档案的诞生。档案具有原始记录性、真实可查性，作为人类自古以来社会活动的原始凭据，是引导人类社会实践活动的关键参照依据，档案详尽地记录了历史，复原了真相。社区居民健康档案的出现，以及社区居民的健康信息与档案管理工作相互融合，标志着社会医疗卫生工作实践的发展进步，它不但呈现出社区居民健康档案对社区基层医疗卫生机构的原始记录性，更表现出居民健康档案对社会医疗卫生实践工作的管理与控制属性。社区居民健康档案建设工作的蓬勃发展，一是彰显了我国社会各阶层对基础社会医疗服务机构的正视，二是反映了我国社会基层管理中的文化创设工作。

　　一般健康档案有广义和狭义之分。广义上的健康档案是指在社区医疗卫生相关工作中形成的具有参考保存价值的档案集合，它与国家、社会、集体、个人的利益紧密相关。而狭义上的健康档案是指社区医疗卫生机构为社会居民提供医疗卫生服务过程中的有关文件与记录，健康档案以居民个人健康情况为立脚点，贯通个人生命从始至终的各个时节，囊括与健康相关的因素。本章以社区居民健康档案的广义概念作为基础进行讨论。健康档案体现出我国社会居民在公共卫生服务的各个方面均享有同等的权利，它是社区医疗卫生机构的重要工具，为社区居民提供了有保障的医疗服务，具有有效的参考利用价值，为我国各级政府与卫计系统的行政部门制定相关的医疗卫生政策提供了有效依据。社区居民健康档案是一个集个性化、针对性、综合性于一体的高效数据资料库，社区基层医疗卫生机构的工作人员能够以此为依据，更有针对性地为社区群众提供各项医疗服务，为我国社会公共卫生事业的发展奠定了宝贵的基础。社区居民健康档案为社区基础医疗服务机构的工作人员提供了有参考价值、系统完整的居民健康数据资源，这些数据情况能够帮助相关医疗人员全方位地掌握社区居民的健康状况，在详细了解社区居民基础性材料、周详判断居民健康状况、举办有针对性的诊治活动、促进社区卫生医疗规范化管理发展等方面起到了重要的积极作用。社区居民健康档案作为社会居民档案中的重要部分，它不仅仅体现了国家档案行政部门在新医改后积极建立与社会人民群众密切相关的档案资源体系，更彰显出我国社会基层管理规范制度与社会基层医疗服务活动的发展变化进程。

二、健康档案的信息组成

健康档案是自我保健不可缺少的医学资料，它记录了每个人疾病的发生、发展、治疗和转归的过程。通过比较一段时间以来所检查的资料和数据，发现自己健康状况的变化，疾病发展趋向、治疗效果等情况，有利于下一步医疗保健的决策。健康档案具体包括以下六部分。

（一）居民健康档案封面

健康档案封面包含个人的基本情况，比如姓名、住址、联系方式，以及建档单位、建档人、建档日期，目的在于以后查找起来方便快捷。

（二）个人基本信息表

个人基本信息表一般应包括联系人姓名、性别、年龄、身份证号、户籍、联系方式、婚姻状况，以及药物过敏史、既往史、遗传病史、残疾状况。

（三）健康体检表

一般来说，健康体检表的内容有：① 一般检查，包括身高、体重、胸围、腹围、臀围等。② 内科，主要检查血压、心肺听诊、腹部触诊、神经反射等项目。③ 外科，主要检查皮肤、淋巴结、脊柱四肢、肛门、疝气等。④ 眼科，检查视力、辨色、眼底、裂隙灯，判断有无眼疾。⑤ 耳鼻喉科，检查听力、耳疾及鼻咽部的疾病。⑥ 口腔科，包括口腔疾患和牙齿的检查。⑦ 妇科，已婚女性的检查项目，根据需要行宫颈刮片、分泌物涂片、TCT 等检查。⑧ 放射科，进行胸透，必要时加拍 X 光片。⑨ 检验科，包括血尿便三大常规、血生化（包括肝功能、肾功能、血糖、血脂、蛋白等）、血清免疫、血流变、肿瘤标志物、激素、微量元素等检查。

（四）重点人群健康管理记录表

重点人群包括 0～6 岁的儿童，孕产妇，65 岁以上老年人，高血压患者，Ⅱ型糖尿病患者，严重精神障碍患者。如果服务对象是以上人群，需要填写相应的健康管理记录表。

（五）其他医疗卫生服务记录表

个人已经在其他卫生服务机构检查过，需要填写相应的接诊记录表，如接诊时间、医生、用药情况等，如果转诊到上级医院，需要填写转诊记录表，包括具体离院时间、上级医院接诊医生等。

（六）居民健康档案信息卡

健康档案信息卡是交由居民本人保管的个人健康信息卡片。其内容包括居民个人主要基本信息、健康档案编码、患有的重要疾病、过敏史以及紧急情况下的联系人及联系方式，还包括所属基层医疗机构的责任医生、护士及联系电话等。它主要用于居民在复诊、转诊或接受健康管理时方便医护人员调取健康档案。

三、健康档案的种类

健康档案从内容上看主要由三部分组成，分别是个人健康档案、家庭健康档案和社区健康档案。个人健康档案的使用领域非常广泛，其利用价值也是三者中最高的，可以具体应用到医疗卫生服务的各个领域。家庭健康档案是根据家庭单位的具体情况建立和使用的社区居民健康档案。社区健康档案是从宏观角度对居民健康状况的实时记录，它主要涵盖社区基本资料、社区服务资料、社区医疗卫生资料、社区居民健康这四个主要组成部分。

（一）个人健康档案

个人健康档案是个人在社区基层医疗卫生机构进行诊断、治疗、保健等医疗服务过程中产生的居民健康信息记录。与一般医疗机构病案记录不同的是，社区居民个人健康档案还增添了一些新的内容，例如日常的饮食保健、既往病情情况、诊断治疗情况、家族遗传病史、近期重大病史、体测结果报告等内容。个人健康档案的记录性文件主要包括社区居民个人的基本信息、个人健康保健情况、历来病情汇总表、阶段性体检表、转诊住院记录、预防防疫记录、慢性病病人的随访记录、化验以及复检记录等。它是社区基层卫生医疗机构日常工作中最基础、最常见、最具有利用价值的档案，奠定了整个社区医疗卫生工作的基础，为相关基础医疗部门提供了工作依据的主要信息内容。

（二）家庭健康档案

家庭健康档案是根据现居住单位建立的社区居民健康档案，它包括现在家庭组成的成员情况，若涉及家庭成员基本信息、居住条件与卫生设施、家庭特征的变更情况需及时更新，有药物过敏、遗传问题、酗酒、吸烟等持续性健康指标异常等问题也需要及时记录在案。一般情况下，家庭健康档案内容涉及家庭成员的姓名、年龄、性别、家庭基本信息等。每个家庭都有家系图，所谓的家系图即家族谱，是具备历史性、真实性以及系统性的家庭树状图形。建立家系图的主要作用是将整个家庭框架，以及家庭成员关系、家族发展史、家族健康史等内容予以体现，是一种简练记录家庭综合信息的统计方式。在家系图的作用下，能够让全科医疗工作人员快速地掌握该家庭成员的基本状况和生活周期等信息，为照顾和监管家庭所有成员健康提供条件。由于家系图具有较强的客观性和系统性，简单明确，是掌握一个家庭各个成员基本信息的主要方式，通常被作为家庭的主要数据。

（三）社区健康档案

社区健康档案是指以具体的社区单位为主体，通过实地卫生调查、入户调研、现场收集资料等方法，将能够体现出某社区单位生活居民群体的主要健康特点、环境特点以及资源特点的信息收集和记录下来，经过全面系统的分析，对社区卫生的大致情况作出判断。社区健康档案通常容易与社区居民健康档案的概念范畴相混淆，从表面上看两者似乎相差不大，但是经过具体分析，两者具体的对象范围还是有所区别。社区健康档案主要由社区基本资料、社区医疗卫生服务资料和社区居民健康状况资料三大框架内容组成。其中，社区基本资料包括社区地理位置与周边环境的详细情况分析、社区单位的文化状况和经济情况等内容；社区基层医疗卫生机构提供的卫生服务涉及的文件资料主要包括相关医疗卫生机构的种类、数量、位置以及门诊、转诊和住院数统计等内容；社区居民健康状况资料则包括人口数量、性别、年龄、群体分布、职业构成等与社会学、人类学相关的内容。

综上，个人健康档案、家庭健康档案、社区健康档案三者之间是辩证统一的关系，三者既相互联系，又在某些方面相互独立。个人健康档案在社区居民健康档案中的地位更为明显，因为它在社区基层医疗卫生服务的各项工作活动中的使用频率最高，对于构建整个社区医疗服务保障体系起到更为积极的作用。家庭健康档案作为个人健康档案的补充，起到补充支撑的作用。相反，社区健康档案在我国医疗服务机构中并没有设置统一的要求，而主要是用于考核医务工作者对于其所在单位社区生活居民的健康大致情况与社区医疗资源状况的大致熟悉程度，更偏重于考量全科医师在向病人提供服务中对整体局面把握的观点。

四、健康档案的作用

健康档案的建立让居民更加重视自身的健康状况，让医生更加了解患者的过往病史、简化了就诊流程，也便于国家层面对我国医疗卫生水平进行管理和调控，在国家卫生服务工作中，居民健康档案正发挥它独有的作用。

（一）提高了个人健康管理水平

当下，很多成年人因工作繁忙无暇顾及自身健康，社区居民健康档案的建立会让居民对自身健康状况重视起来。居民健康档案的建立采取无偿的自愿原则，对重点建档人群实行免费体检政策，体检结果会直接纳入居民的健康档案内，无论是居民主动提交相关健康档案材料还是在社区进行体检，都会让居民深入了解自己的健康状况，引起居民对自身健康的重视。健康档案建成后，居民再次看病时，医生会查看其健康档案，更便于医生就诊，同时提高了居民健康状况的自我认识程度。健康档案是居民管理自身健康的有力工具和重要保障。

（二）推动了医疗卫生事业的进步

健康档案的建立不仅让居民享有更多的健康服务权益，而且在很大程度上推动了医疗卫生事业的进步。居民健康档案在医疗卫生工作中是很重要的辅助工具，它可以将医患之间信息不对称的现象加以改良，在就诊时医生通过查看健康档案内的相关信息，进一步了解患者的过往病史，以便对患者的健康状况做出全面的综合性评估。在医疗服务革新的道路上实现了以病患需求为发展目标的愿望，这就提高了诊治水平和工作效率，从而推动了医疗卫生事业的进步。此外，居民健康档案便于社区卫生服务中心了解社区居民的身体状况，由此对慢性病和流行性疾病能及时做好防治工作。从各社区卫生服务中心的居民健康档案可以看出我国当下医疗水平和卫生服务的普及情况，及时发现居民存在的健康问题，居民健康档案也是国家医疗卫生服务体制改革的重要参考凭证。

（三）完善了我国基本民生服务

民生工作一直是近几年的工作重点，居民健康档案正是民生的一部分，居民健康档案建设的初衷是推动我国基本公共卫生服务项目均等化实现，居民健康档案也是我国公共卫生服务项目的重要组成部分。居民健康档案的服务对象是辖区内常住的城乡居民，形成的健康档案记录着居民自身疾病史、家族疾病史、遗传史等信息，是伴随居民终生的、全面的、综合的、连续性的健康资料，居民健康档案的管理工作是关乎社区居民终身利益的大事，它的出现完善了我国基本的民生服务。

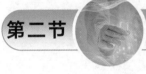

第二节　健康档案的建立

一、健康档案的建档主体

在规范居民健康档案的建立时，《国家基本公共卫生服务规范（第三版）》指出："辖区居民到乡镇卫生院、村卫生室、社区卫生服务中心（站）接受服务时，由医务人员负责为其建立居民健康档案，并根据其主要健康问题和服务提供情况填写相应记录。"另外，建立居民健康档案的方式不只局限于此，还可以通过上门走访、健康体检、疾病筛查等多种方式进行。显然，乡镇卫生院、村卫生室、社区卫生服务中心（站）是建立居民健康档案的主体，是居民健康的"守门人"。社区卫生服务中心是居民健康档案的建档主体，社区卫生服务中心工作人员的素质决定了居民健康档案建设的根本质量，他们对居民健康档案的认识程度也直接影响着相关工作的开展，在探讨居民健康档案建设中存在的问题时也最有发言权。

二、居民健康档案的服务对象

居民健康档案的服务对象为辖区内常住居民（指居住半年以上的户籍及非户籍居民），以 0 ~ 6 岁儿童、孕产妇、老年人、慢性病患者、严重精神障碍患者和肺结核患者等人群为重点，可以看出居民健康档案服务涉及人员广泛、重点突出。由上述定义可以看出，儿童、孕产妇、老年人、慢性病患者等被列为重点，这是由居民健康档案的发展历程所决定的，也体现了居民健康档案的重要功能。慢性病是疾病的主要分支，需要对其提高敏感度及关注度，早发现、早干预、早治疗；对于严重精神障碍患者及肺结核患者等重点人群，居民健康档案能帮助医护人员迅速、准确把握病情，提高治疗效果。

三、健康档案建立流程

（一）服务对象分类

服务对象分为两大类：一类为到服务机构就诊（或参加周期性健康体检、寻求健康咨询、指导等）的居民；另一类为重点管理人群，如中老年人、更年期妇女、孕产妇、0 ~ 3 岁儿童、高血压及糖尿病等部分病种的慢性病病人。

（二）选择建档方式

确定建立个人健康档案的服务对象和建档方式。对于首次就诊者，医务人员应依据自愿原则为其建立健康档案；而对于重点管理人群，则主要根据当地政府部门有关重点人群要求，通过入户服务（访视或调查）、疾病筛查、健康体检、门诊接诊等方式，由责任医务人员在居民家中或工作现场分期、分批建立健康档案。对于需要建立健康档案的居民，应耐心解释健康档案的作用，促使居民主动配合健康档案的建立。

（三）建立居民个人健康档案

个人健康档案内容包括：居民基本情况、主要问题目录、周期性健康体检表、服务记录表（接诊记录、各种重点人群随访表、儿童计划免疫记录表）等。

（四）发放居民健康档案信息卡

对已建立健康档案的居民，为其填写和发放居民健康档案信息卡，叮嘱其在复诊或随访时使用。健康档案信息卡的形式可以多样化，其目的是便于查找健康档案。

至此，便完成了健康档案的建立工作。当已建档居民复诊或随访时，应持居民健康档案信息卡，由导诊人员从居民健康档案室领取该居民的健康档案，由接诊医务人员根据复诊或随访情况，填写相应表格或栏目，并补充和更新主要问题目录。

四、我国电子健康档案标准化建设策略

电子健康档案（Electronic Health Records，EHR）是以居民个人为中心形成的覆盖全生命周期、完整可靠的数字化健康信息记录。电子健康档案作为医疗健康信息化的基础性资源支撑，其完善程度及现实推进制约着医疗健康信息化的步伐及程度，更关乎公民个人基本权益以及国家社会的发展稳定。我国电子健康档案建设进程与卫生信息技术及社区卫生信息化的发展密切相关。2009年中共中央、国务院颁布了《关于深化医药卫生体制改革的意见》，提出了构建以电子健康档案为中心的临床信息系统的目标。我国的电子健康档案建设的发展历程大致可归纳为三个阶段，即"2000年前后兴起到2009年国家给出了初步性建设要求，再到2016年的全面建设目标提出"。但就实践情况而言，我国电子健康档案标准化路径选择并未明晰，缺乏系统合理性架构，以至于落实发展滞后于现实需求。全国范围内的电子健康档案标准化实现的必要性毋庸置疑。标准化的程度也意味着操作性、共享性的程度，以及电子健康档案价值挖掘的深度和应用利用的广度深度。电子健康档案的互操作性是推进电子健康档案的重要基础，构筑全国性的电子健康档案标准化体系，更广泛地共享和深层次地利用依旧是我国今后电子健康档案建设的重要命题。针对我国电子健康档案建设现阶段情况，后续阶段的电子健康档案标准化工作开展和宏观目标的实现均有赖于相应理念与各项举措的跟进。

（一）重塑电子健康档案价值认知，挖掘电子健康档案深层价值

电子健康档案价值需求以及价值认知也影响着电子健康档案建设与应用。电子健康档案的利用涉及两个层面——"直接应用"和"二次应用"。其中，"直接应用"对应患者诊疗过程，服务于电子健康档案的形成主体，档案价值主体为患者。"二次应用"过程对应电子健康档案的半现行和非现行阶段，服务于政府和医疗卫生组织、保险公司等主体，这就需要充分挖掘和实现电子健康档案价值，因此对于电子健康档案建设有着更高的要求，需要更高程度的标准化和共享性、互操作性。价值认知驱动电子健康档案的深层次标准化实现。重塑电子健康档案价值认知，对于政府组织统筹工作的落实、电子健康档案服务供应商的服务水平能力的优化、基层工作人员工作态的转变，均具有积极作用。

（二）选择合适的标准化路径，制定明确的电子健康档案建设与应用的远景规划

做好适合我国电子健康档案标准化的路径选择，即"中间型"的标准化路径选择，既需要考量现阶段我国各省市自治区的建设应用需求和建设能力，同时也要为后阶段全国范围内的互联互通奠定坚实的基础。这要求，一方面须制定电子健康档案建设发展中长期建设规划来谋划全局，给出指向性的意见和指导；另一方面要制定短期规划发展策略，循序渐进式调整，根据各地域的实际情况、实时情境，适时作出相应调整与改进。

（三）遵循标准化原则，完善和落实相关基础标准

制定规范化、明确性的电子健康档案标准是实现标准化的基础。我国的卫生信息化工作起步较晚，相关标准的制定工作有待落实，尚不能满足电子健康档案建设的需要。"标准先行"，关于电子健康档案标准的利用以及制定，应以我国推进电子健康档案标准化建设的阶段性差异为着眼点，切合实际应用，同时可以借鉴国际上较为成熟的标准，由此构建系统化体系化的电子健康档案标准体系。

（四）完善电子健康档案管理组织架构，支撑与监管并行

高效完整的管理组织架构对于电子健康档案标准化工作的推进具有支撑作用。管理组织架构的完善对象应包括国家宏观层面的专门性组织或是从现有机构派生出的领导工作小组，也应包括自发的 EHR 系统供应商协会。首先，非营利的专门性组织具有重要作用。它应对进入市场的电子健康档案服务供应商做系统的定期评估，明确把握电子健康档案供应商在这一长远性工程中的动向，完善对应第三方机构标准化定期评估和验收履责，同时应给予有关业务建设的指导性意见和优化方案。监管并非限制发展，而是保障秩序，从而助力健康可持续性发展。如美国引入健康信息技术认证委员会（CCHIT）这一自主成立的私营部门组织的力量，CCHIT 的任务便是评估电子健康档案供应商的认证方法和检查程序。其次，EHR 建设服务供应商协会的成立，旨在平衡相关利益主体，可以在一定程度上增进共识，弱化供应商之间以经济效益为诉求的竞争关系，共同致力于电子健康档案标准化以及共享性、操作性，引导其良性发展。

（五）增大专项资金支持，建立健全相应政策法规

作为基本公共卫生服务项目工作的组成部分，服务于国家公共卫生事业，带有公共属性的电子健康档案的建设和发展工作有赖于国家中央及各级政府专项财政资金的注入。国家相应的政策可以为电子健康档案建设创造良好的环境。在电子健康档案建设应用过程中伴生的信息泄露和隐私权的侵犯等问题，也极大阻碍了电子健康档案的建设发展，这些问题亟待解决，标准化建设势在必行。当下的区块链技术以及一系列脱敏处理手段可以有效应对，但这些问题仍有赖于相关法律法规的建立健全，应对相关主体和责任人加大问责惩处力度，提高违法成本。

（六）构筑专业信息化人才体系

各行业人才供应始终是工作推进和事业发展的关键性环节。对于电子健康档案标准化工作的加速推进，培养和输出复合型人才是最为迫切的。电子健康档案相关研究及具体工作实践的学科交叉属性，也必然要求相对适合及匹配型人才的出现。因此，国家一方面应注重现阶段在岗工作人员的定期培训和深化继续教育，另一方面须强化对新一代从业者综合能力的培养。

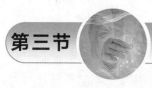

第三节 健康档案管理

《卫生部关于规范城乡居民健康档案管理的指导意见》中明确指出，居民健康档案的建立工作是由各级卫生行政部门统一领导、由社区卫生服务站和乡镇卫生院、村卫生室等城乡基层医疗卫生机构来具体负责。因此，健康档案管理可以概括为居民健康档案由各基层医疗卫生机构管理，上级卫生行政部门在其中起到监督指导的作用。

一、健康档案管理的内容

居民健康档案的高效管理是发挥健康档案价值的有效途径，整个管理工作的实现要遵循一套有序性的工作流程，各个环节也是相互关联、互为贯通的。由此，居民健康档案的管理工作大致可以分为三个部分：居民健康档案的建立、居民健康档案的利用、居民健康档案的维护。其中居民健康档案的建立在本章第二节已经详细介绍，不再赘述。

（一）居民健康档案的利用

档案的利用是管理中的重要环节，居民健康档案的建立、保护的最终目的都在于对居民健康档案内信息的利用。居民到社区卫生服务中心就诊时，医务人员可以调取居民的健康档案查看居民以往病史，便于医生更了解患者情况，免去重复问诊的麻烦。部分社区的居民健康档案已生成电子版，用于与医院的信息传递，如果患者需要转院或转诊时，卫生服务中心人员完全可以在征求患者允许后将其健康档案通过网络投递的形式传送到相关医院相关科室的医生手中。对患者本身来说，在就诊过程中也节省了很多不必要的环节。从2018年开始，我国逐渐推进居民电子健康档案的发展，居民的电子健康档案开始向个人开放，现在很多地区的居民可以通过特定App、网站、微信公众号等智能客户端，登录自己的健康账号并查询自己的健康档案信息，方便大家对自身的健康管理。

（二）居民健康档案的维护

居民健康档案一经建立，实行终身保管制。保管是指卫生服务部门的工作人员既要保证社区居民的健康档案信息安全，使档案内的信息不泄露、不被盗用，又要保证健康档案的实体安全。健康档案的保存形式分为两种：一种是纸质的健康档案，另一种是电子的健康档案。有些社区的居民健康档案工作做得较为突出，自行研发了居民健康档案的管理系统，这就要求工作者在保管好纸质健康档案的同时维护电子健康档案管理系统的安全，防止电子健康档案系统被非法入侵。居民健康档案内信息的更新修改也是后期保管工作中的重要内容，健康档案内的信息只有及时更新才能确保档案的准确性和可靠性，更便于后期的管理和使用。

因此，无论是居民健康档案的建立还是居民健康档案的利用和维护，都是健康档案管理工作中必不可少的工作环节。建立完整的健康档案是档案利用的前提，做好健康档案的维护工作也是发挥档案价值的重要保障，健康档案管理中的各环节都相互渗透、互为补充，只有每个环节都能有序进行，居民健康档案的管理工作才会取得成效。

二、居民健康档案管理的意义

（一）让城乡居民直接受益

居民健康档案是以"居民"为主体实行建档和保护。居民是指在中华人民共和国某行政区域内长期居住、有一定合法身份证明的公民，是通过所在地的医疗卫生服务机构可以获取和接受服务的个体。随着经济的发展、社会的进步，居民对医疗卫生服务也有了更高的期待，他们将注意力逐渐转移到个人健康管理上来，而居民健康档案是真正实现"每家每户"落实到户的卫生服务工作。居民健康档案所记载的内容贯穿居民的整个生命过程，健康档案建立后也会做到实时更新，健康档案的管理工作是必须紧密联系群众的，从建档到日后档案的完善、利用等整个健康档案管理工作都是围绕居民进行的，因此居民健康档案管理的意义在于直接让城乡居民受益。

（二）确保居民健康档案价值的实现

居民健康档案建立后不能存放在居民自己手中，因为居民难以对自己的健康档案进行良好的管理，所以要求居民健康档案统一由社区卫生服务中心或乡镇卫生院的医务工作者专人管理。居民健康档案价值的实现体现在健康档案的使用，让健康档案内所保存的信息发挥价值，这就需要档案管理者对健康档案进行有效的管理。现在很多地区为居民建立了健康档案，但很多健康档案后期没有及时更新，部分档案随着居民的搬迁或医生的离职成了"死档"，如果健康档案建立后不再对其进行利用，最终它们就会变成档案室内的堆砌文件，那么健康档案的价值也会逐渐消退。无论是医务工作者对健康档案的保管，还是居民个人对健康档案的查阅，都属于健康档案管理的范畴。可见，健康档案的价值只有在良好的管理条件下才能实现。

（三）推动基本公共卫生服务项目的实现

基本公共卫生服务项目首次提出于2009年，其目的是推动基本公共卫生服务均等化，这些服务项目的所有支出均由政府承担，城乡居民可以直接受益。目前国家先后推出了14项基本公共卫生服务项目，建立居民健康档案服务便是其中尤为重要的一环。在自愿与引导的基础上，为辖区内居民免费建立统一、规范的居民健康档案来为居民的健康服务。只有做好居民健康档案的管理，国家这项惠民工程才能保质保量地进行下去。

三、居民健康档案管理的特点

居民健康档案属于我国基本公共卫生服务项目的范畴，它同样是档案工作的一部分，居民健康档案本身仍具有档案的本质属性，居民健康档案的管理也具备档案管理的某些特质。

（一）管理对象的特定性

居民健康档案的建档对象为辖区内的全体居民，也就是说城乡居民在任意某地居住长达半年以上便可以去当地乡镇卫生院、村卫生室、社区卫生服务中心（站）申请建立健康档案。居民健康档案的建档主体直接指向居民个人，居民健康档案由上述医疗卫生服务中心的医务工作者来管理。关于居民健康档案的建立，国家明确提出 0~6 岁儿童、孕产妇、老年人、慢性病、严重精神障碍和肺结核患者等人群为重点建档对象，所以健康档案管理工作者在面对这类重点建档对象时也要提高对其的重视度。因此，无论是建档主体各地的常住居民，还是健康档案的管理主体即社区医务工作者，都较其他类型的档案在工作所涉对象上更具有针对性。

（二）管理手段的灵活性

各地居民健康档案管理的社会背景不同，因此在居民健康档案管理上也存在很大差异。以居民健康档案的建立为例，山东省肥城查庄矿医院 2019 年 8 月 2 日在微信公众号上发布了关于办理《居民健康档案》的通知，该通知写有办理地点和办理时间，并要求必须居民本人去办理。江苏省吴江区于 2019 年 11 月 8 日同样通过微信公众号的形式，推送了居民健康档案知识普及的文章，并在文章结尾附上吴江区居民健康档案服务的联系方式，包括服务单位、服务对象及服务电话。山东省滨城区北镇街道社区卫生服务中心于 2019 年 10 月 31 日开展了居民健康档案及家庭医生签约服务的宣传活动。该社区卫生服务中心家庭医生团队在日常检查中为 100 多位居民提供测量血压、血糖、血型等项目检测，医务工作者详细记录了检测信息并及时上传到居民健康档案管理系统上。由此可见，各地对居民健康档案管理方式有所不同，这就与当地的经济水平、政策支持、与居民基本生活方式有很大联系。虽然各地管理方式有些许差异但仍大同小异，居民健康档案的管理手段具有较大的灵活性。

（三）管理目的的服务性

居民健康档案是国家基本公共卫生服务项目之一，居民健康档案的提出是为了解决当下城乡居民存在的主要健康问题，以儿童、孕产妇、老年人、慢性病患者为重点人群，面向全体居民免费提供的最基本的公共卫生服务。由此可见，服务性是居民健康档案管理中的本质属性，医务工作者做好居民健康档案的管理工作首先是满足居民自身健康管理的需要，直接为城乡居民服务；其次，医务工作者做好健康档案的管理工作也为日后的就诊提供了参考凭证，节省了不必要的就医环节，提高了就诊质量。此外，通过居民健康档案可以总结出我国当下医疗卫生服务水平和全民的健康状况，进一步做好居民健康档案的管理工作，便于发现国家医疗卫生事业在发展中存在的问题，从而及时做出整改措施，推动医疗卫生服务的进步，所以居民健康档案的管理工作也是对社会服务。

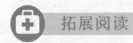 拓展阅读

互联网在健康档案管理中的作用

健康档案正在成为互联网医疗新生态中的重要成员。随着科技的快速发展，人们的健康数据正在通过一些高科技手段被收集起来，在国家积极推动医疗信息化的过程中，电子健康档案已经逐渐推广开来，并逐渐受到更多医院和相关机构的重视。互联网技术在健康档案中具有重要的作用和意义。

（一）为制定卫生政策提供决策依据

完整的电子健康档案能及时、有效地提供基于个案的各类卫生统计信息，帮助卫生管理者客观地评价居民健康水平、医疗费用负担以及卫生服务工作的质量和效果，为区域卫生规划、卫生政策制定以及突发公共卫生事件的应急指挥提供科学决策依据。

（二）提高个人健康管理意识

按照设计，居民可以通过身份安全认证、授权查阅自己的电子健康档案。通过电子健康档案系统完整地了解自己不同生命阶段的健康状况和利用卫生服务的情况，接受医疗卫生机构的健康咨询和指导，提高自我预防保健意识和主动识别健康危险因素的能力，更好地管理自己的健康。

（三）个人健康档案信息共享

通过电子健康档案系统，更简单更快捷更安全地被计算机管理，提供了更系统的管理方式和查看方式，实现医疗机构、患者、健康人群、卫生管理部门之间的信息共享。

资料来源：《石泉县卫生健康局关于居民健康档案向居民个人开放的公告》，石泉县人民政府，2021年4月18日。

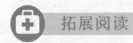 实践与指导

实训：社区居民健康档案管理现状调查与分析

1. 实训目标

（1）梳理社区居民健康档案管理的相关政策，分析社区居民健康档案管理的重要性。

（2）分析社区居民健康档案的管理现状和现存的问题，并提出应对策略。

2. 实训内容与形式

将学生分组（5～6人/组，组长1名），进行分工合作。通过文献分析，全面梳理社区居民健康档案管理的相关政策，分析社区居民健康档案管理的重要性；通过实地走访或互联网技术访问等形式进行调查，分析总结社区居民健康档案的管理现状和存在的问题，并提出应对策略。

3. 实训要求

（1）分组完成。按照每组5～6人，进行分工合作，充分调动每一名组员的积极性和主动性，实现相互协作与交流，共同完成调研的数据收集与分析。

（2）全面梳理社区居民健康档案管理的相关政策，分析社区居民健康档案管理的重要性，阐释社区居民健康档案的管理现状和存在的问题，并提出应对策略，形成调研报告。

（3）评分。各组组长针对成员贡献进行初步评分，最后由教师进行打分。

🏥 思考与练习

1. 简述居民健康档案建档与管理对健康服务与管理的重要意义。
2. 简述健康档案建档的流程。
3. 简述国外电子健康档案标准化建设经验及启示。
4. 简述互联网＋背景下健康档案管理的发展方向。

第六章

常用应急健康管理技术

学习目标

知识目标：

1. 掌握　应急救护概念、应急救护常用技术、应急救护基本程序。

2. 熟悉　突发传染病应急管理技术，慢性传染病突发急症和突发传染病的家庭应急救护。

3. 了解　常见意外咬伤、溺水、火灾、地震和车祸的应急救护。

思政目标：

学习《"健康中国 2030"规划纲要》《突发公共卫生事件应急条例》等相关文件，围绕中国特色社会主义核心价值观塑造目标，认识到应急健康管理在健康中国战略实施过程中的重要性。同时，教育引导学生始终把人民群众生命安全和身体健康放在首位，培养学生尊重患者、善于医患沟通的职业素养。

完善公共安全体系，提高突发事件应急能力

在《"健康中国 2030"规划纲要》第十六章明确提出"完善公共安全体系，提高突发事件应急能力"。阅读以下内容，思考应急健康管理的重要性。

加强全民安全意识教育。建立健全城乡公共消防设施建设和维护管理责任机制，到 2030 年，城乡公共消防设施基本实现全覆盖。提高防灾减灾和应急能力。完善突发事件卫生应急体系，提高早期预防、及时发现、快速反应和有效处置能力。建立包括军队医疗卫生机构在内的海陆空立体化的紧急医学救援体系，提升突发事件紧急医学救援能力。到 2030 年，建立起覆盖全国、较为完善的紧急医学救援网络，突发事件卫生应急处置能力和紧急医学救援能力达到发达国家水平。进一步健全医疗急救体系，提高救治效率。

资料来源：中共中央、国务院，《"健康中国 2030"规划纲要》，2016 年 10 月 25 日。

第一节　应急救护概述

一、应急救护的相关概念

应急救护是指在面对突发事件或灾害事故的现场，在专业人员抵达前，为伤病员提供初步、及时、有效的救护措施。这些救护措施不仅是对伤病员受伤身体和疾病的初步救护，也是对伤病员的心理支持。实施应急救护的群体是所有社会公众，强调的是现场，以挽救生命、防止恶化、促进恢复为主要目的，使用的资源根据现场条件而定。

二、应急救护常用技术

（一）心脏复苏技术

心肺复苏技术（CPR），亦称基本生命支持（basic life support，BLS），是对呼吸心脏骤停的急症危重患者所采取的关键抢救措施，即胸外按压形成暂时的人工循环并恢复自主搏动，采用人工呼吸替代自主呼吸，快速电除颤转复心室颤动，以及尽早使用血管活性药物来重新恢复自主循环的急救技术。现场应急救护中的心肺复苏是一系列操作，包括对心跳、呼吸停止的判断，向急救中心求助，之后立即实施 CPR。

1．心肺复苏之前的判断

（1）意识突然丧失。轻摇、轻拍双肩，大声呼喊，患者无反应。

（2）大动脉搏动消失。颈动脉搏动消失，未触及搏动，血压无法测得。

（3）呼吸停止。呼吸突然变慢，可呈喘息样，随后停止。呼吸停止可能先于心搏骤停出现，也可能继心搏骤停之后。

（4）瞳孔散大，对光反射消失。

（5）皮肤苍白或发绀。

（6）大小便失禁。

2．实施心肺复苏的准备

（1）发现患者出现异常情况后，先确认患者的意识是否清醒。

（2）如果患者失去意识，要马上掐患者的人中。① 单人施救：立即呼救，拨打120，请求携带自动体外除颤器（AED）支援。② 两人以上施救：一人呼救，其余人实施就地抢救。

（3）将患者去枕仰卧于平地或硬板上，头稍后仰，双上肢置于身体两侧，头、颈与躯干处，于同一平面，平直，无扭曲。

（4）松解衣领、腰带，观察患者胸廓起伏及感知口鼻气息，了解有没有呼吸。

（5）一手食指和中指并拢触摸气管旁 1~2cm 处，男性可先触及喉结然后向一旁滑移 2~3 cm，至胸锁乳突肌前缘凹陷处，感觉患者有无搏动。

（6）若 10 s 内患者没有呼吸或未明确触摸到脉搏，则需要立即做心肺复苏。

3．心肺复苏具体操作步骤

（1）抢救者位置。站或跪于患者一侧，靠近肩部的腿与肩平齐，按压部位为胸骨中、下段 1/3 交界处。

（2）按压手法。一手掌根放在按压区，另一手掌根重叠于其上，两手手指交叉上翘，不接触胸壁。

（3）按压姿势。抢救者双臂肘关节伸直，肩、肘、腕关节连线与患者胸骨平面保持垂直，借助上半身体重和肩、上臂肌肉的力量，垂直向下按压，每次压下后应让胸廓完全回弹，施救者必须避免按压间隙倚靠在患者胸上。按压深度：胸骨下陷至少 5 cm。按压和放松时间比为 1：1。按压频率为 100~120 次/min。救助人员连续做 30 次按压后，进行 2 次人工呼吸。以 30：2 的按压/通气比例，进行 5 个周期再重新评价。

4．儿童、婴儿心肺复苏具体操作

（1）儿童：心脏按压部位为胸骨下 1/2 处。根据患者的体型采用单掌或双掌按压，频率 100~120 次/min，按压幅度至少为胸廓前后径的 1/3，每次按压后胸廓复位。

（2）婴儿：心脏按压部位为紧贴胸部正中乳头连线下方水平，采用双指按压法，频率至少为 100 次/min，按压幅度至少为胸廓前后径的 1/3，每次按压后胸廓复位。新生儿按压/通气比例为 3：1，婴儿按压/通气比例为 30：2。

5．实施心肺复苏时的注意事项

（1）首先要确定患者确实已经失去了意识，才可实施心肺复苏。

（2）在实施心肺复苏之前，应先将患者移到安全区域。

（3）使患者以仰卧的姿势平躺在地板或地面上，这样可以确保在对患者实施心肺复苏时患者不乱摇动。

（4）要保持患者的呼吸道顺畅，做人工呼吸前应先清除患者口中或呼吸道的分泌物及异物。若患者戴有义齿，在做人工呼吸前应先将义齿摘下。

（5）进行人工呼吸时，救助人员的吹气量应为成年人深呼吸的正常量。

（6）若患者的舌头出现后坠现象，应将患者的舌头拉出来，以防舌头堵住气管引起窒息。

（7）为了防止传染疾病，救助人员在做人工呼吸之前，可用纸巾或纱布盖在患者的嘴上。

胸外心脏按压最为常见的并发症就是肋骨骨折，其有可能造成内脏的损伤或引起内脏穿孔出血。尤其是老年人，因为骨质疏松和胸廓弹性下降，更容易发生肋骨骨折。在进行胸外心脏按压时，一定要掌握正确的方法和合适的力度，平时要加强练习。

（二）院外止血技术

严重的创伤常引起大量出血而危及伤员的生命，在现场及时、有效地为伤员止血是挽救生命必须采取的措施。在医务人员到来之前为伤员止血要根据现场条件，选择可行的止血措施，同时还要避免或尽量减少止血措施给伤员带来不必要的损伤。

1．出血类型

（1）按出血部位分。

出血是指血管破裂导致血液流至血管外。按出血部位，出血分为外出血与内出血。外出血是指血液经伤口流到体外，在体表可看到出血。内出血是指血液流到组织间隙、体腔或皮下，形成脏器血肿、积血或皮下淤血。外出血显而易见，严重的内出血常因在体表看不到而隐匿凶险。身体受到创伤时可能同时存在内、外出血。

（2）按血管类型分。

血管分为动脉、静脉和毛细血管三种类型。根据发生出血损伤的血管类型，出血可分为动脉出血、静脉出血和毛细血管出血。动脉血含氧量高，血色鲜红，且动脉内血液流速快，压力高，一旦动脉受到损伤，出血可呈涌泉状或随心搏节律性喷射。大动脉出血可导致循环血容量快速下降。静脉血含氧量少，血色暗红，静脉内血液流速较慢，压力较低，但静脉管径较粗，能存有较多的血液，当曲张的静脉或大的静脉损伤时，血液也会大量涌出。任何出血都伴随毛细血管出血。毛细血管开始出血时出血速度比较快，血色鲜红，但出血量一般不大。身体受到撞击可引起皮下毛细血管破裂，导致皮下淤血。

2．失血量与症状

（1）轻度失血指突然失血量占全身血容量的 20%（成人失血约 800 mL）以下。可出现轻度休克症状，表现为口渴、面色苍白、出冷汗、手足湿冷、脉搏快而弱，每分钟达 100 次以上。

（2）中度失血指突然失血量占全身血容量的 20%～40%（成人失血 800～1 600 mL）。可出现中度休克症状，表现为面色苍白、手足湿冷、头昏、烦躁不安、呼吸急促、血压下降，脉搏细弱，每分钟达 100 次以上。

（3）重度失血指突然失血量占全身血容量的 40%（成人失血约 1 600 mL）以上。可出现重度休克症状，表现为表情淡漠，脉搏细、弱或摸不到，血压测不清，随时有生命危险。

3．外出血止血方法

（1）止血材料。

常用的止血材料有无菌敷料、绷带、三角巾、创可贴、止血带，也可用毛巾、手绢、布料、衣物等代替。救护员在为伤员止血时要采取防止感染的措施，如处理伤口前应洗手，尽可能戴医用手套或不透水的塑料手套，佩戴口罩，必要时佩戴防护眼镜或防护罩。处理伤口时要保护伤口，防止自身感染和感染扩散。处理伤口后要用肥皂、流动水彻底洗手。如自己的皮肤被划伤，应尽快就医，采取必要的免疫措施。

（2）少量出血的处理。

伤员伤口出血不多时，可做如下处理：救护员先洗净双手（最好戴上防护手套），然后用清水、肥皂把伤员伤口周围洗干净，用干净柔软的纱布或毛巾将伤口周围擦干；表面伤口和擦伤应该用干净的水冲洗，最好是用自来水，因为水压有利于冲洗；用创可贴或干净的纱布、手绢包扎伤口。注意：不要用药棉或有绒毛的布直接覆盖在伤口上。

（3）严重出血的止血方法。

控制严重出血，要分秒必争，立即采取止血措施，同时呼叫救护车。

① 直接压迫止血法：最直接、快速、有效、安全的止血方法，可用于大部分外出血的止血。操作时，救护员快速检查伤员伤口内有无异物，如有表浅小异物可将其取出；将干净的纱布块或手帕（或其他干净布料）作为敷料覆盖到伤口上，用手直接压迫止血。注意：必须是持续用力压迫；如果敷料被血液湿透，不要更换，再取敷料在原有敷料上覆盖，继续压迫止血，等待救护车到来。

② 加压包扎止血法：在直接压迫止血的同时，可用绷带（或三角巾）加压包扎。操作时，救护员首先直接压迫止血，压迫伤口的敷料应超过伤口周边至少 3 cm；用绷带（或三角巾）环绕敷料加压包扎；包扎后检查肢体末端血液循环。如包扎过紧影响血液循环，应重新包扎。

③ 止血带止血法：当四肢有大血管损伤，直接压迫无法控制出血，或不能使用其他方法止血（如有多处损伤，伤口不易处理，或伤病情况复杂）以致危及生命时，

尤其在特殊情况下（如灾难、战争环境、边远地区），可使用止血带止血。使用止血带的救护员应接受过专门的急救训练。止血带止血法包括表带式止血带止血、橡胶管止血带止血和布带止血带止血。表带式止血带止血：如上肢出血，在上臂的上 1/3 处（如下肢出血，在大腿的中上部）垫好衬垫（可用绷带、毛巾、平整的衣物等）。将止血带缠绕在肢体上，一端穿进扣环，并拉紧至伤口停止出血为度，并在明显的部位注明结扎止血带的时间。橡胶管止血带止血：橡胶管弹性好，如听诊器胶管等，可用作止血带，但直径不可过细，否则易造成局部组织损伤。操作时，在准备结扎部位垫好衬垫，救护员用左手拇指、食指和中指持橡胶管的首端 10 cm 处，右手将橡胶管拉紧绕肢体一圈后压住首端，再绕肢体一圈后将右手持的尾端放入左手食指、中指之间，由食指、中指夹持尾端从两圈橡胶管下拉出一半，使之成为一个活结。需要松止血带时，只要将尾端拉出即可。布带止血带止血：在事故现场，通常没有专用的医用气囊止血带或其他止血带，救护员可根据现场情况，就地取材，利用三角巾、围巾、领带、衣服、床单等作为布带止血带。但布带止血带缺乏弹性，止血效果差，如果过紧还容易造成肢体损伤或缺血坏死，因此，尽可能在短时间内使用。首先将三角巾或其他布料折叠成约 5cm 宽、平整的条状带；如上肢出血，在上臂的上 1/3 处（如下肢出血，在大腿的中上部）垫好衬垫（可用绷带、毛巾、平整的衣物等）；用折叠好的条状带在衬垫上加压绕肢体一周，两端向前拉紧，打一个活结（也可先将条状带的中点放在肢体前面，平整地将带的两端向后环绕一周作为衬垫，交叉后向前环绕第二周，并打一活结）；将一绞棒（如铅笔、筷子、勺把、竹棍等）插入活结的外圈内，然后提起绞棒旋转绞紧至伤口停止出血为止；将绞棒的另一端插入活结的内圈固定（或继续打结将绞棒的一端固定）；结扎好止血带后，在明显的部位注明结扎止血带的时间。使用止血带止血时要注意：上止血带前，应先将伤肢抬高，促使静脉血液回流，以减少血液流失；止血带不要直接结扎在皮肤上，应先用平整的衬垫垫好，再结扎止血；结扎止血带的部位应在伤口的近端。上肢结扎应在上臂的上 1/3 处，避免结扎在中 1/3 以下，防止损伤桡神经；下肢结扎应在大腿中上部。对于损毁的肢体，也可把止血带结扎在靠近伤口的部位，有利于最大限度地保存肢体，特别是伤口以下的肢体可能需要截肢或保留困难的情况下更需如此，以利于重建假肢；止血带松紧要适度，以伤口停止出血为度。过紧容易造成肢体损伤或缺血坏死；过松只能压迫静脉，使静脉血液回流受阻，反而加重出血；结扎好止血带后，要在明显部位加上标记，注明结扎止血带的时间，应精确到分钟；结扎止血带的时间一般不应超过 2 h，而且每隔 40～50 min 或发现伤员远端肢体变凉，应松解一次，以暂时恢复远端肢体的供血，松解时如有出血，可压迫伤口止血，松解约 3 min 后，在比原结扎部位稍低的位置重新结扎；解除止血带，应在输液、输血与采取其他有效的止血措施后进行。如止血带以下组织已明显广泛坏死，在截肢前不宜松解止血带；禁止将细铁丝、电线、绳索等用作止血带。

（三）现场包扎技术

伤口包扎是外伤现场应急处理的重要环节，应快速、准确地用创可贴、尼龙网套、纱布、绷带、三角巾或其他现场可以利用的布料包扎伤口。它可以起到快速止血、保护伤口、减少感染、减轻疼痛，以及固定敷料和夹板等作用，有利于转运和进一步的治疗。

1．伤口包扎概述

伤口是细菌侵入人体的门户之一，如果伤口被细菌感染，就有可能引起局部或全身严重感染并发脓毒症、气性坏疽、破伤风，严重损害健康甚至危及生命。受伤以后，如果没有条件做清创手术，在现场要先进行包扎。包扎的目的有：

（1）保护伤口，防止进一步污染，减少感染机会。

（2）减少出血，预防休克。

（3）保护内脏和血管、神经、肌腱等重要解剖结构。

（4）有利于转运伤员。

2．伤口种类

（1）割伤：被刀、玻璃等锋利的物品将组织整齐切开，如伤及大血管，伤口会大量出血。

（2）瘀伤：受硬物撞击或压伤、钝物击伤，使皮肤深层组织出血，伤处淤血肿胀，皮肤表面青紫。

（3）刺伤：被尖锐的小刀、针、钉子等扎伤，伤口小而深，易引起深层组织受损。

（4）挫裂伤：伤口表面参差不齐，血管撕裂出血，并黏附污物。

（5）枪伤：子弹可穿过身体而出或停留体内，体表可见 1～2 处伤口，体内组织、脏器等受伤。

3．检查判断

现场处理时，要仔细检查伤口的位置、大小、深度、污染程度、有无异物及何种异物。常见的情况有：

（1）伤口深，出血多，可能有血管损伤。

（2）胸部伤口较深时可能有气胸。

（3）腹部伤口可能有肝脾或胃肠损伤。

（4）肢体畸形可能有骨折。

（5）异物扎入人体可能损伤大血管、神经或重要脏器。

4．包扎材料

常用的包扎材料有创可贴、尼龙网套、三角巾、绷带、弹力绷带、胶带，以及就便器材如手帕、领带、毛巾、头巾、衣服等。

（1）创可贴：有不同规格，弹力创可贴适用关节部位损伤。

（2）绷带：卷状绷带具有不同的规格，可用于身体不同部位的包扎，如手指、手腕、四肢等。普通绷带利于伤口渗出物的吸收。高弹力绷带适用于关节部位损伤的包扎。

（3）就地取材：干净的衣物、手帕、毛巾、床单、领带、围巾等可作为临时性的包扎材料。

（4）胶带：多种宽度，呈卷状，用于固定绷带及敷料。对一般胶带过敏的，应采用纸制胶带。

（5）三角巾：较常见的三角巾展开规格为底边135 cm、两斜边85 cm、高65 cm的等腰三角形，有顶角、底边、斜边与两个底角。多用于手、足部包扎，还可对脚挫伤进行包扎固定，并可根据具体情况将三角巾折叠成条形、燕尾式、环状或以原形进行包扎。

5．包扎要求

包扎伤口，动作要快、准、轻、牢。包扎部位要准确、严密、不遗漏伤口；包扎动作要轻，不要碰触伤口，以免增加伤员的疼痛和出血；包扎要牢靠，但不宜过紧，以免妨碍血液流通和压迫神经；包扎前伤口处一定要加盖敷料。

6．包扎方法

（1）尼龙网套及自粘创可贴。

这是一种新型的包扎材料，可应用于表浅伤口、头部及手指伤口的包扎。现场使用方便、有效。尼龙网套包扎：尼龙网套具有良好的弹性，使用方便。头部及肢体均可用其包扎。先用敷料覆盖伤口并固定，再将尼龙网套套在敷料上。各种规格的自粘创可贴包扎：创可贴的透气性良好，具有止血、消炎、止疼、保护伤口等作用，使用方便，效果佳。选择大小合适的创可贴，除去包装，将中央部对准伤口贴上即可。

（2）绷带包扎。

这是包扎法中最基本最常用的方法，一般小伤口清洁后的包扎都用此方法，还适用于颈部、头部、腿部以及胸腹等处。

① 环形法：绷带包扎中最常用的方法，适用于肢体粗细较均匀处伤口的包扎，小伤口的包扎一般都使用此法。具体步骤：伤口采用无菌或干净的敷料覆盖，固定；将绷带打开，一端稍作斜状环绕第一圈，将第一圈斜出一角压入环形圈内，环绕第二圈；加压绕肢体环形缠绕4~5层，每圈盖住前一圈，绷带缠绕范围要超出敷料边缘；最后用胶布固定，或将绷带尾端从中央纵行剪成两个布条，两个布条先打一结，然后再缠绕肢体打结固定。

② 回返包扎：用于头部、肢体末端或断肢部位的包扎。以头部包扎为例说明，具体步骤：用无菌或干净的敷料覆盖伤口；先环形固定两圈，固定时前方齐眉，后方达枕骨下方；左手持绷带一端于头后中部，右手持绷带卷，从头后方向前绕到前额；固定前额处绷带向后反折；反复呈放射性反折，直至将敷料完全覆盖；最后环形缠绕两圈，将上述反折绷带固定。

③ "8"字包扎：手掌、手背、踝部和其他关节处伤口选用"8"字包扎，用无菌或干净的敷料覆盖伤口。以手部包扎为例说明，具体步骤：用无菌或干净的敷料

覆盖伤口；包扎手时从腕部开始，先环形缠绕两圈；再经手和腕"8"字形缠绕；最后将绷带尾端固定在腕部，包扎关节时绕关节上下"8"字形缠绕。

④ 螺旋包扎：适用于粗细相等的肢体、躯干部位的包扎。选用无菌的或干净的敷料覆盖伤口。具体步骤：用无菌的或干净的敷料覆盖伤口；先环形缠绕两圈；从第三圈开始，环绕时压住前一圈的1/2或1/3；最后用胶布粘贴固定。

⑤ 螺旋反折包扎：用于肢体上下粗细不等部位的包扎，如小腿、前臂等。具体步骤：先用环形法固定始端；螺旋方法每圈反折一次，反折时，以左手拇指按住绷带上面的正中处，右手将绷带向下反折，向后绕并拉紧；反折处避开伤口。

（3）三角巾包扎。

对创面较大、固定夹板、手臂悬吊等，需应用三角巾包扎法，使用三角巾，注意侧边要固定，角要拉紧，中心伸展，敷料贴实。在应用时可按需要折叠成不同的形状，适用于不同部位的包扎。使用三角巾的目的是保护伤口，减少感染，压迫止血，固定骨折，减少疼痛。包扎方法有以下七种。

① 头顶帽式包扎：用于头顶部外伤，且伤口无异物的情况。具体步骤：将底边折叠1~2横指宽，边缘置于伤员前额齐眉处，顶角向后；两底角经两耳上方拉向头后部枕骨下方交叉并压住顶角；再绕回前额齐眉打结；顶角拉紧，折叠后掖入头后部交叉处内。

② 肩部包扎：适用于肩部受伤部位的包扎。肩部包扎分为单肩包扎和双肩包扎。单肩包扎具体步骤：三角巾折叠成燕尾式，燕尾夹角约90°，大片在后压住小片，放于肩上；燕尾夹角对准伤侧颈部；燕尾底边两角包绕上臂上部并打结固定；拉紧两燕尾角，分别经胸、背部至对侧，于腋前或腋后线处打结。双肩包扎具体步骤：三角巾折叠成燕尾式，两燕尾角相等，燕尾夹角约100°；披在双肩上，燕尾夹角对准颈后正中部；燕尾角过肩，由前向后包肩于腋前或腋后，与燕尾底边打结。

③ 胸部背部包扎：适用于胸背部伤口的止血包扎，包括双侧胸部包扎和单侧胸部包扎。双侧胸部包扎具体步骤：三角巾折叠成燕尾式，两燕尾角相等，燕尾夹角约100°置于胸前，夹角对准胸骨上凹；两燕尾角过肩于背后，将燕尾顶角系带，绕胸与底边在背后打结；将一燕尾角系带拉紧绕横带后上提，再与另一燕尾角打结。背部包扎时，把燕尾巾调到背部即可。单侧胸部包扎具体步骤：将三角巾展开，顶角放在伤侧肩上；底边向上反折置于胸部下方，并绕胸至背的侧面打结；将顶角拉紧，顶角系带穿过打结处上提系紧。

④ 腹部包扎：适用于腹部伤口的止血包扎。具体步骤：三角巾底边向上、顶角向下横放在腹部，顶角对准两腿之间；两底角围绕腹部至腰后打结；顶角由两腿间拉向后面与两底角连接处打结。

⑤ 手足包扎：适用于手足部伤口的止血包扎。具体步骤：三角巾展开；手指或足趾尖对向三角巾的顶角；手掌或足平放在三角巾的中央；指缝或趾缝间插入敷料；将顶角折回，盖于手背或足背；两底角分别围绕到手背或足背交叉；再在腕部或踝部围绕一圈后在腕部背侧或踝部前方打结。

⑥ 膝部（肘部）带式包扎：适用于关节部位伤口的止血包扎。具体步骤：将三

角巾折叠成适当宽度的带状；将中段斜放于膝部，两端向后交叉缠绕，返回时分别压于中段上下两边；包绕肢体一周在肢体外侧打结。

⑦ 悬臂带：适用于怀疑上肢骨折，现场予以固定者。悬臂带分为小悬臂带和大悬臂带。小悬臂带：用于上臂骨折及上臂、肩关节损伤。具体步骤三角巾折叠成适当宽的条带，中央放在前臂的下 1/3 处或腕部；一底角放于健侧肩上，另一底角放于伤侧肩上；两底角绕颈在颈侧方打结，将前臂悬吊于胸前。大悬臂带：用于前臂、肘关节等的损伤。具体步骤：三角巾顶角对着伤肢肘关节；一底角置于健侧胸部过肩于背后，伤臂屈肘（功能位）放于三角巾中部，另一底角包绕伤臂反折至伤侧肩部；两底角在颈侧方打结，顶角向肘部反折，用别针固定或捲紧后掖入肘部，也可将预角系带绕背部至对侧腋前线与底边相系，将前臂悬吊于胸前。

7．注意事项

（1）伤口上要加盖敷料。

（2）应用绷带包扎时，松紧要适度。

（3）出现绷带过紧的现象，如手、足的甲床发紫，绷带缠绕肢体远心端皮肤发紫，有麻木感或感觉消失，严重者手指、足趾不能活动时，应立即松开绷带，重新缠绕。

（4）无手指、足趾末端损伤者，包扎时要暴露肢体末端，以便观察末梢血液循环。

（四）搬运伤（病）员技术

搬运伤（病）员的方法是应急救护的重要技术之一。其主要目的是使伤（病）员尽快脱离危险区域，纠正当时影响伤（病）员的病态体位，以减轻痛苦，减少二次伤害，安全转送医院治疗，以免造成伤（病）员残废。搬运方法应根据当地、当时的器材和人力而选定。徒手搬运法适用于伤势较轻、无骨折、转运路程较近的伤员；使用器材搬运适用于伤病较重，不宜徒手搬运，且转运路程较远的伤员。

1．徒手搬运

在搬运伤员过程中凭人力和技巧，不使用任何器具的一种搬运方法。该方法常适用于狭窄的阁楼和通道等、担架或其他简易搬运工具无法通过的地方。此法虽实用，但因其对搬运者来说比较劳累，有时容易给伤病员带来不利影响。具体的搬运法有以下几种：

（1）单人徒手搬运法。

① 扶行法：适用于搬运单侧下肢有轻伤但没有骨折，两侧或一侧上肢没有受伤，在救护员帮助下能行走的伤员。救护员站在伤员没有受伤的上肢一侧，将伤员的上肢从救护员颈后绕到肩前，用一只手抓住肩前伤员的手，用另一只手扶住伤员的腰部，搀扶行走。

② 背负法：适用于搬运意识清醒、老弱或年幼、体形较小、体重较轻，两侧上肢没有受伤或仅有轻伤，没有骨折的伤员。救护员背向伤员蹲下，让伤员将双臂环抱于救护员的胸前，双手紧握，救护员用双手抓住伤员的大腿，慢慢站起，然后前行。

③ 抱持法（手抱法）：适用于搬运年幼体轻、病情较轻或只有手足部骨折的伤员。救护员蹲在伤员的一侧，面向伤员，将一侧手臂放于伤员的大腿下，用另一侧手臂环抱伤员的背部，将其轻轻抱起，然后前行。

④ 拖行法：适用于在现场环境危险的情况下，搬运不能行走的伤员。拖行法分为腋下拖行法、衣服拖行法和毛毯拖行法。腋下拖行法具体步骤：将伤员的手臂横放于胸前，救护员的双臂置于伤员的腋下，双手抓紧伤员对侧手臂，将伤员缓慢向后拖行。衣服拖行法具体步骤：将伤员外衣扣解开，衣服从背后反折，中间段托住颈部和头后，抓住垫于伤员头后的衣服缓慢向后拖行。毛毯拖行法具体步骤：将伤员放在毛毯上或用毛毯、被单、被罩等将伤员包裹，救护员拉住毛毯、被单、被罩等缓慢向后拖行。

⑤ 爬行法：适用于在空间狭窄或有浓烟的环境下，搬运两侧上肢没有受伤或仅有轻伤的伤员。具体步骤：救护员用布带将伤员双腕捆绑于胸前并骑跨于伤员的躯干两侧，将伤员的双手套在救护员颈部，救护员用双手着地，或一只手保护伤员头颈部，另一只手着地，抬头使伤员的头、颈、肩部离开地面，拖带伤员前行。

上述方法不适用于可能有脊柱损伤的伤员。

（2）双人徒手搬运法。

① 轿杠式：适用于搬运无脊柱、骨盆及大腿骨折，能用双手或一只手抓紧救护员的伤员。两名救护员面对面各自用右手握住自己的左手腕，再用左手握住对方右手腕，救护员蹲下，让伤员将两上肢分别（或一侧上肢）放到救护员的颈后（或背后），再坐到相互握紧的手上。两名救护员同时站起，行走时同时迈出外侧的腿，保持步调一致。

② 椅托式：适用于搬运无脊柱、骨盆及大腿骨折，清醒但体弱的伤员。两名救护员面对面，各自伸出相对的一只手并互相握紧对方手腕，蹲下后让伤员坐到相互握紧的两手上，其余两手在伤员背后交叉后，抓住伤员的腰带。两名救护员同时站起，行走时同时迈出外侧的腿，保持步调一致。

③ 拉车式（前后扶持法）：适用于在狭窄地方搬运无上肢、脊柱、骨盆及下肢骨折的伤员，或用于将伤员移上椅子、担架。扶伤员坐起，将伤员的双臂横放于胸前，一名救护员在伤员背后蹲下，将双臂从伤员腋下伸到其胸前，双手抓紧伤员的前臂，另一名救护员在伤员腿旁蹲下，将伤员两足交叉，用双手抓紧伤员的踝部（或用一只手抓紧踝部，腾出另一只手拿急救包）。两名救护员同时站起，一前一后地行走，另一名救护员也可蹲在伤员两腿之间，双手抓紧伤员膝关节下方。两名救护员同时站起，一前一后地行走。

（3）三人徒手搬运法。

三名救护员单膝跪在伤员一侧，分别在肩部、腰部和膝踝部将双手伸到伤员对侧，手掌向上抓住伤员。由中间的救护员指挥，三人协调动作，同时用力，保持伤员的脊柱为一轴线平稳抬起，放于救护员大腿上。救护员协调一致，将伤员抬起。如将伤员放下，可按相反的顺序进行。

（4）多人搬运法。

对于脊椎受伤的患者，向担架上搬动时应由 4 ~ 6 人一起完成。2 人专管头部的牵引固定，使伤员始终保持与躯干成直线的位置，维持颈部不动，另 2 人托住臂背，剩余 2 人托住下肢，协调地将伤者平直放到担架上，并在颈、腘窝放置枕头，头部两侧用软垫沙袋固定。

（5）担架搬运法。

担架是运送伤员最常用的工具。一般情况下，肢体骨折或怀疑脊柱受伤的伤员都需要用担架搬运，可使伤员安全，避免加重损伤。搬运伤者的过程中，切记小心将伤者移至担架后，两人各抬担架两端即可。基于安全考虑，在一般平地时让伤者脚朝前方；在上楼梯、上坡或抬上救护车时，则应让伤者头部向前端较佳。

2．搬运原则

（1）止血、包扎、固定后再进行搬运。

（2）根据伤情选择适当的搬运方法。

（3）动作要轻巧、迅速，尽量减少一切不必要的损伤。

（4）随时观察患者情况，如有伤病情加重应停止搬运，就地抢救。

3．搬运患者注意事项

（1）必须先急救，妥善处理后才能搬动。

（2）运送时尽可能不摇晃伤者的身体。若遇脊椎受伤者，应将其身体固定在担架上，硬板担架搬送。切忌一人抱胸、一人搬腿的双人搬抬法，因为这样易加重脊髓损伤。

（3）运送患者时，随时观察呼吸、体温、出血、面色变化等情况，注意患者姿势，给患者保暖。

（4）人员、器材未准备好时，切忌随意搬动。

三、应急救护基本程序

在突发事件或灾害事故的现场，面对危重患者，评估现场环境，迅速、有序地对伤病员进行初步检查，做出初步的快速判断并采取相应的救护措施。

（一）环境评估

在任何事故现场，救护员都要冷静地观察周围。判断环境是否存在危险，必要时采取安全保护措施或呼叫救援。只有确保在安全的情况下才可进行救护。

（二）初步检查和评估伤（病）情

在确保环境安全或采取了必要的安全措施后，应立即检查伤（病）情，并对发现的伤病员及时采取相应的救护措施。

1．检查反应（Response）

如怀疑伤病员意识不清，救护员应用双手轻拍伤病员的双肩，并在伤病员的耳边大声呼唤，观察伤病员是否有反应。如是婴儿，用手指轻弹或拍其足底。如伤病员没有反应，即可认为意识不清，要立即呼救；如伤病员有反应，应继续检查伤病情况，采取相应救护措施，必要时呼救或将伤病员送往医院。

2．检查气道（Airway）

对没有反应（意识不清）的伤病员，要保持其气道通畅。伤病员可能因舌后坠而阻塞气道，救护员可采用仰头举颏法打开气道。

3．检查呼吸（Breathing）

保持伤病员呼吸道通畅，用扫视的方法，判断伤病员有无呼吸。检查时间不超过 10 s。扫视的方法是直接观察伤病员的胸、腹部，判断有无呼吸。或用一听、二看、三感觉的方法，主要指靠近患者脸部倾听伤病员有无呼吸，同时观察伤病员的胸腹部有无起伏并用面颊感受气流。如发现伤病员无呼吸（或叹息样呼吸），即可以认定伤病员已出现心搏骤停，应立即实施心肺复苏抢救。

4．检查循环（Circulation）

检查伤病员有无外伤和出血，如有严重出血，要立即采取止血措施。

5．检查清醒程度（Disability）

在抢救过程中，要随时检查伤病员的清醒程度，判断伤病情是否发生变化。

（1）完全清醒：伤病员眼睛能睁开，能回答救护员的问题。

（2）对声音有反应：伤病员不能回答救护员的问题，但对大声问话有反应，能按指令动作。

（3）对疼痛有反应：伤病员对救护员的问话没有反应，但对疼痛刺激（如捏、掐皮肤）有反应，如睁眼或有动作。

（4）完全无反应：伤病员对任何刺激都没有反应。

6．充分暴露检查伤情（Exposure）

在伤病员情况较稳定、现场环境许可的情况下，应充分暴露伤病员受伤部位，以便进一步检查和处理。检查包括头部（眼、耳、鼻、口腔）、颈部、胸部、腹部、上肢、下肢、骨盆、脊柱等，同时询问伤病员的病史，并注意伤病员是否随身携带药品。在检查完成后，要整理伤病员衣裤，避免暴露伤病员隐私。

7．注意事项

（1）在任何情况下，应首先处理在检查中发现的严重伤情，采取呼救、心肺复苏、止血、保持气道通畅等措施。

（2）在专业人员到达前，要进行反复检查并记录，判断伤情是否发生变化。

（三）呼救

发现伤病员病情严重时，要及时拨打急救电话"120"，也可请周围人帮助拨打。

当拨通急救电话后，要沉着、冷静，注意语速，清楚地回答急救中心接线员的询问，并简述以下情况。

1. 地点

伤病员所在的具体地点，附该地点附近明显标志，如建筑物和公交车站等，以便寻找。

2. 基本信息

伤病员的年龄、性别、人数。

3. 时间和症状

伤病员发生伤病的时间和主要表现，如胸痛、意识不清、眩晕、呼吸困难等。

4. 致因

可能导致意外伤害发生的原因，如电击、爆炸、淹溺、中毒、交通事故等。

5. 联系方式

现场联系人的姓名和电话。

四、突发传染病应急管理技术

突发传染病是指突然发生，并可能造成社会公众健康严重损害的重大传染病疫情，影响公众健康的事件。按其性质、严重程度、可控性和影响范围等因素分成 4 级，即特别重大（Ⅰ级）、重大（Ⅱ级）、较大（Ⅲ级）和一般（Ⅳ级），依次采用红色、橙色、黄色、蓝色加以表示。

（一）突发传染病的特点

1. 突发性，难预测

疾病传染多为突然发生，情况紧急，事先没有预兆，不易预测，甚至难以预测，以致难以做出能完全避免此事件发生的应对措施。

2. 传染范围广，病情重

患者数量多，病情严重，具有较高的死亡率。疾病直接影响到相当人数的群体，传播速度快，给社会造成严重危害，影响全体公民，并对整个社会的正常生活构成威胁。

（二）突发传染病的预警

预警（warning）有狭义和广义之分。狭义的预警是指预先发出警报，即在事情发生之前发出警报。广义的预警是指预测和报警，即在发生或进行之前先行推测或测定，并根据推测或测定的结果进行预先警报。

1．预警的特点和分类

突发传染病的预警以现实为前提，以阻止、控制和消除为目的。预警的类别：参照经济监测预警法，根据预测结果对比阈值确定警情，无警用"绿色"。轻警用"蓝色"、中警用"黄色"、重警用"橙色"、特警用"红色"表示。

2．预警的原则

突发传染病是客观存在的现象，预警应该按疾病预防学体系规范及要求，通过对某例传染病事件从"起点"到"终点"的详细观察与分析，来反映事件形成因素与各种内、外因的复杂关联以及发展趋势。

（三）突发传染病的报告

突发传染病发生紧急，应当遵循疫情报告属地管理原则，按照国务院规定的或者国务院卫生行政部门规定的内容、程序、方式和时限报告。2013 年修订的《中华人民共和国传染病防治法》中明确要求，任何单位和个人发现传染病病人或者疑似传染病病人时，应当及时向附近的疾病预防控制机构或者医疗机构报告，也有权向上级人民政府及其卫生行政部门举报违反本法的行为。接到举报的有关人民政府或者其卫生行政部门，应当及时调查处理。疾病预防控制机构应当设立或者指定专门的部门、人员负责传染病疫情信息管理工作，及时对疫情报告进行核实、分析。负有传染病疫情报告职责的人民政府有关部门、疾病预防控制机构、医疗机构、采供血机构及其工作人员，不得隐瞒、谎报、缓报传染病疫情。

国务院卫生行政部门定期公布全国传染病疫情信息，省、自治区、直辖市人民政府卫生行政部门定期公布本行政区域的传染病疫情信息。传染病暴发、流行时，国务院卫生行政部门负责向社会公布传染病疫情信息，并可以授权省、自治区、直辖市人民政府卫生行政部门向社会公布本行政区域的传染病疫情信息。公布传染病疫情信息应当及时、准确。

（四）突发传染病的应急反应

突发传染病的发生，将会造成极其恶劣的影响，需要各部门积极配合，上至各级人民政府快速做出有效应答，下至各个医疗机构组织快速配合响应。医疗机构、疾病预防控制机构、突发传染病发生地区都应根据 2013 年修订的《中华人民共和国传染病防治法》的规定做出相应、及时、正确的应急反应。

（五）现场处理原则

突发传染病情况紧急，应立即使受害者转移现场，送往有条件的专科医院，必要时立即隔离。采取措施，最大限度地减少危险因素的扩散，对疑似受害者以及其他有关高危人群，启动相应的医学观察程序，尽快查明事故原因。

拓展阅读

《突发公共卫生事件应急条例》节选

第四章　应急处理

第二十六条　突发事件发生后，卫生行政主管部门应当组织专家对突发事件进行综合评估，初步判断突发事件的类型，提出是否启动突发事件应急预案的建议。

第二十七条　在全国范围内或者跨省、自治区、直辖市范围内启动全国突发事件应急预案，由国务院卫生行政主管部门报国务院批准后实施。省、自治区、直辖市启动突发事件应急预案，由省、自治区、直辖市人民政府决定，并向国务院报告。

第二十八条　全国突发事件应急处理指挥部对突发事件应急处理工作进行督察和指导，地方各级人民政府及其有关部门应当予以配合。

省、自治区、直辖市突发事件应急处理指挥部对本行政区域内突发事件应急处理工作进行督察和指导。

第二十九条　省级以上人民政府卫生行政主管部门或者其他有关部门指定的突发事件应急处理专业技术机构，负责突发事件的技术调查、确证、处置、控制和评价工作。

第三十条　国务院卫生行政主管部门对新发现的突发传染病，根据危害程度、流行强度，依照《中华人民共和国传染病防治法》的规定及时宣布为法定传染病；宣布为甲类传染病的，由国务院决定。

第三十一条　应急预案启动前，县级以上各级人民政府有关部门应当根据突发事件的实际情况，做好应急处理准备，采取必要的应急措施。

应急预案启动后，突发事件发生地的人民政府有关部门，应当根据预案规定的职责要求，服从突发事件应急处理指挥部的统一指挥，立即到达规定岗位，采取有关的控制措施。

医疗卫生机构、监测机构和科学研究机构，应当服从突发事件应急处理指挥部的统一指挥，相互配合、协作，集中力量开展相关的科学研究工作。

第三十二条　突发事件发生后，国务院有关部门和县级以上地方人民政府及其有关部门，应当保证突发事件应急处理所需的医疗救护设备、救治药品、医疗器械等物资的生产、供应；铁路、交通、民用航空行政主管部门应当保证及时运送。

第三十三条　根据突发事件应急处理的需要，突发事件应急处理指挥部有权紧急调集人员、储备的物资、交通工具以及相关设施、设备；必要时，对人员进行疏散或者隔离，并可以依法对传染病疫区实行封锁。

第三十四条　突发事件应急处理指挥部根据突发事件应急处理的需要，可以对食物和水源采取控制措施。

县级以上地方人民政府卫生行政主管部门应当对突发事件现场等采取控制措施，宣传突发事件防治知识，及时对易受感染的人群和其他易受损害的人群采取应急接种、预防性投药、群体防护等措施。

第三十五条 参加突发事件应急处理的工作人员，应当按照预案的规定，采取卫生防护措施，并在专业人员的指导下进行工作。

第三十六条 国务院卫生行政主管部门或者其他有关部门指定的专业技术机构，有权进入突发事件现场进行调查、采样、技术分析和检验，对地方突发事件的应急处理工作进行技术指导，有关单位和个人应当予以配合；任何单位和个人不得以任何理由予以拒绝。

第三十七条 对新发现的突发传染病、不明原因的群体性疾病、重大食物和职业中毒事件，国务院卫生行政主管部门应当尽快组织力量制定相关的技术标准、规范和控制措施。

第三十八条 交通工具上发现根据国务院卫生行政主管部门的规定需要采取应急控制措施的传染病病人、疑似传染病病人，其负责人应当以最快的方式通知前方停靠点，并向交通工具的营运单位报告。交通工具的前方停靠点和营运单位应当立即向交通工具营运单位行政主管部门和县级以上地方人民政府卫生行政主管部门报告。卫生行政主管部门接到报告后，应当立即组织有关人员采取相应的医学处置措施。

交通工具上的传染病病人密切接触者，由交通工具停靠点的县级以上各级人民政府卫生行政主管部门或者铁路、交通、民用航空行政主管部门，根据各自的职责，依照传染病防治法律、行政法规的规定，采取控制措施。

涉及国境口岸和入出境的人员、交通工具、货物、集装箱、行李、邮包等需要采取传染病应急控制措施的，依照国境卫生检疫法律、行政法规的规定办理。

第三十九条 医疗卫生机构应当对因突发事件致病的人员提供医疗救护和现场救援，对就诊病人必须接诊治疗，并书写详细、完整的病历记录；对需要转送的病人，应当按照规定将病人及其病历记录的复印件转送至接诊的或者指定的医疗机构。

医疗卫生机构内应当采取卫生防护措施，防止交叉感染和污染。

医疗卫生机构应当对传染病病人密切接触者采取医学观察措施，传染病病人密切接触者应当予以配合。

医疗机构收治传染病病人、疑似传染病病人，应当依法报告所在地的疾病预防控制机构。接到报告的疾病预防控制机构应当立即对可能受到危害的人员进行调查，根据需要采取必要的控制措施。

第四十条 传染病暴发、流行时，街道、乡镇以及居民委员会、村民委员会应当组织力量，团结协作，群防群治，协助卫生行政主管部门和其他有关部门、医疗卫生机构做好疫情信息的收集和报告、人员的分散隔离、公共卫生措施的落实工作，向居民、村民宣传传染病防治的相关知识。

第四十一条 对传染病暴发、流行区域内流动人口，突发事件发生地的县级以上地方人民政府应当做好预防工作，落实有关卫生控制措施；对传染病病人和疑似传染病病人，应当采取就地隔离、就地观察、就地治疗的措施。对需要治疗和转诊的，应当依照本条例第三十九条第一款的规定执行。

第四十二条 有关部门、医疗卫生机构应当对传染病做到早发现、早报告、早隔离、早治疗，切断传播途径，防止扩散。

第四十三条 县级以上各级人民政府应当提供必要资金,保障因突发事件致病、致残的人员得到及时、有效的救治。具体办法由国务院财政部门、卫生行政主管部门和劳动保障行政主管部门制定。

第四十四条 在突发事件中需要接受隔离治疗、医学观察措施的病人、疑似病人和传染病病人密切接触者在卫生行政主管部门或者有关机构采取医学措施时应当予以配合;拒绝配合的,由公安机关依法协助强制执行。

资料来源:国务院,《突发公共卫生事件应急条例》(国务院令第 588 号),2011 年 1 月 8 日。

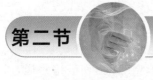

第二节 常见意外救护

常见的意外伤害有动物咬伤、溺水、火灾、地震、交通事故等。群众应该对意外伤害有一定的认识,并尽量避免其发生,一旦发生,要将其危害降到最低。在意外伤害救护的现场,要牢记救护中的安全原则,保护自我,避免伤害的增加,更要重视现场急救、途中转运、急诊救治在救护中的连续性和时效性。

一、咬伤的急救技术与流程

(一)猫狗咬伤

猫狗咬伤主要带来由狂犬病毒引起的、侵犯中枢神经系统的人畜共患的自然疫源性疾病,感染方式主要是携带狂犬病病毒的动物咬、舔、抓时,将唾液内的病毒传给动物或人。狂犬病的主要传染源是狗,其次是猫。另外,还有许多野生动物都可传播狂犬病。有时动物并没有发病,但其带有狂犬病病毒,人被这些动物咬伤之后也可能患狂犬病。所以,被猫狗咬伤后,处理得当非常重要。

(1)如果伤口破损出血、血流不多,不急于止血,流出的血液可以将伤口上残留的动物唾液一并带走。对于渗血的伤口,尽量从近心端(伤口离心脏近的位置)挤压伤口排血,以利于残留唾液的排出。

(2)用流动的肥皂水或清水冲洗伤口至少 15 min,用干纱布或干净布料蘸干伤口,再用 70% 酒精或碘酒消毒伤口和周围的皮肤;如果现场找不到酒精或碘酒,可以用白酒替代。伤口较深,更应反复挤压、冲洗,并消毒,还需用 3% 过氧化氢(双氧水)冲洗;必要的情况,扩大伤口,不缝合,利于引流。伤口处理后,尽快到医院或卫生防疫站注射狂犬和破伤风疫苗。

(二)毒蛇咬伤

全世界共有蛇类 2 500 种,其中毒蛇约有 650 种,可致命的毒蛇约有 200 种。

已知我国的蛇类约有216种，其中毒蛇65种，分属于3科31属。其中分布较广，有剧毒、危害较大的有10余种。

毒蛇咬伤后引起发病是由于毒腺中所分泌的蛇毒，主要成分为毒蛋白和酶类。蛇毒可分为神经毒素和血液毒素。前者主要见于金环蛇、银环蛇、海蛇等，对中枢、周围神经、神经肌肉传导功能等产生损害作用，可引起惊厥、瘫痪和呼吸麻痹；后者主要见于竹叶青、五步蛇、蝰蛇、烙铁头蛇等，主要侵犯血液系统，对心血管和血液系统造成损害，引起心律失常，循环衰竭、溶血和出血。毒蛇主要见于我国南方农村或山区，夏秋季节多发。一旦被毒蛇咬伤应立即采取以下措施：

（1）咬伤后不要惊慌，不要大声呼叫或奔跑，避免加速毒素的吸收和扩散。

（2）放低伤口，避免伤口高于心脏。切勿切开、吸吮或挤压伤口。

（3）用绷带由伤口的近心端向远心端包扎。上肢压力控制在40~70 mmHg之间，下肢压力控制在55~70 mmHg之间，包扎整个伤肢。包扎时要注意松紧合适，能放入一个手指，压力不足达不到效果，压力过大会导致局部组织损伤。这是通过降低淋巴回流速度减慢蛇毒扩散的安全有效的方法。

（4）被毒蛇咬伤后不能饮酒。

（5）记录蛇的资料，在不能确定是否为毒蛇的情况下均按处理毒蛇的方法处理。

（6）立即拨打急救电话，迅速送往有条件的医院救治。尽快采取抗蛇毒血清治疗，注射破伤风抗毒素。

二、溺水的急救技术与流程

由于呼吸道被水、污泥、杂草等杂质阻塞，喉头、气管发生后射性痉挛，引起窒息和缺氧，称为溺水。缺氧是溺水死亡的原因。当人体坠落水中而身体被淹没时，口腔和鼻腔则被水所充满，而氧气不能进入；同时，因冷水或吸水的刺激而引起反射性咽喉痉挛，于是发生窒息；患者不断挣扎，使窒息越加严重，因而发生缺氧和昏迷。如水继续被吸入肺内，则患者会因缺氧而死亡。在发生溺水或者发现溺水时要学会自救和对溺水者进行救援。

（一）水中救护

在岸上发现有人溺水时，应遵循岸上优先、工具优先、团队优先和信息优先的救护原则，这四个原则相辅相成。岸上救护要用到工具，为了提高救援的成功率，要同步呼救求援，尽早获取专业的救助。在日常生活中发现有人溺水，第一目击者应立刻启动现场救援程序。首先应呼叫周围群众的援助，有条件的应尽快通知附近的专业水上救生人员或110消防人员。同时应尽快拨打"120"急救电话。第一目击者在专业救援到来之前，可向溺水者投递竹竿、衣物、绳索、漂浮物等，在使用工具拉溺水者上岸的过程中，救护者一定要放低自己的重心，可以趴着、蹲着或跪着。不推荐非专业救生人员下水救援，不推荐多人手拉手下水救援。专业救生员下水救护的具体措施包括：

（1）充分做好自我保护。救护员自觉有能力，可跳入水中将落水者救出；如无能力，千万不要贸然跳入水中，应立即高声呼救。

（2）迅速接近落水者，从其后面靠近，不要被慌乱挣扎中的落水者抓住。

（3）从后面双手托住落水者的头部，两人均采用仰泳姿势（以利呼吸），将其带至安全处。

（4）有条件的采用可以漂浮的脊柱板救护落水者，若有必要进行口对口的人工呼吸。

（5）高声呼救，获得帮助，启动急救医疗服务体系（emergency medical service system，EMSS）。

（二）岸上救护

（1）要将淹溺者尽量放置侧卧位，头部位置能使口鼻自动排出液体，清理口鼻异物。无须控水，没有任何证据显示水会作为异物阻塞气道。无呼吸心跳者，立即给予两次人工吹气，然后做胸外心脏按压，五个循环后判断复苏效果。

（2）如果有呼吸心跳，意识不清醒，清除口鼻异物，保证呼吸通畅，密切观察呼吸和心跳变化。

（3）如果有呼吸心跳，意识清醒，保证呼吸通畅，实施其他救护措施。

（4）淹溺者自主能力正常，可协助其自行采用催吐方法排出胃内水，催吐有致误吸的风险，救护员应随时观察淹溺者。

（5）不要轻易放弃抢救，特别是低体温情况下，抢救应坚持到医务人员到达现场。

（6）应急救护有效，淹溺者恢复心跳、呼吸，可用干毛巾为淹溺者擦拭全身，自四肢、躯干向心脏方向摩擦，以促进血液循环。

（7）呼叫急救医疗服务系统进行现场或医院救护。

三、火灾的急救技术与流程

火灾不受时间、空间限制且发生频率较高，是最经常、最普遍的威胁公众安全和社会发展的主要灾害之一。火灾多由闪电、雷击、风干物燥等引起，导致森林大火或建筑物失火，也可由生产、生活中不慎、战争或故意纵火等原因引起。随着社会的发展，我国人员密集场所的数量和规模逐年上升，火灾的原因及范畴逐步扩展，家庭使用的电器、煤气、电线等，石油化学工业中的大批危险品都可能引起火灾爆炸。密集场所中，人员疏散比较困难，且缺乏火灾急救知识，一旦发生火灾，极易造成重大人员伤亡，甚至造成群死群伤的恶性事故。火灾的急救要遵循火灾避险的原则，就是报警、扑救、撤离。

（一）报警

不论何时何地，一旦发现火灾，立即拨打"119"报警。报警内容：单位、地址、起火部位、燃烧物质、火势大小、有无人员被困、进入火场路线以及联系人姓名、电话等，并派人到路口接应消防车进入火场。

（二）扑救

火灾初起阶段具有火势较弱、燃烧面积不大、烟气流动速度慢、火焰辐射热量小、周围物品和建筑结构温度上升不快等特点。这个阶段要及时组织力量，利用消防器材将火扑灭，争取灭早、灭小、灭了。

（1）电器着火要立即切断电源，用干粉或气体灭火器灭火，不可泼水。

（2）油锅着火要迅速关闭燃气阀门，盖上锅盖或湿布，还可以把切好的蔬菜倒在锅里。

（3）室内的沙发、棉被等物品着火，可立刻用水浇灭。

（4）液化气罐着火应立即关闭阀门，可用浸湿的被褥、衣物等捂盖。

（5）身上着火时，切记不要奔跑，立即躺倒，翻滚灭火或跳入就近的水池，其他人也可用厚重衣物或被子覆盖着火部位灭火。

（三）撤离

如果火势较大，超过自己的扑救能力时，应想方设法尽早撤离。起火后，一氧化碳已经超过人体的允许浓度，而空气中氧含量又迅速下降，火场温度已接近 400 ℃左右，此时人在火场是相当危险的，要迅速逃生。

1．保持镇静

选择正确的逃生路线和逃生方法。面对浓烟和烈火，要保持镇静，迅速判断，确定逃生的路线和办法，尽快撤离险地。一般建筑物都有两个以上逃生楼梯、通道或安全出口，这些是火灾发生时最重要的逃生之路。

2．简易防护，匍匐逃生

可用湿毛巾捂住口鼻，保护呼吸道，防止窒息。烟雾较空气轻，要贴近地面撤离。还可以将头部、身上浇冷水或用浸湿的棉被、毯子等将头、身体裹好撤离。

3．利用阳台、窗口逃生

利用身边结实的绳索或用床单、窗帘、衣服等自制简易救生绳，用水打湿，一端拴在门窗栏杆或暖气上，另一端甩到楼下，沿绳索滑到安全楼层或地面。

4．建立避难场所，等待救援

室外着火，如果房门已烫手，切勿贸然开门。应关紧迎火的门窗，用湿毛巾塞堵门缝或用水浸湿棉被蒙上门窗，防止烟火渗入。固守在房内，直到救援人员到达。

5．发出信号，寻求援助

被烟火围困暂时无法逃离的人员，白天向窗外晃动鲜艳衣物，夜晚用手电筒或敲击东西的方法，及时发出求救信号。

6. 被迫跳楼时要缩小落差

若楼层不高，被迫跳楼时，先扔下棉被、海绵床垫等物，然后爬出窗外，手扶窗台，身体自然下垂，尽量缩小落差。落地前要双手抱紧头部，身体蜷缩，以减少损伤。

四、地震的急救技术与流程

地震，又称地动、地振动，是地球内部缓慢积累的能量突然释放而引起的地表振动的一种自然现象。地震在自然灾害中属于受灾面积广、破坏性强、死伤人数多的地质灾害，往往会瞬间给人类和社会造成巨大损失。我国位于环太平洋地震带和欧亚地震带之间，受太平洋板块、印度洋板块和菲律宾板块的挤压，地震活动频度高、强度大、震源浅、分布广，是地震灾害严重的国家之一。地震灾区的医疗救护工作艰巨，它需要交通运输、通信联络、水电供应、工程技术等多方面的密切配合，协同作战。只有实施立体、大救援，才能提高抢救效率，完成救灾任务。

（一）震后自救

（1）要树立生存信念，相信有人来救你，千方百计保护自己。

（2）判断所处位置，改善周围环境，扩大生存空间，寻找和开辟脱险通道。

（3）保证呼吸畅通，闻到异味或尘土较多时，用湿衣服捂住口鼻。

（4）不要大喊大叫，尽量保存体力。听到动静时，用砖头、铁器等物敲击铁管和墙壁或吹响口哨，发出求救信息。

（5）尽量寻找和节约食物、饮用水，设法延长生命，等待救援。

（6）如有外伤出血，用衣服进行包扎；如有骨折，就地取材进行固定。

（二）震后互救

（1）对埋在瓦砾中的幸存者，要先建立通风孔道，以防窒息。

（2）挖出后应立即清除口鼻异物。蒙上双眼，避免强光的刺激。

（3）在救出伤病员时，应保持脊柱呈中立位，以免伤及脊髓。

（4）救出伤病员后，立即判断意识、呼吸、循环体征。

（5）先重伤，后轻伤。外伤出血给予包扎、止血；骨折予以固定，脊柱骨折要正确搬运。

（6）要避免伤员情绪过于激动，给予必要的心理援助。

（7）原有心脏病、高血压的伤员，病情可能加重、复发或导致猝死，要特别关注。

（三）危重伤员的应急救护

（1）呼吸心跳停止的伤员，在现场立即实施心肺复苏。

（2）昏迷的伤员要平卧，将头偏向一侧，及时清理口腔的分泌物，防止呼吸道堵塞。

（3）对于颈、胸、腰部疼痛的伤员，要先固定，使用脊柱板或木板搬运。移动伤员时，确保身体轴线位，以免造成脊髓损伤。

（4）休克的伤员，取平卧位或头低脚高位。伴有颅脑、胸腹外伤者，要迅速转至医疗单位。

（5）对严重的开放性伤口，要除去泥土秽物，用无菌敷料或其他干净物覆盖包扎。

（6）正确处理挤压综合征的伤员。

五、车祸的急救技术与流程

随着我国社会经济的发展和工业的进步，人们的日常出行离不开各种各样的交通工具。因此，道路交通意外事故成为最常见的、死亡率最高的意外伤害。车祸又称道路交通事故，指行车（多指汽车等机动车）时发生的伤亡事故。造成的伤害大体可分为减速伤、撞击伤、碾挫伤、压榨伤及跌扑伤等，其中以减速伤、撞击伤居多。酒后驾车、超速驾驶、疲劳驾驶、未保持安全车距、拒绝安全带是高速公路交通事故的常见原因，此外，停车不守法、开车打电话和低估天气因素成为高速公路交通事故的重要诱因。群死群伤的特重大交通事故人员伤亡严重，需要政府、公安、医疗多部门联合处置和现代化大救援。公路交通事故中，伤员损伤的主要部位有头部，胸部，腹部的肝、脾，盆腔，四肢。其死亡的主要原因有颅脑外伤、严重的复合伤和碾压伤。

车祸急救原则有：

（1）紧急呼救，立即拨打急救电话"120""122"或"110"。

（2）评估环境是否安全，做好自我保护。

（3）切勿立即移动伤员，除非处境十分危险，如事故车辆着火、有爆炸可能等。

（4）呼救的同时，将事故车辆引擎关闭、危险报警闪光灯打开，拉紧手刹或用石块固定车辆，防止其滑动。摆放三角形警示牌（普通公路放在事故车辆来车方向50 m外，高速公路150 m外）。

（5）实行先救命、后治伤原则，争分夺秒，抢救危重伤员。查看伤员的伤情，大出血者立即止血包扎；四肢骨折者现场固定；脊柱损伤者不能拖、拽、抱，应使用颈托固定颈部并用脊柱板搬运，避免脊柱受损或损伤加重而导致截瘫。

（6）在救护过程中，要保护事故现场，以便给事故责任划分提供可靠证据。

（7）发生重大交通事故时，要对伤员进行检伤分类。在现场抢险指挥部的统一指挥下，有计划、有组织地抢救。

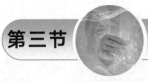

第三节 突发疾病的家庭急救

一、家庭急救概述

在当今社会，人们生活水平的提高，寿命的延长，使越来越多的人加入到健康服务与管理中来，在健康体检工作人员实施健康服务与管理的过程中，老年性疾病也随之增多。老年人一旦处于应激状态，其病情会迅速恶化，引起衰竭甚至死亡。相关研究和大量急救实践证明，受伤后急救时间越短，伤病员的存活率就越高。因此，在实施家庭救护过程中，需要建立有效的培训机制，进行专业化培训，从而提升体检医护人员的应急处置能力。

二、慢性病急性发作急救

（一）心绞痛

心绞痛（angina pectoris）是冠状动脉供血不足或/以及心肌急剧的暂时缺血与缺氧所引起的以发作性胸痛或胸部不适为主要表现的临床综合征。心绞痛发作诱因包括剧烈运动、劳累、情绪激动、饱餐、饮酒、寒凉、贫血、心动过速、休克等。

1．心绞痛的判断

前胸阵发性、压榨性疼痛，可兼有其他症状，疼痛主要位于胸骨后部，可放射至心前区与左上肢，劳动或情绪激动时常发生，每次发作持续 3～5 min，可数日一次，也可一日数次，休息或用硝酸酯类制剂后消失。

2．心绞痛的急救

（1）立即就地卧位休息，停止活动。

（2）解开患者的衣领扣子、领带和腰带，使其呼吸道保持畅通，有条件可进行吸氧。

（3）将硝酸甘油 1 片（0.5 mg）放舌下含服，如症状无缓解，在血压无降低的情况下可隔 5 min 再含服一片，连续 4～5 次。

（4）对阿司匹林不过敏，没有活动性胃肠道出血都应该服用阿司匹林，咀嚼300 mg。

（5）迅速拨打急救电话，说清楚地址以及患者的病情，以便救护人员能够尽快携带正确的急救设施赶到现场。

（6）在等待救护车到来的过程中，应时刻关注患者的生命体征，如果发现有心脏骤停、呼吸停止，应立即实施心脏按压和人工呼吸。

（二）心脏性猝死

心脏性猝死是指急性症状发作后 1 h 内发生的以意识突然丧失为特征，由心脏原因引起的生物学死亡。其特点是：① 死亡急骤；② 死亡出人意料；③ 自然死亡或非暴力死亡。心脏性猝死的诱因有触电、溺水、严重的创伤等，但主要原因是冠心病、高血压、吸烟、肥胖、精神紧张、情绪激动、剧烈活动、气候寒冷、饱食。

1．心脏性猝死的判断

（1）心跳呼吸停止。

（2）突然的意识丧失或抽搐、可伴有惊厥，高声呼唤其姓名或摇动其身体无反应。

（3）大动脉搏动消失。

（4）血压测不出。

（5）听诊心音消失。

（6）叹息样呼吸或呼吸停止伴发绀。

（7）瞳孔散大。

2．心脏性猝死的急救

急救原则是分秒必争，就地立即实行心肺复苏急救：

（1）立即使患者仰卧硬板床或平地上，头部放低，偏向一侧，清除口腔异物和分泌物。

（2）实行胸外心脏按压法、胸前叩击法等复苏技术。

（三）高血压急症

高血压急症（hypertensive emergency）是原发性或继发性高血压患者，在某些诱因作用下，使周围小动脉发生暂时性强烈痉挛，引起血压突然和显著升高（一般超过 180/120 mmHg），同时伴有进行性心、脑、肾等重要靶器官功能不全的表现。此外，若舒张压高于 18.3～19.6 kPa（140～150 mmHg）和/或收缩压高于 28.8 kPa（220 mmHg），无论有无症状亦应视为高血压危象。高血压急症，除与血压升高的绝对水平和速度有关外，靶器官受累程度亦极为重要，临床必须重视，并立即降低血压或将血压控制在合理范围，阻止靶器官的损害和严重并发症的发生。

1．高血压急症的判断

（1）起病急，头痛剧烈，恶心，呕吐，多汗耳鸣，眩晕。

（2）收缩压常升高到 26.7 kPa（200 mmHg），舒张压高于 17 kPa（128 mmHg）。

（3）严重者可出现昏迷，以及暂时性偏瘫、失语、视乳头水肿、出血等。

2．高血压急症的急救

（1）使患者半卧位，安静休息。

（2）若患者血压持续升高，伴明显头痛、呕吐，甚至是神志不清时，需将患者身体放平，同时将头侧向一边，避免因呕吐物吸入呼吸道而发生窒息。

（3）选用快速降压药物，常见的如硝苯地平、卡托普利等降压药物。

（4）在自救或急救过程中，若患者还伴有冠心病或者脑梗死时，需将其血压降至 140/85 mmHg 左右为宜，这样可有效预防由于患者血压过低而引起冠状动脉灌流不足或者再次卒中。

（5）若在家庭急救后，患者的血压仍然无法降至正常水平甚至还有上升迹象时，应快速拨打"120"急救电话，同时要宽慰患者，使其心身放松，若有条件者可吸氧，适当给予安定等口服镇静剂，待医护人员到达后立即转送医院进行抢救，以免出现生命危险。

（四）脑卒中

脑卒中（cerebral stroke）又称"中风"，是脑局部血液循环障碍所导致的神经功能缺损综合征，是引起中老年死亡的主要原因之一。脑卒中可分为缺血性卒中和出血性卒中两大类。前者包括脑梗死、脑栓塞及短暂性脑缺血发作；后者包括脑出血、蛛网膜下腔出血。

1. 脑卒中的判断

（1）缺血性脑卒中：① 患者有头痛、头昏，眩晕、恶心、呕吐、运动性/感觉性失语甚至昏迷；② 出现双眼向病灶侧凝视，中枢性面瘫及舌瘫，假性延髓性麻痹，如饮水呛咳和吞咽困难；③ 出现肢体偏瘫、偏身感觉减退、步态不稳、肢体无力、大小便失禁等。

（2）出血性脑卒中：① 患者有长期的高血压动脉硬化病史；② 体力活动或情绪激动时突然发病，有头痛、头晕、呕吐、意识障碍等症状；③ 发病快，在几分钟或几小时内出现肢体功能障碍及颅内压增高的症状；④ 临床症状体征因出血部位及出血量而异，基底核、丘脑与内囊出血引起轻偏瘫是常见的早期症状，少数病例出现癫痫性发作，常为局灶性，重症者迅速转入意识模糊或昏迷。

2. 脑卒中的急救

（1）应静卧，避免搬移，采取舒适的位置（半卧位或前倾位），昏迷患者采取侧卧位。

（2）保持安静，避免情绪激动和血压升高，严密观察体温、脉搏、呼吸和血压等生命体征，注意瞳孔变化和意识改变。如出现心跳呼吸停止，应立即进行心肺复苏。

（3）解开衣物，将其头偏向一侧，防止误吸，并拨打"120"请专业人员急救。

（4）迅速松解患者衣领和腰带保持室内空气流通，天冷时注意保暖，天热时注意降温，如有条件可予吸氧。

（5）患者昏迷并发出强烈鼾声表示其舌根已经下坠，用手帕或纱布包住患者舌头轻轻向外拉出，保持呼吸道通畅。

（6）暂时禁止患者进食及进水。

（7）拨打急救电话，送就近医院诊治。

（五）呼吸困难

呼吸困难（dyspnea）是呼吸功能不全的重要表现。患者主观上感到空气不足、客观上表现为呼吸费力，重则出现鼻翼扇动，张口耸肩，发绀，端坐呼吸，并可有呼吸频率、深度与节律的改变。呼吸困难直接导致的后果是缺氧和二氧化碳在血里的滞留。急性呼吸困难是指病程在 3 周以内的呼吸困难。

1．呼吸困难的判断

根据主要的发病机制，呼吸困难分为肺源性呼吸困难和心源性呼吸困难。

（1）肺源性呼吸困难（由呼吸器官病变所致）：① 吸气性呼吸困难，常见于喉和气管狭窄，吸气费力而深，表现为喘鸣、吸气时胸骨上窝、锁骨上窝及肋间隙凹陷三凹征；② 呼气性呼吸困难，见于支气管哮喘和阻塞性肺病，呼气费力，伴有哮鸣音；③ 混合性呼吸困难，常见于重症肺炎、大量胸腔积液和气胸等，表现为患者自觉呼吸费力，而且表浅又急促，常端坐张口呼吸，鼻翼扇动，严重者口唇、指甲青紫。

（2）心源性呼吸困难：常见于左心功能不全所致心源性肺水肿。其临床特点如下：① 患者有严重的心脏病史；② 呈混合性呼吸困难，卧位及夜间明显；③ 肺底部可出现中、小湿啰音，并随体位而变化。

2．呼吸困难的急救

（1）帮助患者取半坐位，休息。

（2）避免烟雾刺激。

（3）注意及时清理口、鼻腔中的分泌物，保持呼吸道通畅。

（4）有条件立即吸氧。

（5）及时联系医院请医生来急救。若呼吸停止，应进行口对口人工呼吸。

（六）休克

休克是机体在严重失血失液、感染、创伤、过敏等致病因素侵袭后有效循环血量急剧锐减，机体失去代偿，组织缺血缺氧，神经—体液因子失调的一种临床综合征。

1．休克的分类

（1）感染性休克：由病毒、细菌感染引起。

（2）心源性休克：由心脏排血量急剧减少所致，如急性心肌梗死、严重的心律失常、急性心力衰竭及急性心肌炎等。

（3）过敏性休克：由人体对某种药物或物质过敏引起，可造成瞬间死亡。

（4）神经性休克：由强烈精神刺激、剧烈疼痛、脊髓麻醉意外等引起。

（5）创伤性休克：常由骨折、严重的撕裂伤、挤压伤、烧伤等引起。

2．休克的判断

（1）皮肤湿冷、出汗、面色发白或青发、表情淡漠是微循环血流不足的表现。

（2）心率加快、脉搏细弱，是休克的预兆。

（3）血压下降，收缩压低于 80 mmHg。

（4）其他：严重口渴、尿少、血压测不到等。

3．休克的急救

（1）将患者放置在舒适的位置，可盖上衣物或毛毯等保暖，维持体温。

（2）对于无脊柱损伤的休克患者，可将双腿抬高超过心脏水平。

（3）去除可能的原因，如有外伤出血的患者应压迫止血，对于心跳呼吸停止的患者应及时予以心肺复苏。

（4）重点观察患者的呼吸、脉搏、血压、体温等生命体征，注意尿量情况。

（5）保持呼吸道通畅，将患者头偏向一侧，清除口腔异物或分泌物，对于呕吐或昏迷的患者尤为重要，有条件应予以吸氧。

（6）救治同时拨打急救电话，告知地点及患者情况。如离医院近，可在现场急救后立即送至医院救治。

（七）晕厥

晕厥（syncope）俗称昏厥，是指患者一过性全脑血液低灌注导致的短暂意识丧失。其特点为发生迅速，一过性，自限性，因全身骨骼肌张力减低，不能维持正常姿势而就地摔倒，通常在数十秒钟后能够完全恢复。

1．晕厥的判断

（1）有头晕、胸闷、心慌、气急、面色苍白、出冷汗、眼前发黑等先兆。

（2）突然意识丧失，就地摔倒。

（3）数秒钟或数分钟内清醒。

2．晕厥的急救

（1）立即将患者以仰卧位置于平地上，头略放低，可以按压人中穴等急救，并松开过紧的衣领和腰带等。

（2）开窗通风，保持室内空气清新。

（3）观察患者的神志、呼吸、脉搏、血压、体温等生命体征，检查患者有无摔伤。

（4）多数晕厥患者都能够迅速缓解，无须紧急救治，但患者清醒后如有下述情况则提示病情严重：大汗淋漓、持续头疼和头晕、恶心、呕吐、胸痛、胸闷、脉搏过快过慢或脉律不整齐、血压严重低于或高于平时。此时，应该立即呼叫救护车。此外，频繁发作的晕厥以及老年人发生的晕厥，无论何种原因都需要去医院检查和治疗。

（5）由于大部分的晕厥与血容量暂时相对不足有关，所以可让患者喝适量的水，对可疑低血糖的患者（如糖尿病），给予含糖饮料及食物。

（6）确认患者的意识完全恢复并有能力起来时，先帮助其缓缓坐起，不急于站立，给患者一个适应的过程，以免再次摔倒。

（7）视情况拨打"120"急救电话或送往医院救治。

三、突发传染病家庭急救

传染病就是我们常说的传染性疾病，是许多种疾病的总称，它是由病原体引起的，能在人与人、动物与动物或人与动物之间相互传的疾病。最常见的传染病如流行性感冒、乙肝、细菌性痢疾、流脑、结核病、急性出血性结膜炎（红眼病）等。传染病的病原体可以从一个人经过一定的途径传染给另一个人。每种传染病都有比较固定的传染期，在这个期间患者会排出病原体，污染环境，传染他人。在家庭应急救护中要做好个人防护，对可疑的呼吸道传染病和血液（或体液）接触传播的疾病要采取防止感染的措施。

急救的防护措施包括：

（1）救护员在处理患者伤口前应洗手，戴医用（乳胶）手套。如果没有医用手套，也可用不透水的塑料手套，或用塑料袋罩住自己的双手。

（2）有条件时戴口罩。

（3）处理有大量出血的外伤时，有条件的戴防护眼镜或防护罩。

（4）在人工呼吸抢救时，要使用呼吸面膜或呼吸面罩。

（5）不用裸露的手触摸伤口和衣物、敷料上沾染的血液。

（6）处理伤口之后，要把所有的污染物和废弃物（如污染的衣物、用过的手套等）单独放置，统一销毁，以防污染扩散。

（7）处理伤口后要用肥皂、流动水洗手，双手要反复搓洗。

（8）救护员在救护时不慎划破自己的皮肤或是伤病员的体液溅入救护员的眼睛，要立即彻底地冲洗局部，并尽快就医采取必要的免疫措施。

（9）保持现场通风。

实践与指导

实训：中暑的应急救护

1. 中暑应急救护知识和技能指导

中暑后应迅速脱离高温环境，转移至通风、阴凉处，解开衣物，保持呼吸畅通，可冷敷、擦浴进行物理降温，按摩其四肢及躯干，用冰袋冷敷双侧腋下、颈部及腹股沟区等部位。口服清凉含盐饮料，还可服用藿香正气水、十滴水、人丹等。重症患者尽快送往医院救治。

中暑的判断：

（1）中暑先兆：在高温环境一定时间后，出现头痛、头昏、口渴、多汗、乏力、心悸、动作不协调等症状，体温正常或略有升高。

（2）轻症中暑：除中暑先兆的症状加重外，出现面色潮红、大量出汗、脉搏加速等表现，体温升高至38.5 ℃以上。

（3）重症中暑：可分为热射病、热痉挛和热衰竭三型，也可出现混合型。① 热射病（包括日射病）又称中暑性高热，体温高达40 ℃以上，早期大量出汗，继之无汗，可伴有皮肤干热及不同程度的意识障碍等，可采用冰袋紧贴颈部两侧。② 热痉挛主要表现为肌痉挛，伴有收缩痛。多发于四肢肌肉及腹肌等，以腓肠肌为主，常呈对称性，时而发作，时而缓解。中暑者意识不清，体温一般正常。可饮用果汁、牛奶等，有条件的静脉补充5%葡萄糖或生理盐水。③ 热衰竭起病迅速，主要表现为头痛、头昏、多汗、口渴、恶心、呕吐，后续皮肤湿冷、血压下降、心律失常、轻度脱水，体温正常或稍高。及时补足液体容量，防止血压下降。

2. 实训操作步骤

（1）将患者迅速搬离高温环境，到通风良好且阴凉的地方，解开患者的衣服，用冷水擦拭其面部和全身，尤其是分布有大血管的部位，例如颈部、腋下及腹股沟，可以加置冰袋，给患者补充淡盐水或者含盐的清凉饮料，或用电扇、空调向患者吹风。将患者放置在空调房间内，温度不宜太低，保持在22~25 ℃之间，同时用力按摩患者的四肢，以防止血液循环停止。

（2）当患者清醒后，可以给患者喝一些凉白水或者人丹、十滴水等防暑的药品；对于重度中暑者，除立即把其从高温环境中转移到阴凉通风之外，应当立即拨打"120"急救电话，迅速将患者送往医院进行抢救，以免发生生命危险。

通过上面的介绍相信大家对中暑患者的急救有了一定的了解。

思考与练习

1. 简述心肺复苏的注意事项。
2. 简述常见意外伤员应该如何评估和判断，进行应急救护时的注意事项。
3. 简述慢性病突发急症家庭应急救护的注意事项。

第七章

中医药健康服务与管理技能

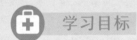 学习目标

知识目标：

1. 掌握　中医药健康服务与管理相关概念、中医药健康服务管理的基本内容。

2. 熟悉　中医药健康服务在我国的发展、社区中医药健康服务质量管理。

3. 了解　中医药健康服务海外发展现状、项目管理在中医药健康服务管理中的应用。

思政目标：

从政治、经济和社会发展等多个层面，深刻领悟我国中医药健康服务与管理发展的重要意义。同时，激发学生对中医药健康服务与管理技能学习和实践的兴趣，培养学生对从事中医药健康服务与管理专业工作的价值追求。

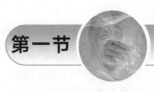

第一节 中医药健康服务概述

一、中医药健康服务与管理的相关概念

中医药强调整体把握健康状态，注重个体化，突出治未病，临床疗效确切，治疗方式灵活，养生保健作用突出，是我国独具特色的健康服务资源。近年来，随着民众对中医药健康服务需求的日益提高，关于中医药健康服务相关概念，学术界展开了积极探讨。申俊龙等（2014）认为，中医药健康服务业是指以中医药独特的医疗理念体系为指导，涉及人的生理、心理健康的相关服务和支撑产业；胡凌娟（2014）认为，中医药健康服务业是以中医药理论为指导，综合运用中医药知识、技术、方法和手段，达到满足人民群众多样化多层次健康需求、提高整体健康水平的目的，主要涵盖中医医疗、预防保健服务、中医健康养生服务等支撑产业。2015年4月24日，国务院发布了《中医药健康服务发展规划（2015—2020年）》。这是我国第一个关于中医药健康服务发展的国家级规划，也是第一次正式明确了中医药健康服务的概念和内涵。该规划指出，中医药健康服务是运用中医药理念、方法、技术，维护和增进人民群众身心健康的活动，主要包括中医药养生、保健、医疗、康复服务。

中医药健康管理是将西方健康管理理念与我国传统医学相结合而建立的有中国特色的健康管理模式。中医药健康管理不同于既往的西医体检，它不局限于生化指标、病理标本的收集，更多的是从整体出发，将人作为一个整体看待，以"阴阳平衡""整体观念""辨证论治"等思想为指导，结合现代健康管理学的理论方法，是集健康体检、体质辨识、经络调理、危险因素控制、健康教育、生活方式干预、效果评价于一体的新型健康管理模式。中医药健康管理是中医药"治未病"思想的表现形式。中医药"治未病"是指疾病未生、疾病未发、疾病未传和疾病未复，无病养生以防患未然，欲病救萌以防微杜渐，已病早治以防其传变，病后调摄以防止复发。"治未病"思想体现了在辨证论治和整体观念之下，以健康为核心，积极贯彻预防为主、防治结合的养生理念。从我国国情、医疗模式、健康饮食文化的角度来看，"治未病"思想体现了有中国特色的健康管理理念。中医药健康管理的核心在于对健康状态的把握。中医学认为，状态是生命过程中人体脏腑、经络、气血受到自然、社会等因素的变化刺激后，作出与之相应的调整而形成的生命态，包含健康、疾病、痊愈或衰亡等不同阶段。状态具有状态可分、状态可辨、状态可调和效果可评这四个特点，通过对个体健康状态的把握，可以对个体生命过程进行整体、动态监控；通过调整状态并反馈，促进个体健康。

二、我国中医药健康服务发展现状

我国中医药的发展历史可以追溯到上古时代，"伏羲制九针""神农尝百草""伊尹制汤液"等描述的就是中医药的起源。但是，近代以来中医药在国内的发展却几经坎坷，进入 21 世纪之后，中医药的科学性和治疗效果受到了医学界人士的质疑，甚至有专家呼吁要废弃中医药。2007 年 3 月 5 日，时任国务院总理温家宝在《政府工作报告》中强调，要大力扶持中医药和民族医药的发展，充分发挥祖国传统医药在防病治病中的重要作用。这是我国最高人民政府对社会上此起彼伏的"中医存废"之争所作出的郑重回应。2009 年，新医改指出要"大力推广中医药，促进中医药继承和创新"，同年又颁布了发展中医药的配套政策《国务院关于扶持和促进中医药事业发展的若干意见》，要求"积极发展中医预防保健服务，充分发挥中医预防保健特色优势，将中医药服务纳入公共卫生服务项目，在疾病预防与控制中积极运用中医药方法和技术"，彰显了我国对中医药在疾病预防与控制上的作用的高度肯定，以及对中医药事业的高度支持。中医药的发展受到国家前所未有的重视，在国家的大力支持下，我国中医医疗机构数量不断增多，在全国医疗机构中的占比也不断提升，专业人才队伍不断壮大，服务能力不断提升。2016 年，国务院颁布了《中医药发展战略规划纲要（2016—2030 年）》，将中医药事业的发展上升为国家战略，对新时期推进我国中医药事业的发展作出了系统部署。同年中共中央、国务院发布了之后 15 年内的健康行动纲领《"健康中国 2030"规划纲要》（简称《纲要》），其中发展中医药是推动健康中国建设的手段之一。《纲要》指出到 2030 年，中医药在"治未病"中的主导作用、在重大疾病治疗中的协同作用、在疾病康复中的核心作用将得到充分发挥。

当前，中医药健康服务发展处于难得的战略机遇期。首先，从发展环境看，党中央、国务院高度重视中医药工作，作出一系列重要部署，为建设中国特色医药卫生体制和中医药在新时期的科学发展指明了方向，特别是 2013 年《国务院关于促进健康服务业发展的若干意见》提出要"全面发展中医医疗保健服务"，2013《中共中央关于全面深化改革若干重大问题的决定》强调要"完善中医药事业发展政策和机制"，发展中医药再次被放在党和国家全局的战略高度部署安排。各级政府进一步加强对中医药工作的领导，强化政策支持，加大投入力度，为中医药健康服务发展创造了良好环境和条件。其次，从发展需求看，随着我国经济社会的进步，人民生活水平的提高，以及健康转型、老龄化社会到来、疾病谱变化等，人民群众的健康意识不断增强，健康观念发生转变，对健康服务有了更高层次、更加多样的需求，对中医药健康服务提出了新的要求和新的期待。面对全球性的医疗危机，中医药以其独特的优势和生命力，越来越受到当今医学科学的关注和重视，也受到越来越多的国家和地区民众的欢迎与喜爱，显示出越来越广阔的国际发展空间。再次，从发展态势看，近年来，以科学发展为主题，以贯彻落实 2013 年《国务院关于促进健康服务业发展的若干意见》为主线，推动中医药事业改革发展，中医医疗服务迈上了新台阶，预防保健服务迈出了新步伐，继承创新取得了新进展，文化建设开创了新局面，产业发展取得了新进步，对外交流与合作有了新突破，初步形成了中医药医疗、保健、科研、教育、产业、文化"六位一体"全面协调发展的新格局，尤其是通过实施"治未病"健康工程，积极探索中医特色的健康服务模式，努力构建中医预防保健服务体系，为加快发展中医药健康服务奠定了良好的基础、积累了有益的经验。最后，新冠疫情暴发后，2020年2月12日，国家下发通知要求建立中西医结合诊疗工作机制，强化中西医结合，促进中医药深度介入诊疗的全过程，发挥中医药的积极作用。各地传来中医药防治新冠肺炎的捷报，再次证明了在临床医学和预防医学高度发展的今天，中医药在防治疫病和应对突发公共卫生事件中依旧有用武之地。2003年非典型性肺炎疫情后，国家开始重点着手建设以"一案（预案）三制（法制、机制、体制）"为基础架构的公共卫生应急管理体系，经过十多年的努力，公共卫生应急管理体系得到了很大完善。然而，目前我国公共卫生应急管理的"一案三制"对中医药参与突发公共卫生事件还存在不少障碍。因此，国家要及时完善公共卫生应急管理体系，从制度上保障中医药参与突发公共卫生事件并发挥作用。一方面，要完善立法，明确中医药参与突发公共卫生事件的地位，通过加强公共卫生应急管理法治建设，及时修订更新相关法律法规及配套性文件，并做好与《中华人民共和国中医药法》等相关法规之间的衔接。明确中医药参与公共卫生应急管理的地位，保障中医药应急管理体制机制的运行，真正发挥中医药在突发公共卫生事件应急工作中的作用。另一方面，要健全体制机制，从制度上明确中医药行政管理及医疗在卫生应急管理中的地位和职能，以确保在实际参与突发公共卫生事件时形成密切配合、协调有序、高效运转的应急管理工作机制。另外，还应完善我国应对突发公共卫生事件的医疗救治体系。由于历史原因，"民间医"凭借疗效和口碑深耕自己的生存土壤，而在重大疫情暴发时，我们应该以患者的生命健康权为先，在能保证医疗技术及药物安全的前提下，鼓励并允许确有医术的"民间医"进入医疗救援队伍，由应急相关部门负责统一管理并组织其有序投入卫生应急工作中，发挥民间医务力量应对突发公共卫生事件的医疗救治作用。

三、中医药健康服务海外发展现状

近年来，中国对21世纪中医药事业的发展已经在国家战略层面予以重视和支持，已有130个中医药类项目列入国家级非物质文化遗产代表性项目名录，"中医针灸"列入联合国教科文组织人类非物质文化遗产代表作名录，《黄帝内经》和《本草纲目》入选世界记忆录。有关资料表明，传统中医药事业的海外发展已经奠定了扎实的社会基础。海外中医事业扎根当地的一个重要表现，即"现在执业的中医师70%是洋中医，中医服务的患者70%是外国人"。2016年，国务院颁布《中医药发展战略规划纲要（2016—2030年）》，明确提出"实施中医药海外发展工程"。

目前，中医药健康服务在海外发展呈现出以下特点。第一，海外消费市场不断扩大，中医药诊疗服务机构规模不断扩大。据不完全统计，2016年，超过60家中医药服务贸易机构在30多个国家和地区开办零售终端，30多万名外国患者接受中医诊疗，住院人数达 4 万人，年营业收入达 8 亿美元。第二，我国每年派出中医师到海外提供诊疗服务，外国人通过中医药服务医疗教育培训机构以及来华攻读中医药学位、参加中医药实用技能培训课程等方式取得从业资格，中医药服务人员规模不断扩大。中国每年派出中医临床医师等 2 000 人左右。截至 2015 年 4 月，海外有近 1.6 万人从事中医药诊疗服务。同时，合资中医药服务医疗教育培训机构逐渐增多，在东南亚、韩国、日本、欧洲、北美、大洋洲、非洲和中东共有 1 300 家左右。此外，外国人来华攻读中医药学位课程、参加中医药实用技能培训课程的人数也在增加。第三，互联网络介入，中医药远程服务平台建立。如同仁堂"互联网+"大健康跨境电商平台通过预防、功能性医学、中西医结合的各种体检，帮助用户收集身体的健康数据，实现中医远程医疗和网上问诊。第四，医疗旅游服务异军突起，来华参加医疗旅游的外国人增加迅猛。如黑龙江五大连池开展的火山矿泉温泉疗养和针灸按摩服务吸引外国人来华旅游，甘肃和宁夏地区通过会议和项目合作带动西亚国家来华中医药旅游，三亚市中医医院开展的"中医疗养游"以及中医康复治疗项目吸引外国人来华旅游等。第五，中医药国际合作逐渐加强，中医药研发成为合作重点，推动中医养生文化海外传播。中国与外国政府、地区和国际组织签订了 86 个中医药合作协议，在共建"一带一路"国家和地区成立了 17 个海外中医药中心。

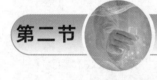

第二节　中医药健康服务管理技术

一、中医药健康服务管理的基本内容

按照《中医药健康服务发展规划（2015—2020 年）》和《中医药发展战略规划纲要（2016—2030 年）》，中医药健康服务包括中医医疗服务、中医药养老、中医药健康管理和中医药健康旅游，其中中医药健康旅游将在第十章介绍。

（一）中医医疗服务

1. 我国中医医疗服务总体情况

截至 2013 年，全国中医医疗机构 41 858 所，占全国卫生机构（973 546 所）的 4.30%。其中，中医类医院（指中医医院、中西医结合医院、民族医院，下同）3 590 所、中医类诊部门 1 283 所、中医类诊所 36 985 所。除以上中医医疗机构外，还有综合医院、专科医院、妇幼保健院、传染病院、综合口诊部、乡镇卫生院、村卫生室、社区卫生服务中心（站）等其他卫生机构，提供了一定数量的中医药门诊和住院服务。全国中医床位数 788 697 张，占全国医疗机构总床位数（618 1891 张）的 12.76%。其中中医医疗机构有床位数 687 660 张（中医类医院 68 6793 张，中医类口诊部 807 张），占中医床位数的 87.19%，其他医疗机构中医类临床科室床位数

101 037 张、占中医床位数的 12.81%。万人口中医类医院床位数 5.05 张，与万人口综合医院床位数（23.92 张）相差 18.87 张。全国中医药人员 505 917 人，占全国卫生技术人员（7 200 578 人）的 7.03%。全国中医医疗机构中医药人员有 200 443 人，占全国中医药人员总数的 39.62%。全国中医类别执业（助理）医师共 381 682 人，占执业（助理）医师总数（2 794 754 人）的 13.66%。全国中药人员 10 243 人，占全国药学人员（395 578 人）的 28.71%。全国每万人口中医执业医师 2.81 人。

　　总体来看，我国中医医疗服务发展存在以下问题：第一，中医医疗服务需求量大但资源不足，优质资源尤为缺乏，受益于强大的社会需求拉动，中医药的社会服务量越来越大。根据综合医院中医科口诊工作统计数据，综合医院平均每名中医人员全年担负的门诊为 2 158 人次，西医医生每人全年完成的门诊量为 965 人次，中医医生担负的门诊量是西医医生的 2 倍。目前中医医疗资源总体不足，每千人口的中医医院床位数、每千人口的执业中医师数较少。2013 年政府办中医院床均固定资产 15.6 万元，而综合医院 22 万元，全国按政府办中医院开放床位计算，比综合医院少了 387.6 亿元。2013 年我国政府给每家政府办中医综合医院拨款 774.65 万元，给卫生部门综合医院 1 691.36 万元，综合医院竟是中医医院的 2 倍，中西医院资源差距很大，难以适应日益增长的医疗需求。第二，中医药特色优势尚未得到充分发挥。中医医院是传承中医药学术、发挥中医药特色优势的主要阵地。例如治未病是中医药的特色之一，治未病的思想与亚健康有一定关系，中医学对内伤杂病病因病机的认识与亚健康相似；亚健康人群的许多临床表现都可以用中医的四诊八纲以及脏腑辨证、卫气营血辨证、六经辨证、气血津液辨证、三焦辨证进行总结、归纳、概括，也就是用中医的辨证论治原则去指导，用中医药的养生、治疗方法来干预和调控亚健康。但是，目前我国中医医院呈现出特色优势淡化、辨证论治虚化、继承不足、创新不够等问题，部分中医医院的西化倾向较为严重。第三，中医医疗资源配置不合理。我国城乡之间在医疗保障水平、国家医疗卫生投资方面的差距逐渐缩小，但中医医疗资源在城乡之间、公立和民营中医医院之间、中医医院与基层医疗卫生机构之间的差距较大，体系不够健全，整体效能难以实现，不能满足城乡居民大面积多样化的需求。城市和乡村、东部和西部的中医医疗资源配置与医疗服务不平衡，这与我国长期以来存在的经济发展不平衡状况以及城乡二元对立结构有关。虽然中医医院住院服务的数量、能力和疗效提升很快，发展速度很快，但绝对值仍低于综合医院。第四，中医医疗服务体系资源配置与医疗服务发展不平衡。中医医疗资源要素配置不合理，必然会影响中医医疗服务的产出效率。如中医医院的医护比例倒置，又如总体上中医的医生较多，但中医的康复、保健、信息、全科医生、市场营销人员等明显不足，难以满足社会的大量需求。中医的医疗专家、大型设备和重点专科，包括政府的投入，主要集中在大城市的三甲中医医院。而基层中医医疗资源严重不足，使中医医疗服务体系结构失衡，乡镇卫生院、村卫生室、社区卫生服务中心（站）在机构数量、人员、床位和其他医疗设备配备方面均滞后于社会需求。我国医疗服务系统的资源结构呈"倒三角"模式，医院系统集中了绝大部分医疗服务资源。这种"倒三角"结构及医院系统自身的优势，使医院系统无论在政府层面还是通过市场调节，在争取卫生资源配置时都比基层医疗系统拥有更大的话语权。加之在现有机制运行的惯性及居民就医观念的影响下，卫生资源仍将大量流入医院系统，推动其扩张。如果仅注意加大对基层医疗系统绝对额的投入，而忽略对其投入占卫生资源配置的比例大小，忽略或低估医院系统在卫生资源配置方面已有的优势，就会容易出现基层医疗系统的卫生资源增速比不上医院系统的增速，基层医疗系统占卫生资源在整个医疗服务体系中的比重下降的局面。此外，东部沿海与西部的资源及服务发展差异更是显著。东部地区逐年加大对卫生的投入，而中西部地区受地方财力所限，投入严重不足，医疗卫生机构的房屋陈旧、设备更新缓慢、人才"孔雀东南飞"，特别是西部边远地区，自然条件差，人口密度小，造成卫生服务半径大，卫生服务的可及性下降，同样的医疗卫生资源所达到的可及性远落后于其他地区。

2．加强中医医疗服务体系建设及其管理

随着生命科学、医学、工程科学与技术日新月异的发展，人口与健康领域的科技发展逐渐呈现出新的趋势。人类疾病谱的改变和老龄化社会的到来，要求医学从疾病医学向健康医学发展，从重治疗向重预防发展，从对病源的对抗治疗向整体治疗发展。新的发展趋势对人口健康领域布局、研发提出了新的、更高的要求，也带来严峻的挑战。中医医疗服务既是我国中医药事业的主体，也是中医药健康服务最核心的内容。促进中医药事业及中医药健康服务全面、协调、可持续发展，首要任务是加强中医医疗服务体系建设。

（1）合理调整中医医疗资源配置。

长期以来，我国卫生资源的配置不是按区域医疗市场的需求，而是按部门和地方行政隶属关系，通过行政方式进行配置，这种配置方式无法随着社会经济发展和居民需求的变化相应进行及时的调整，导致医疗服务供给与需求严重脱节，卫生资源配置呈"倒三角"，资源配置效率与公平性低下。这也是出现"看病难"和"看病贵"的根源之一。为了满足人民群众日益增长的中医药服务需求，在增加中医医疗资源及服务供给的同时，必须进一步调整优化中医医疗资源的配置，各级政府要制定科学、合理的区域中医药机构设置规划，明确机构的数量、规模、布局和功能。对现有的中医医疗资源进行合理配置，调整各级各类中医医疗机构的比例与分布。应充分利用有限的医疗卫生资源，更好地为居民提供符合成本效益的中医医疗服务。中东部地区加强中医医疗资源的调整、整合，重组，优化资源，提高集中度，提高中医医疗服务量。西部地区要进一步发挥中医药资源配置优势，加大投入，提高中医药服务的质量与效率。三甲中医医院要与区级，尤其是农村的县中医医院采用联办、托管、兼并等方式，以大带小，共同发展。降低一级中医医院在中医医院中的比例。对达不到一级医院标准的医院，要取消医院资格，调整为门诊部。重点支持基层以及老少边穷地区发展中医医疗服务，发挥中医药"简、便、验、廉"的特色优势。而对于新增中医医疗资源，优先考虑社会资本来投资和建设。社会资本举办中医医院机构数的比例达到中医医院总数的 40%，床位与产出的服务量比例达到中医医院服务量的 20%。现行的各级各类中医医疗机构和非中医医疗机构的中医药人员、床位、设备、信息化建设和诊疗技术等的设置标准仍为多年前的标准，长时间未进行修评，已与当前中医医疗机构发展的速度、规模以及当前中医医疗服务在我国医疗卫生服务体系中的作用不相适应，应开展全面的评估和修订工作。

（2）中医医疗服务应进一步突出中医药特色优势。

中医药特色优势是中医医疗机构与其他医疗服务机构最显著的差异所在。因此，在中医医疗服务体系的资源配置与医疗服务提供中应坚持突出中医药特色优势。抓中医药特色，要上下联动、标本兼治，政策与措施配套，长期坚持不懈。中医药特色是中医医院永恒的主题。目前，首先是医疗保险、公费医疗和新农合定点医院等方面存在一些问题。其中，对中医医院的财政补偿机制，是严重影响和制约中医医院中医药特色的关键问题，迫切需要解决。其次，卫生或中医药管理部门要解决中医医院中医药特色管理方面的重大理论与实践问题。例如，在市场竞争中，中医医院生存发展面临困难的新形势下，中医医院中医药特色的定义是什么，中医药特色的评价系统与关键评价指标是什么，中医医院里中医药特色与综合功能的关系如何处理，抓中医药特色扎实可行的措施等。最后，中医医院的院长与领导班子要解决建设中医药特色的很多具体问题。例如，自己中医医院的宗旨和定位问题；手术科室与非手术科室的结构与床位比例问题；在人财物的分配上如何向中医医疗倾斜；提高抓中医治疗率和规范中医病历书写的问题；如何培育打造优质中医专科和中医药人才的问题等。

（3）大力扶持社会资本举办中医医疗机构。

加快推动社会办中医医疗机构的发展是深化我国医疗卫生体制改革、优化中医医疗卫生资源配置、满足人民群众多样化多层次中医医疗服务需求的重要途径，也是新医改的突破口之一。我国原来在公立医院的医疗资源与市场份额上处于从属地位，现在在民营医院的资源与市场方面又处于弱势，如此发展下去，今后在战略环境上十分不利，因此要警醒，要调整政策，要尽快放开并发展中医的民营医疗机构。各地区要根据当地实际情况，出台适宜的政策和措施，力求全方位、多层面地鼓励和支持社会资本举办中医医疗机构。将社会资本举办的中医医疗机构，纳入各级中医药卫生行政主管部门统一规划、统一准入和监管。引导社会资本投向中医医疗服务的中高端市场，如创办"高端中医医疗服务中心""高端专科中医医院"，使特需服务从公立中医医院中逐步剥离，将高端中医医疗服务市场推向社会办中医医疗机构，促进我国多样化办医格局的形成。引导社会资本在医疗资源配置薄弱的地区举办非营利性中医医疗机构，满足群众基本医疗服务需求。鼓励社会力量在基层举办中医医疗机构，鼓励有资质的中医药专业技术人员特别是老中医在乡、村开设中医诊所或个体行医，有条件的药品零售企业在基层开展中医坐堂医诊疗工作。鼓励社会资本参与公立中医医疗机构改制，鼓励社会力量参与公立中医医疗机构管理，鼓励境外资本举办社会中医医疗机构。

（4）积极探索中医医疗服务的模式。

建立涵盖医院、社区、家庭的延伸服务模式是中医医疗服务模式创新探索的目标。中医药在家庭医生方面有着得天独厚的优势，历来扎根在基层，群众基础好。要结合完善分级诊疗模式的医改要求，进一步使中医药知识和服务下沉到社区，深入家庭。要努力探索建立多专业联合诊疗服务模式。中医历来讲究整体观、系统论，未来的医学发展也强调以患者为中心的个性化诊疗。将这两个方面结合起来，以患者为中心制定多专业共同参与的综合诊疗方案。同时，也要努力探索建立多种方法并用的综合治疗模式。中医药在长期的历史发展过程中，形成了丰富多样的诊疗手段。当前，又包容吸纳了许多现代技术为中医所用，形成了中医诊疗的"组合拳"。中医医疗机构应当从有利于疾病诊断和治疗出发，在中医整体观念的指导下，注重多种方法综合应用，发挥"1 + 1 > 2"的效应，使传统理论方法的精髓和现代技术都为提高中医药疗效服务。此外，还应该努力探索建立体现中医药文化和大医精诚理念的服务模式。中医药是中华优秀传统文化的典型代表，要始终把文化作为中医药发展的根基和灵魂。中医医疗机构要有鲜明的文化特色，更要把大医精诚的理念体现到诊疗服务全过程，科室设置、诊疗流程、诊疗行为都要体现以患者为中心，努力提供优质服务。

（二）中医药养老服务

中国于 20 世纪末进入人口快速老龄化发展阶段。国家统计局资料显示，截至 2019 年底，我国 65 岁及以上人口数量高达 1.760 3 亿人，约占我国总人口的 12.57%，老年抚养比从 2010 年的 11.9% 增至 17.8%，共增长 5.9 个百分点。《中国发展报告 2020》资料提出，预计到 21 世纪中叶，我国人口老龄化将达到最高峰，65 岁及 65 岁以上老年人口占比将接近 30%。面对人口老龄化加剧发展，我国正在不断发展和完善养老服务体系。家庭养老是我国传统的养老方式，在我国长时间占据养老模式的主导地位。但是随着家庭结构小型化、职业与社会流动性的增强，传统的家庭养老模式遭到极大的挑战，已无力独自应对老龄化的压力。于是机构养老和社区居家养老相继应运而生。另外，我国老年人健康问题突出，北京大学 2019 年发布的《中国健康与养老报告》显示，我国 60 岁及 60 岁以上人口年均医疗费用由 2011 年的 3 651 元提高到 2015 年的 8 889.6 元，年均增长率为 20%。然而，现阶段我国的养老资源和医疗资源长期处于分离的状态，无法满足老年人对医疗和养老的服务的双重需求。就养老系统而言，民政部门负责一般养老机构的审核、登记和管理工作，老龄办负责社区居家养老服务、日间照料中心、星光老年之间的组织实施。就医疗系统而言，卫生部门负责医疗服务的管理，社保部门则负责医疗报销事项。因此，如何在社区居家养老服务模式中创新性地构建"医养结合"服务方式，将长期处于分离状态、自成体系的养老资源和卫生资源整合起来，成为当前亟待解决的问题。

中医药健康养老服务于 2014 年正式提出，是指以中医药为服务手段，以老年人为服务对象，以健康养老为服务理念的一种服务方式。中医药健康养老服务与一般的养老服务略有不同，由于以健康养老为服务理念，更加关注老年人身心健康，以期提高老年人生活质量，延长老年人口寿命。它是一种旨在长期性、不间断维护健康的服务理念。而中医药技术在疾病的治疗预防和康复，健康维护方面都有一定优势，能够长期性地帮助老年人维护身心健康。因此，根据前述概念和法律规定，中医药健康养老服务是指运用中医药（民族医药）理念、方法和技术，为老年人提供连续的保养身心、预防疾病、改善体质、诊疗疾病、增进健康的中医药健康管理服务和医疗服务，包括非医疗机构和医疗机构提供的相关服务，是医养结合的重要内容。

当前，虽然中医药产业在人力资源、监督管理等方面仍有不足，但并不影响老年群体对中医药服务的需求，不影响中医药在医疗、保健、养生、康复中发挥优势，这也意味着中医药参与医养结合的发展中正被广泛创新实施。以山东为例，国家中医药统计局的统计结果显示，2017年山东省的医疗卫生财政拨款为3 453 381.17万元，其中中医类机构拨款161 114.90万元，占比4.57%。从近五年的统计数据中可以看出，无论是中医类医疗机构的数量、床位，还是中医类卫生技术人员数量都在不断增长，尤其是2017年，较前几年相比，涨幅明显。随着中医类卫生技术人员数量的增加，中医医师的年负担诊疗人次也在逐年递增，这说明居民对中医药医疗服务的利用率在增加，间接表明越来越多的居民开始信任并选择中医药医疗服务。山东省万人拥有床位数为6.48张，略微低于全国每万人口6.84张的平均线，而万人口所拥有的执业医师数为3.77人，高于全国每万人口3.48人的平均值，说明在中医药资源方面基本满足全国平均水平。同时，以患者对中医药门诊费用的负担情况可以看出，山东省中医门诊的收费五年内增长缓慢，次均诊疗费用相对发达地区而言较低，其中药费所占比重较高。但总的来说，山东省对中医药资源的投入逐年增加，中医药医疗资源也在小幅度变化，医疗资源的总体水平较发达地区相比还有很大的差距，但患者平均负担的费用不高。有限的中医类医疗机构、床位数，紧缺的医护人员，远不能满足山东省近2 200万老年人口的医疗需求。医养结合养老模式是一种资源的整合，将医疗资源和养老资源融合到一起，以年老体弱的老年群体为服务对象，按照目标群体的需求提供相应的医养服务，不仅丰富了服务内容，也可以提升老年群体的满意度，提高资源的利用率，推动医养产业的发展。现阶段山东省提供医养结合养老服务的模式与国内其他地区所试行的模式相同，主要有整合照料、联合运行和支撑辐射三种模式。其中，支撑辐射是由卫生院、社区卫生服务中心等医疗机构与周边小型养老机构、社区日间照料中心合作，为有自理能力的老年人提供诊疗、康复、护理等服务，为高龄、失能、半失能老年人提供医疗护理上门服务，将医疗卫生服务延伸至家庭、个人。该模式适用于居家社区养老，能满足大部分居家养老群体的健康需求，有效盘活闲置的医疗卫生资源，实现"小病到社区，大病进医院"的合理分流，在不降低医疗服务质量的前提下，降低医疗费用的支出。支撑辐射模式虽然有利于构建多层次的医养体系，满足不同养老方式下老人的医养需求，但同时也存在一些问题，多种机构间的合作可能会导致功能间存在重叠，居家、社区机构还处于独立发展的状态，尚未建立一体化的服务体系，康复、诊疗等环节的医保报销问题复杂。总的来看，山东省中医药健康养老服务实施推行过程中，最关键的问题是亟须加大对中医药科研的投入、制定中医药医养服务标准。

加大对中医药科研和标准化建设的财政投入，是提升中医药服务水平和服务质量的关键。政府机构要增加对中医药科研的投入，主要体现在支持中医药学科建设和养老产品研发上。鼓励中医药老年医学相关学科建设，增加在"治未病"、防治重大疾病、养生保健、老年护理方面的科研投入，注重基础应用研究的同时，提升老年病、慢性病的防治水平，探索老年养生保健服务的新方式。老年产业蕴含巨大的市场潜力，尤其是对与中医药医养服务配套的智能型康复、理疗产品的潜在需求巨大，应鼓励科研机构增加对这类产品功能的研发。中医药标准化与医疗、康复、护理、保健、养生、养老事业的发展息息相关，标准化的建立也有利于提升行业监督管理的效率，促进中医药与养老服务的进一步对接。政府部门应重视中医药医疗服务标准的建立，加快推进老年医疗标准化建设进程。目前我国的中医药标准建设已经取得了一部分成果，需要统筹已有中医、中药标准，增强行业内标准化意识，加强对已有中医药标准实施的监管。同时在新的领域探索和开发新的标准，在中医药医养服务方面对服务项目、服务方法、服务提供程序等制定一系列标准，保障老年群体享有的医疗服务有据可循；在中药标准化建设中重点从药材生产、加工环节的质量控制入手，保障中药材有效成分的含量符合标准，提高大众对中医药疗效的认可度，恢复和提升中医药在老年群体中的使用信心，扩大老年群体选择中医药医疗保健疗法的可能性。

（三）中医药健康管理服务

中医药作为"世界传统医学的榜样"，在古印度医学、古埃及医学、古罗马医学三大传统医学相继衰落后，仍屹立于世界东方，薪火相传，历久弥新，展现出蓬勃的生命力，系统完整的理论体系是中医药能够在历史长河中不断发展向前的有力支撑。中医药理论体系内涵丰富，包括哲学基础、脏象经络、病因病机、诊法辨证、预防治则等内容，其中，整体观念和辨证论治是中医药理论体系最基本的特点，也是中医药慢性病防治与管理工作的理论支撑。中医药在慢性病健康管理服务方面的优势不仅仅是"简、便、廉、验"的特点，丰富的诊疗手段，其根本来源于理论。以整体观念为指导思想，以辨证论治为诊疗特点，以"治未病"为防治原则的中医药理论体系，为慢性病防治管理提供了一套科学的、系统的、完整的解决方案。以中医药理论为基础建立中医药慢性病健康管理服务理论体系，指导我国慢性病健康服务工作，对于解决我国慢性病问题至关重要。

当前，中老年群体需求突出反映在：中老年群体慢性病患病率高，现阶段的慢性病服务不能满足其健康要求；中老年群体认知水平有一定提升空间；中老年群体对中医药信任度较高，满意度不断提高；中老年群体对于中医药服务满意度有待提高；中老年群体对于中医药适宜技术利用率较低，认可度高；中老年群体对慢性病中医药健康服务有多方面需求；中老年群体对于中医药健康服务供方有多层多样化需求。为充分发挥中医药在慢性病健康管理方面的优势，满足中老年健康需求，应该加大中医药科普力度，提升中老年群体中医药文化素养；加大中医药财政支持，保持中医药价格优势；均衡中医药人力资源配置，提高中医药从业人员技术水平；

提高中医药适宜技术利用率，发挥中医药在慢性病健康服务中的优势，建立健全基层医疗机构中医药服务体系，满足中老年慢性病健康管理需求。

二、社区中医药健康服务质量管理

（一）社区中医药适宜技术

关于卫生适宜技术的定义，一般采用杜治政和陈国瑾两位学者给出的定义。医疗卫生领域的适宜技术，是指合乎科学并符合当地需要，适合于常见病多发病诊治及广大群众预防疾病、增进健康的方法、程序、技术和设备。并且能够为广大基层、预防、保健单位的医药卫生人员掌握和应用，为使用者和接受者所欢迎，为国家的资源所维持、群众的经济能力所承受。卫生适宜技术应具有下列特点：① 有效性。必须是经过实践的、有科学根据的、可靠的、有较大应用价值的卫生技术，能够为诊断、治疗、康复和预防疾病提供切实的、普遍的效果。所谓普遍的效果，是指在具备同样条件下，其效果不因地域、人员的不同而不同。② 需求性。必须适合当地开展初级卫生保健的需要，特别是满足基层卫生工作的迫切需要和群众的需求，能促进和改善基层卫生服务和群众健康水平。③ 普及性。在常见病、多发病上都能应用，且容易为广大医药卫生人员掌握，所需要的条件和设备不多。④ 经济性。费用较为低廉，符合当地社会经济的发展，适合于多数群众的经济承受能力。

社区中医药适宜技术作为社区卫生服务所采取的一类方法，属于卫生适宜技术的范畴。因此，它应满足以上特点与要求。早在 2008 年 10 月，北京市中医管理局编写了《社区中医药服务工作指南》，对中医药适宜技术的表述为：中医药适宜技术是指安全、有效、经济、便捷、成熟的中医药防治疾病、养生保健的方法。为加强上海市基层中医药适宜技术推广与应用工作，上海市于 2010 年启动上海市基层社区 12 项中医药适宜技术推广项目，这 12 个项目包括：电针治疗腰椎间盘突出症、电针治疗急迫性尿失禁、穴位注射治疗原发性痛经、推拿治疗落枕、推拿治疗急性腰扭伤、隔药灸治疗溃疡性结肠炎、慢性阻塞性肺病传统康复运动处方、董氏指压法治疗婴儿吐乳症、温针治疗老年膝骨关节炎、施氏十二字养生功防治颈椎病、推拿功法易筋经防治老年骨骼肌减少症和耳背静脉针刀割刺治疗面部扁平疣。而学术界关于中医药适宜技术概念与定义的认识，主要采用官少云和冯光谓的观点。中医药适宜技术是为患病人群、亚健康人群提供简洁的治疗、预防手段，操作简单、安全，所需的设备、场地的要求容易达到，包括中药、针灸、耳针、推拿、按摩、拔罐、气功等疗法。而陈以国等人认为，社区中医药适宜技术是指中医特色突出、疗效确切、经济简便、可操作性强，且经过长期临床验证、安全可靠的中医诊疗技术。广义的中医药适宜技术包括中药、针灸、推拿、火罐、贴敷、刮痧、穴位注射、中药熏蒸等治疗方法。狭义的中医药适宜技术是指用某种或几种治疗方法对某类疾病进行治疗的具体技术，如针灸治疗三叉神经痛、推拿治疗落枕、中药与针灸治疗失眠等。

（二）社区中医药健康服务质量与评价

中医药在预防治疗疾病、维持居民健康状态方面有重要作用，尤其是在基层预防保健以及慢性病管理中发挥着独特的作用。提升基层中医药服务能力和服务质量是深化医药卫生事业改革的重要目标。2009 年发布的《国务院关于扶持和促进中医药事业发展的若干意见》中提出，要继续发挥政府扶持作用，全方位动员社会力量，推动中医药事业全面、健康发展。同年发布的《社区中医药服务工作指南（试行）的通知》规定了基层中医药建设科室、人员配备、服务项目设置等内容，为基层中医药服务发展指明了方向。2016 年《中医药发展"十三五"规划》强调，提升基层中医药服务能力，优化医疗服务质量。国家重视中医药的发展，出台一系列政策发展建设社区中医药健康服务，不仅要求社区卫生服务机构建设"中医馆""国医堂"等中医药健康服务区域，营造浓厚的中医药氛围，而且给予社区中医药健康服务发展必备的技术设备、设施，推广普及中医药适宜技术项目，社区中医药健康服务发展条件良好。优化医疗服务流程、提高医疗服务效率、满足患者多种就医需求、淡化紧张的医患关系、优化就医感受，提升医疗服务质量，是国家医改工作的重要关注内容。

伴随我国医改工作的不断落实发展，卫生事业领域受到越来越多的市场竞争；随着经济、教育水平的不断提高，居民物质、精神生活不断丰富，居民在就医过程中不单纯地局限于追求疾病治愈及健康状态的维护，而是不断追求能享受到人性化的服务，这就要求医疗机构必须始终坚持"以患者为中心"，提供优质可靠的医疗服务。优质的医疗服务质量不仅是医疗机构的价值追求，同时也是其不断提升自我、改进自我的一项参考指标，更是医疗事业保持稳定良好可持续发展中不可或缺的元素。社区服务具有明显的公益性，大医院主要承担医疗、科研、教育的功能，而社区除能够解决居民常见疾病的治疗外，更大的作用是预防和保健康复，要求服务应为居民着想，从居民的角度出发提供服务。

社区中医药健康服务提倡主动性，以社区内的常见病、慢性病和亚健康人群为主要服务对象，并且具有综合性、连续性、可及性的特点，提供的预防、保健、康复、健康教育等服务能面向全体社区居民。因而在健康产业已成为全球性的朝阳产业的今天，为社区居民提供中医药健康服务切实满足居民对健康的需求。社区中医药健康服务中最能体现中医药特色的是中医药适宜技术。中医药适宜技术是指针对常见病与多发病而采取的经过长期临床实践被证明有效并且操作简便，费用低，能普及和推广的各种中医药疗法。其"简、便、验、廉、效"的特点深受社区居民的欢迎，同时也符合社区健康服务发展的方向。中医药适宜技术对社区慢性病的防治、公共卫生事件的处理、降低社区居民医疗费用、减轻社区居民就医负担均有好处。在国家政策引导扶持下，社区卫生中医药硬件设施配备、专业技术人员配备逐渐齐全，服务能力得到极大提升，这也要求中医药服务质量应该随着服务能力的提高而不断提升。社区卫生服务机构只有同时具备充实的中医药资源和优质的医疗服务，才能够提高其中医药服务的吸引力，吸引更多居民利用中医药服务，减少中医药资源浪费，更好地发挥作用。由此可见，中医药服务质量评价作为患者对社区中医药健康服务的反应性指标，是衡量社区中医药发展优劣的一个重要参考指标。

在顾客感知服务模型的基础上，历经服务质量差距模型的发展，最终修改编订成服务质量评价理论，即质量评价模型（SERVQUAL 模型）。服务质量是顾客在接受服务过程中产生的感觉，顾客对服务质量的评价主要是根据顾客对服务的期望水平和服务过程中实际感受到的感知值，两者差值构成了服务质量评价，服务质量分为技术质量，即顾客是如何得到这种服务和功能质量，即顾客实际得到的服务。服务质量差距模型认为服务质量是由服务过程中形成的 5 种差距决定的，即：① 顾客对企业提供的服务的期待值与企业管理者对自身企业提供的服务期待值之间的差值；② 企业自己制定的服务质量标准与企业了解到的顾客对企业服务期待值的之间的差值；③ 企业自身制定的服务质量标准与企业实际为顾客提供的服务质量之间的差值；④ 企业实际提供的服务质量与企业对外宣传其能提供服务质量的差值；⑤ 顾客期望与其实际感受到的服务质量的差值。在实际中，尽管各个服务类别不同，但是顾客服务质量的标准基本相同，因此，总结出接近性、沟通性、胜任性、礼貌性、信用性等 10 个影响服务质量的关键维度。孙立奇以 SERVQUAL 模型为基础构建的，结合社区卫生服务机构中医药健康服务的特点，形成社区中医药健康服务质量评价初始量表，随后对初始问卷进行预调查，并进行问卷的信度效度分析后，形成终稿。量表包括有形性维度、可靠性维度、反应性维度、保证性维度、移情性维度等 5 个维度，以及 20 个调查条目（详见表 7.1）。以患者就医体验为切入点有利于真实客观反映社区中医药健康服务质量，从社区中医药健康服务需方出发，根据顾客真实的就医感受评价中医药健康服务质量和探析影响服务质量的影响因素，有助于客观真实地反映社区中医药健康服务质量现况及存在问题，弥补了只调查满意的缺陷，服务质量的调查更加细化、系统、全面。

表 7.1　社区中医药健康服务质量评价调查表

| Q1 中医科室布局合理，位置突出好找 |
| Q2 中医技术设施完备、中药饮片种类丰富能够满足您的就医需求 |
| Q3 中医药健康服务特色技术具有吸引力，促使您前来就医 |
| Q4 医务人员服装仪容整洁、温馨 |
| Q5 中医诊疗区域环境舒适、安静 |
| 可靠性 |
| Q6 诊疗过程中，您不会担心自己的安全问题 |
| Q7 诊疗过程中，您不会担心自己的隐私问题 |
| Q8 医生给您明确的诊断结果，并告知相关治疗及用药方法等 |
| Q9 病历上能够正确记录您的就医服务 |
| Q10 整个中医药健康服务价格合理 |
| Q11 诊疗结束后您的疾病得到控制、健康状况得到改善 |
| 反应性 |
| Q12 机构工作人员总是乐意为你提供服务 |
| Q13 机构公开各个中医师的擅长领域、出诊时间等医疗服务信息 |
| Q14 整个中医药健康服务流程清晰 |
| Q15 挂号、缴费、候诊、取药等各个环节的等候时间短 |
| 保证性 |
| Q16 中医师具备的技术水平和专业素质能够解决您的问题 |
| Q17 医务人员能够及时、顺利、有效地解答您的疑惑 |
| Q18 医务人员始终保持严谨、认真、热情的态度 |
| 移情性 |
| Q19 医生主动为您提供相关疾病科普、中医心理疏导及养生教育等 |
| Q20 医生总是"以您为中心"，优先考虑您的健康、经济等利益 |

（三）中医药健康养老项目管理

项目管理作为一项管理技术和方法，其产生的直接动力是建设和管理大型工程项目的需要最初用于工程领域，进入 20 世纪 90 年代以来，项目管理的应用范围空前扩大，各行业以及组织的各个层面都在使用项目管理的方法技术。现代项目管理是指把各种系统、方法和人员结合在一起，在规定的时间、预算和质量目标范围内完成项目的各项工作。有效的项目管理是指在规定用来实现具体目标和指标的时间内，对组织机构和资源进行计划、引导和控制工作。从这个角度上讲，项目管理是项目团队在项目活动中运用知识、技能、工具和技术来达到项目要求，是某个组织实现其项目战略的实施手段。现代项目管理一个很重要的特征是项目管理机构的建立。这个机构由项目管理专业人员组成。它独立于项目组织者和项目实施者之外，对项目组织者负责，其主要作用是对项目进行管理、监督和评估。同时，它能运用市场机制进行独立运营。

以农村中医药适宜技术项目推广为例。从项目管理的角度看，农村中医药适宜技术项目推广的整个程序大致要经过 4 个程序：项目选择、项目组织、项目实施与控制、项目总结和评估。而且这 4 个过程既相对独立，又互相衔接。

第一阶段是项目选择，该阶段包括制定原则、立项并论证和项目计划编制。① 制定原则：农村中医药适宜技术推广项目选择要坚持"简、便、廉、验"的筛选推广项目原则，筛选出的推广项目必须具有价廉适用的特点，确保基层卫生院能以较少的投入产生较大社会、经济效益，确保基层农民能在当地卫生院花较少的费用，解决一些实际问题。既要考虑微观利益，还要考虑宏观效益，既要注重局部利益，也要注重整体利益。选择项目既要满足基层医疗机构的需求，还要考虑一定的经济效益。② 立项并论证：项目的立项标志着项目的提出，项目提出后要进行初选并编写项目建议书。项目建议书要提出项目选择的必要性及依据，考虑资源约束、实施条件、投资预算、进度安排以及经济效果和社会效益的初步估计。然后进入项目的可行性研究阶段。项目可行性分析是项目在展开实质性的工作之前，全面考虑与项目有关的一切因素，在综合分析的基础上对项目的选择与否给出答案。它包括社会分析、初步可行性分析和可行性分析三个方面。然后写出项目可行性研究报告。③ 项目计划编制：项目计划是指根据既定目标的要求，对项目实施工作的各个方面做好周密的计划安排，确定项目的任务、进度、组织以及资金预算等。可以使用一些项目计划工具，如项目行动计划表、工作结构分解图、线性责任图等。

第二阶段是项目组织。一个项目确定之后，就要建立一定的组织结构来完成，表现为管理活动中各项职能的横向分工和层次划分。项目的组织结构分为职能式、矩阵式、项目式和混合式。组织结构的选择要结合项目本身的特点、人员组成技术特点综合考虑。农村中医药适宜技术推广项目的组织一般要成立一个项目团队。项目团队是一组个体成员，为实现项目的目标而协同工作的团体，具有不同的专业结构和知识结构。它是一种临时性的组织，一旦项目完成，即告解散。它由项目负责人、技术人员、推广人员和其他人员构成，具有不同的职责分工和权限划分。项目团队的使命就是在项目经理的领导下共同努力、协调一致地完成组织的目标。项目负责人是核心人物，其职责就是保证项目在预算约束范围内按时优质地完成任务。农业技术推广项目组织要有明确的权责制度、激励制度和奖惩制度，明确各自的角色分工和权利责任，各司其职。例如可以采用签订合同的方法，来约束各方行为。一旦无法完成任务，要给予一定的惩罚，从而提高员工的责任心，防止消极怠工。如果超额完成任务，要给予一定的奖励，鼓励工作热情和积极性。项目经理负责监控组织整体运行情况，调配系统内外的一切资源，从而形成一个完整的责任链条。

第三阶段是项目实施与控制。在建立了组织或者项目团队之后，就要根据事先的计划有步骤、有秩序地调动一切资源以实现组织的目标。在执行的过程中受系统内外因素的影响可能会造成对进度计划的干扰，因此就要进行全程监控。在项目执行与控制过程中要注重以下几个重要内容：项目时间管理、项目成本管理、项目质量管理、项目风险管理。项目管理是一个系统工程，有一套科学严谨的管理程序，是一项非常专业而细致的工作。根据国内外的成功经验，我们认为，现阶段在中医药科研工作中引入项目管理机制是非常必要的。项目管理机制的作用主要由项目管理机构来体现。政府目前正在进行职能转换，政府将把更多的精力投入到结构调整、市场监管、社会管理和公共服务等方面，而把日常事务性工作逐渐转移出去。一些生产企业在新产品开发中，为提高成功率，降低风险，也在寻求将高度专业化的中医药科研项目外包给专业的项目管理机构。同时，目前项目推广机构的人员又大多缺乏按照市场机制运行的专业化项目管理经验。在这种情况下，引入现代项目管理机制，可以有效地满足政府和社会的需要。它不仅把各级政府、医疗机构从繁琐的项目日常管理工作中解脱出来，而且为政府提供较高的科研项目运行质量，从而提高效益，降低成本。从结构层面来看，项目管理机构可以替代原来由政府和专家实施的部分功能，使得政府能更好地从宏观方面对项目进行把握，使专家把更多的精力投入到项目实施当中。项目管理机构负责项目组织者和研究者的沟通以及科研运行的管理，这样就可以更好地发挥各方的优势。同时，由于中介方介入，可以避免或者减少推广工作中的弄虚作假现象，增加推广成果的可信度。从项目本身来看，项目管理机构能够更好更专业地权衡项目的各个方面，例如项目的范围、时间、费用、质量、人力资源、风险等，从而能更好地整合各方资源，达到整体管理的目的。同时，项目管理机构还可以根据项目组织者的要求进行有侧重的项目管理。

第四阶段是项目总结与评估阶段。项目结尾工作是项目生命周期的最后一个阶段，包括成果确认、质量验收、费用审计、资料归档以及项目交接工作。一项农村技术推广项目最终取得什么样的效益和结果，是否完成了既定的目标，对当地环境带来怎样的影响，是否超出了项目预算的约束等，都会在这一阶段得到确认。

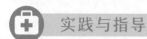 实践与指导

实训：《××中医药养生养老地产项目管理》分析

1. 案例：中医药养生养老地产项目的特色之一是在项目产品设计中大量展示

以及普及中医药文化，并基于中医药养生理念提供养生养老服务，以促进和推广中医药文化传承，环环相扣，层层叠加，将项目建成具有全面体验中国传统医药文化的新型养生养老地产项目。××中医药养生养老地产项目选址距离某省会城市某旅游区3公里，交通便利，项目规划总面积约为2平方千米，一次修建性详细规划面积0.71平方千米，其中建设用地约0.34平方千米，占详细规划面积的48%。该项目融合了传统中医药文化元素，融合了当地旅游景观特点，以保护为大前提就地将自然环境进行系统性建设，配套了一系列休闲、养生、养老、护理等解决方案，整个社区风景优美，气候宜人，符合旅游、宜居、养生养老等需求条件，给予不同层次老年人群及其家人提供了休闲旅游、养生养老生活、学习传统中医药文化等服务。该项目满足老年人群生理、心理等需求，并从自身推进养老服务产业、旅游产业的发展。

2. 实训内容、形式与要求

从项目选择、项目组织、项目实施与控制、项目总结和评估等4个阶段分析该中医药养生养老地产项目管理。

将学生分组（5~6人/组，组长1名），进行分工合作，充分调动每一名组员的积极性和主动性，实现相互协作与交流，按小组完成案例分析，提交分析报告。

报告要求：字数控制在2 000~3 000字。

思考与练习

1. 简述疫情防控常态化背景下中医药健康服务在海外发展的机遇与挑战。
2. 简述我国中医药健康养老服务发展趋势。
3. 简述中医药适宜技术社区推广策略。

第八章

健康养老服务管理技能

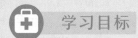

学习目标

知识目标：

1. 掌握　健康养老模式，老年照护的主要内容。

2. 熟悉　健康养老服务发展方向，健康养老服务政策体系。

3. 了解　健康养老项目规划与实施。

思政目标：

以老年人健康养老需求日益增长的现实背景，分析我国健康养老服务发展所面临的问题，开展社会主义核心价值观"富强""文明""和谐""平等"的思政教育。同时，通过调查实践训练，引导学生关注现实问题，培养学生服务基层、服务群众的职业价值追求，激发学生的专业学习兴趣。

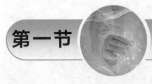

第一节　健康养老业发展概述

一、人口老龄化与健康养老需求

近年来，全球各国老年人口的不断增加，老龄化问题成为大家持续关注的重点话题。习近平总书记在党的十九大报告中指出，为了保障和改善民生，要促进病有所医、老有所养，要积极应对人口老龄化，推进医养结合，加快老龄事业和产业发展。由此可见，大力推进健康养老业的发展，积极推进健康老龄化，是应对人口老龄化的长久之计。如何有效地解决健康养老问题，是我国进入新时代以后所面临的重要课题。

1. 人口老龄化

人口老龄化是指人口生育率降低和人均寿命延长导致的总人口中因年轻人口数量减少、年长人口数量增加而导致的老年人口比例相应增长的动态。它有两方面含义：一是老年人口相对增多，在总人口中所占比例不断上升的过程；二是社会人口结构呈现老年状态，进入老龄化社会。关于老龄化社会，一般来说国际上通常的标准是："一个国家或地区 60 岁以上的老年人口占总人口的比重达到 10% 以上，或者 65 岁以上的老年人口占总人口的比重达到 7% 以上，那就意味着这个国家或地区的人口处于老龄化社会。"

2021 年 5 月 11 日第七次全国人口普查登记的全国总人口数为 14.11 亿人，与 2010 年第六次全国人口普查相比，增加了 7 206 万人，增长 5.38%，年平均增长率 0.53%，比 2000—2010 年的年平均增长率 0.57% 下降 0.04 个百分点。从年龄结构看，60 岁及以上人口占 18.7%，其中 65 岁及以上人口占 13.5%，2019 年我国 60 周岁及以上人口占 18.1%，其中 65 周岁及以上人口占 12.6%。数据表明老年人口数在增长，人口老龄化日渐严重，我国人口 10 年来继续保持低速增长态势。

20 世纪 90 年代以来，中国人口已经进入老年型。随着我国经济社会的快速发展，人民生活水平和医疗卫生保健事业的巨大改善，老龄化进程逐步加快。预计到 2040 年，65 岁及以上老年人口占总人口的比例将超过 20%。同时，老年人口高龄化趋势日益明显：80 岁及以上高龄老人正以每年 5% 的速度增加，到 2040 年将增加到 7 400 多万人。

迅速加剧的人口老龄化趋势，与人口生育率和出生率下降，以及死亡率下降、人均寿命提升密切相关。我国人口结构不是最优的"金字塔形"，这些危机与压力折射出对未来的养老产业日趋多元化的需求。出生于 20 世纪 50、60 年代的人们，在当年鼓励生育的政策下，群体庞大，现如今已是 60、70 岁的老人。10 余年后，当他们变得衰老，我们将迎来这个规模庞大的高龄老人群体。因此，我国应尽早制定相关政策，发展养老产业，满足健康养老需求，积极应对人口老龄化问题。

2．健康养老需求

我国的老龄人口近几年呈现出增长快、数量大、占比高的规律，而且老年人整体健康水平不高。据统计，我国老年人中，有 1.8 亿人患有慢性病，其中 75% 患有一种及以上慢性病，失能、部分失能老年人约 4 000 万人，健康预期寿命（68.7 岁）远低于预期寿命（2018 年，77 岁），老年人预计有 8.3 年带病生活，健康老龄化形势不容乐观。这给老年人个人、家庭带来负担的同时，给社会医疗服务、养老金支付、老年人公共服务带来了挑战。

随着我国经济的发展、人们生活水平的提高，老年人的心理健康、生活照顾、陪伴、娱乐、社交等高层次养老需求日益凸显。对老年生活品质要求更高，更注重如何健康养老。随着经济的快速发展，老年抚养比不断上升。此外，随着人口的流动，大量农村年轻人涌向城市发展，很多家庭出现空巢化的现象，特别是很多农村老人基本独居，这使得家庭的养老功能进一步弱化。从养老护理人员数量的角度来看，我国所需的护理人员还缺至少 1 400 万人，我国养老从业人员学历程度参差不齐，难以向老年人提供专业化的服务。国内养老市场的供给能力无法满足旺盛的养老需求。当前，我国已成为全球人口老龄化最严重的国家之一，人口老龄化水平高居全球第 10 位，2019 年，我国老年人拥有的养老床位数严重不足。此外，由于前几年养老行业过热，新设床位缺乏规划论证，导致许多床位建设无法起到作用，养老资源无法充分利用。

民政部 2018 年数据显示，全国拥有养老机构 2.9 万余家，养老床位 730 万张，仅占全国老年人口数量的 3.1%，缺口巨大。老龄化挑战需要"智慧"应对，庞大的养老需求需要系统的规划与调整。

二、我国健康养老模式

目前，我国的主要养老模式分为 3 种，即居家养老、社区养老、机构养老。根据我国"十三五"规划，家庭养老、社区养老和机构养老占老龄人口比重约为 90%、7% 和 3%。

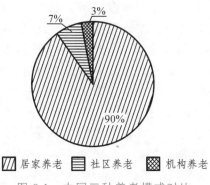

图 8.1 中国三种养老模式对比

1．居家养老（家庭养老）

居家养老是老年人在家中居住，并由社会提供养老服务的一种方式。它适用于具有基本生活能力的老人。其特点是成本较低，老人无须更换住所，并有家人陪伴。目前居家养老仍是我国城市最主要的养老方式。

2．社区养老

社区养老是社区引入养老机构，老人能够享受社区的专业服务机构和专业人士上门服务。一般在自家附近场所，适用于基本生活能力较弱，或子女不在身边，无法长期陪伴的老人。其特点是将机构养老中的服务引入社区，老人足不出户就能享受到服务。

3．机构养老

机构养老是以设施建设为重点，通过设施建设实现其基本养老服务功能。适用于失能或失智程度较高，或子女不在身边，无法长期陪伴的老人。特点是成本较高，但环境更好，服务更加全面。机构养老主要分为政府型养老机构、政府扶持型养老机构和民营养老机构，具体还分为保障型（非营利性）、普通型和高端型三种类型（见表8.1）。

表 8.1　三种机构对比

机构分类	建设单位	营利性	代表机构
保障型	政府、政府与集体合办	非营利	敬老院、社会福利院
普通型	政府、服务运营机构负责服务支持	营利、非营利	老年公寓、护养院
高端型	民营企业	营利	高端养老院如泰康之家、光大汇晨养老、九如城等

2013年，国务院发布的《关于加快发展养老服务业的若干意见》明确提出，到2020年，全面建成以居家为基础、社区为依托、机构为支撑的，功能完善、规模适度、覆盖城乡的养老服务体系。养老服务产品更加丰富，市场机制不断完善，养老服务业持续健康发展。在老龄化程度严重的上海和北京，很早就提出了"9073"或"9064"模式，即90%的老年人居家养老，7%或6%的老人依托社区养老，剩余3%或4%的老人在机构养老。这样的规划，不仅是因为居家便宜，更是因为相应的社区养老和机构养老的服务体系并没有搭建起来。目前我国养老主要以居家为基础，社区为依托，机构为支撑，三种模式相辅相成，互相影响。著名经济学家、全国人大常委会委员蔡昉曾指出，"其中，居家和社区尤其密不可分，没有社区作为依托提供老年人所需要的实实在在的养老服务，居家就变成个人家庭养老了"。

当前，中国养老最大的难题是维持健康体魄的持续性、获取医疗护理的便捷性，以及对医疗服务资源的依赖性，迫切需要为老年人构建综合的、连续的、适宜的医疗服务。

4．医养结合模式

医养结合是指推进现有医疗卫生和养老机构合作，发挥互补优势，实现社会资源利用的最大化。它是集医疗、护理、康复和基础养老设施、生活照料、无障碍活动于一体的养老模式。在国家政策的推动下，医养结合成为养老产业发展新热点。其优势在于能够突破一般医疗和养老的分离状态，实现为老年人提供及时、便利、精准的医疗服务，并最终将医疗服务、生活照料服务、健康康复和临终关怀等整合提供一体化的医养结合服务，从而满足老年人的整体养老需求。

三、健康养老服务发展现状与政策环境

1．健康养老服务发展现状

2013 年《关于加快发展养老服务业的若干意见》中指出，积极应对人口老龄化，加快发展养老服务业，不断满足老年人持续增长的养老服务需求，是全面建成小康社会的一项紧迫任务，有利于保障老年人权益，共享改革发展成果，有利于拉动消费、扩大就业，有利于保障和改善民生，促进社会和谐，推进经济社会持续健康发展。养老服务产品更加丰富，市场机制不断完善，养老服务业持续健康发展。健康养老服务发展可分为 4 个阶段：

第一阶段：恢复阶段（1978—1999 年）。中国政府开始恢复养老产业的发展，将养老产业服务对象的群体扩大，包括企业事业退休群体及五保老人；同时拨款、统筹资金，加快乡镇养老产业建设。

第二阶段：改革阶段（2000—2011 年）。养老产业实现投资主体多元化、服务对象公众化、服务形式多样化转变；服务内容深入到医疗保健、文化娱乐、教育等领域。

第三阶段：发展阶段（2012—2018 年）。2017 年，中国疾病实现了医保的全国联网，养老的长期护理险进行试点，医养支付体系框架的关键点逐渐成形。民营资本进入养老产业得到鼓励，社区养老受到重视。

第四阶段：革新阶段（2019 年至今）。除了传统的居家养老、机构养老和社区养老以外，面对日益变化的养老形式，医养结合、智慧养老成养老新热点，以房养老和综合养老新模式等也成为当下养老模式的补充。

2．健康养老服务的政策环境

我国逐步进入老龄化社会，构建社会化养老体系，已成为一项艰巨的紧迫任务。近年来我国养老体制改革步伐一直在向前。2011 年以来，我国政府进行了一系列政策调整，养老体制改革持续深化，以鼓励型为主，即对有体制与市场格局的改革升级，并开始强调细分产业融合发展（见表 8.2）。

表 8.2　2011—2021 年我国养老体制改革指导性文件

时间	文件	主要内容
2011 年	《国务院关于开展城镇居民社会养老保险试点的指导意见》	建立个人缴费、政府补贴相结合的城镇居民养老保险制度，实行社会统筹和个人账户相结合，与家庭养老、社会救助、社会福利等其他社会保障政策相配套，保障城镇居民老年基本生活
2012 年	《关于贯彻落实〈支持社会养老服务体系建设规划合作协议〉共同推进社会养老服务体系建设的意见》	重点支持养老服务设施建设。按照"以居家为基础、社区为依托、机构为支撑"的原则，积极支持"敬老爱老助老工程"建设，重点支持政府和社会力量兴办各类养老机构和社区日间照料场所，通过支持新建、改扩建和购置，提升社会养老服务设施水平
2013 年	《关于开展养老服务业综合改革试点工作的通知》	通过开展养老服务业综合改革试点，促进试点地区率先建成功能完善、规模适度、覆盖城乡的养老服务体系，创造一批各具特色的典型经验和先进做法，出台一批可持续、可复制的政策措施和体制机制创新成果，形成一批竞争力强、经济社会效益显著的服务机构和产业集群，为全国养老服务业发展提供示范经验
2014 年	《国务院关于建立统一的城乡居民基本养老保险制度的意见》	合并新型农村社会养老保险和城镇居民社会养老保险。坚持和完善社会统筹与个人账户相结合的制度模式，巩固和拓宽个人缴费、集体补助、政府补贴相结合的资金筹集渠道，完善基础养老金和个人账户养老金相结合的待遇支付政策，强化长缴多得、多缴多得等制度的激励机制，建立基础养老金正常调整机制，健全服务网络，提高管理水平。为参保居民提供方便快捷的服务
2015 年	《关于开发性金融支持社会化养老服务体系建设的实施意见》	运用开发性金融的理论和方法，充分依托民政部门的组织协调优势，推动形成"政府引导、金融支持、社会参与、市场运作"的社会养老服务发展体制机制，发挥开发性金融的资金引领作用，吸引民间资本投入，秉承养老普惠的理念，共同引领以居家为基础、社区为依托、机构为支撑的社会养老服务体系建设
2016 年	《关于全面放开养老服务市场提升养老服务质量的若干意见》	通过政府补贴、产业引导和业主众筹等方式，加快推进老旧居住小区和老年人家庭的无障碍改造，重点做好居住区缘石坡道、轮椅坡道、公共出入口、走道、楼梯、电梯候梯厅及轿厢等设施和部位的无障碍改造
2017 年	《"十三五"国家老龄事业发展和养老体系建设规划》	坚持党委领导、政府主导、社会参与、全民行动，着力加强全社会积极应对人口老龄化的各方面工作，着力完善老龄政策制度，着力加强老年人民生保障和服务供给，着力发挥老年人积极作用，着力改善老龄事业发展和养老体系建设支撑条件，确保全体老年人共享全面建成小康社会新成果

续表

时间	文件	主要内容
2018年	《关于建立城乡居民基本养老保险待遇确定和基础养老金正常调整机制的指导意见》	建立激励约束有效、筹资权责清晰、保障水平适度的城乡居民基本养老保险待遇确定和基础养老金正常调整机制。有五项主要任务：完善待遇确定机制，建立基础养老金正常调整、个人缴费档次标准调整、缴费补贴调整三项机制，实现个人账户基金保值增值
2019年	《普惠养老城企联动专项行动实施方案（2019年修订版）》	鼓励银行、保险、基金等各类金融机构参与合作，为专项行动提供多层次多样化金融服务。引导战略合作机构积极对接项目，并针对性开展金融产品创新
2020年	《关于促进社会服务领域商业保险发展的意见》	支持商业保险机构创新开发符合初创企业、科创企业及相关新业态从业人员保障需求的保险产品和业务
2021年	《关于开展专属商业养老保险试点的通知（征求意见稿）》	一是为新业态群体提供养老保障。允许相关企事业单位为新产业、新业态从业人员和各种灵活就业人员投保专属商业养老保险提供缴费支持。本次拟推行的专属商业养老保险试点，可以很好弥补针对新业态群体养老保障的不足，为其提供合适的养老保险产品。二是提出建设养老保险第三支柱的重要方向。专属商业养老保险试点的推进可以对第一支柱（基本养老保险）起到补充作用，同时连接企业年金与个人养老金，实现二、三支柱间的转换，进一步加强对于养老保险第三支柱的建设。三是对险企的产品设计及资金管理提出更高要求。专属商业养老保险产品整体周期长、以养老保障为目的，需要注重资金的长期配置管理以及收益的稳定，对于各险企的长期资产管理能力提出考验。此外，产品的可转换功能要求险企在产品设计过程中，提供积累期各投资组合间的转换功能，增强灵活性，并在领取期提供多元化的领取方式

四、健康养老服务发展趋势——智慧养老

1. 智慧养老

老龄化问题是一种挑战，需要"智慧"应对。根据健康养老产业发展行动计划给出的定义，智慧健康养老是指面向居家老人、社区及养老机构的传感网系统与信息平台，并在此基础上提供实时、快捷、高效、低成本的，物联化、互联化、智能化的养老服务。它是一种充分利用物联网、大数据、云计算、人工智能等新一代信息技术，深度挖掘健康养老需求，高效对接健康养老资源，向老年人提供个性化、精准化养老服务的养老模式，覆盖老年人健康的全生命周期（医疗除外），为老年人群健康提供全方位的支撑，包括健康监测、居家护理、健康管理、康复指导等。其具体含义主要有三个方面，分别是智慧助老、智慧用老和智慧孝老。智慧助老指用信息技术等现代科学技术帮助老年人。智慧用老指利用好老人的经验智慧，帮助老年人实现人生的第二青春。智慧孝老指全面应用包含供老、料老、伴老、顺老、敬

老、耐老、祭老、防啃老、防扰老 9 个智慧支持模块，老人或子女可根据实际情况选择性使用。

概括起来，与传统养老模式相比，智慧养老主要有以下三大特点：① 大数据收集存储。传统养老产业是粗放型经济，没有精准服务投放策略，各类服务对象不明确，目标群体实际需求被忽略。而智慧健康养老产业现代"互联网+"和物联网技术可以做到量化、连续化、智能化数据采集，为智慧化分析提供源源不断的第一手资料。② 需求发现与智慧化决策。传统养老产业供给方式是先有需求模型，再定义目标对象群体，然后输送大量供给。这种方式导致了服务供需之间缺乏市场化的优胜劣汰，没有差异化服务策略，定制化程度不高，种类较为单一。而智慧健康养老产业通过"互联网+"和大数据的模式对海量数据进行分析，挖掘市场的潜在需求，可以起到引领市场的作用，达到"精准决策"。③ 服务从供给端精准投放到需求端。传统养老产业的人力资源问题严重，行业内缺少专业的服务人员。而智慧养老产业可以利用先进的科学技术，例如机器人和 3D 打印技术服务养老事业，解决了养老市场人力资源匮乏的问题。

创新引领发展，科技赢得未来，养老行业也在紧追潮流，推出智慧养老服务平台，让养老与互联网、物联网相结合，让老人享受到智能、便捷的照料。随着老龄化的加重和"银发经济"的兴起，在国家大力支持养老行业的背景下，未来智慧养老将在智能硬件和智能平台的协助下，由"助老"向"用老"和"孝老"进发，智能养老行业将迎来发展的良好时期。智慧健康养老，是以"幸福养老"为理念，依托科技与信息化的手段，同时，结合我国独特的养生观念，在养老体系中的各个环节主体间进行调配和传递，从而提升原有养老体系的运营效率和服务质量，形成政府指导、企业开发、社区组织、家庭配合的新型养老模式。

2. 智慧养老行业发展趋势

智慧健康养老推动了养老行业的发展，智慧健康养老产业是围绕智慧健康养老产品和服务开展的经济活动的集合。它是在传统健康养老产业基础上，深度融合应用新一代信息技术孕育出的新兴产业形态。利用物联网、云计算、大数据、智能硬件等新一代信息技术产品，能够实现个人、家庭、社区、机构与健康养老资源的有效对接和优化配置，推动健康养老服务智慧化升级，提升健康养老服务质量效率水平。

2019 年 4 月，国务院发布的《关于推进养老服务发展的意见》指出，实施"互联网+养老"行动。持续推动智慧健康养老产业发展，拓展信息技术在养老领域的应用，制定智慧健康养老产品及服务推广目录，开展智慧健康养老应用试点示范。促进人工智能、物联网、云计算、大数据等新一代信息技术和智能硬件等产品在养老服务领域深度应用。在全国建设一批"智慧养老院"，推广物联网和远程智能安防监控技术，实现 24 小时安全自动值守，降低老年人意外风险，改善服务体验。运用互联网和生物识别技术，探索建立老年人补贴远程申报审核机制。加快建设国家养老服务管理信息系统，推进与户籍、医疗、社会保险、社会救助等信息资源对接。加强老年人身份、生物识别等信息安全保护。

拓展阅读

一、提升医养结合服务质量。健全医养结合标准规范体系。推动医疗卫生、养老服务数据共享，完善医养结合信息管理系统。推进"互联网+医疗健康""互联网+护理服务""互联网+康复服务"，发展面向居家、社区和机构的智慧医养结合服务。

二、推广智慧健康养老产品应用。针对老年人康复训练、行为辅助、健康理疗和安全监护等需求，加大智能假肢、机器人等产品应用力度。开展智慧健康养老应用试点示范建设，建设众创、众包、众扶、众筹等创业支撑平台，建立一批智慧健康养老产业生态孵化器、加速器。编制智慧健康养老产品及服务推广目录，完善服务流程规范和评价指标体系，推动智慧健康养老规范化、标准化发展。

资料来源：国务院，《"十四五"国家老龄事业发展和养老服务体系规划》（国发〔2021〕35号），2021年12月30日。

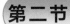

第二节　健康养老服务管理技术

一、健康养老服务机构概述

年轻人要为了自己的未来去打拼事业，而老年人往往只能够在家中为自己的儿女默默祝福，这就是现代社会空巢老人家庭的真实写照。很多子女虽然有尽孝之心，但往往无法抽出时间陪伴在自己的父母身边，因此寻找专门的健康养老服务机构的帮助就成为很多家庭的选择，这也推动了健康养老服务机构的发展。

1．养老服务机构的概念

养老服务机构是指老年人提供养护、康复等综合性服务的机构，如老年社会福利院、养老院或老人院、老年公寓、护老院、护养院、敬老院、托老所、老年人服务中心。

2．养老服务机构的服务内容

（1）生活照料服务内容。

很多老年人都已经丧失了自理的能力，如何让这些群体能够有尊严地享受余下的人生成为很多子女寻找健康养老机构的目的。因此很多用户目前对品质优良的健康养老机构的服务要求，主要集中在生活照料方面，只有能够提供完善的生活照料服务的健康养老机构才会得到客户的认可。同时，这也是最基本的标准准则。在选择养老服务机构时，人们往往也是从生活照料方面进行优先选择。

（2）健康管理服务内容。

对于一些能够自理的老年群体而言，在进入健康养老机构前往往需要对其在健康管理服务方面的能力进行考察，确保在健康养老机构中能够获得更好的医疗待遇。因此目前很多养老机构与当地的三甲医院进行合作，通过引入专门的医疗团队来为老年群体提供可靠的健康管理服务，为老年人的健康提供合理的规划与治疗，满足老年人的健康需求。

（3）科学膳食服务内容。

老年人由于机体退化，进食系统及消化系统都出现弱化，对于食物的要求通常有别于正常成年人。因此在寻找性价比高的健康养老机构时也会对其提供的膳食服务予以了解，能够提供科学膳食且口味符合老年人饮食习惯，也是很多老年人愿意选择该健康养老机构的主要因素。同时，专门为各种慢性疾病等老年人提供专业的膳食指导及三餐食谱成为很多用户选择的关键，所谓"病从口入"，合理的膳食计划会规避很多疾病，为老年人的健康提供保障。

二、老年照护技术

"照护"也称全面或者全方位照料和护理。照护是一个综合概念，指对因高龄患病导致生活不能自理或只能半自理甚至生活不便的老年人的生活照顾和医疗护理。老年照护是老年研究中的一个基本领域。按照生活自理程度变化趋势，服务对象可分为三类：生活基本能够自理的老年人、生活自理能力较差的老年人和临终老年人。

1. 老年照护的主要任务与目标

老年照护的主要任务是研究老年人的健康问题，满足老年人的健康需要，加强老年人健康照护，提高老年人的生活质量。老年照护技术的目标是促使老年人保持功能良好，尽可能独立生活，提高生活质量。提供保持老年人人生的连续性和个体特征性的健康照护，最大限度地发挥老年人生理、心理、社会方面的潜在能力，尽量地使老年人能以自理状态，保持其人性的尊严，走向人生终点。老年人的需求是多方面的，因此，照护服务的分类也具有多样性。

2. 老年照护的主要特点

老年人的各项功能减退，老年健康照护者需要保证老年人的安全，必要时借助工具。他们反应慢，记忆差，情绪波动较大，容易产生消极情绪，需要帮助他们树立正确的死亡观，使其安然度过晚年。当家庭和社会角色发生了变化，容易产生不适应的心理社会问题，理解和尊重老人，把握每个老人的个性，坚持持之以恒的原则，避免老人对护理的过分依赖，帮助其保持健康心态。

3. 老年照护的主要内容

（1）服务的基本内容：①护理服务，包括提供服药、换药、注射、翻身、消毒、洗澡、日常检查（体温、血压、血糖）等服务。②生活照料服务，包括提供饮食起居、打扫卫生、洗澡、理发、购物、陪同、就医等方面的服务。③ 特殊服务，包括提供视力、听力、牙齿、精神等方面的特殊服务。④ 物质援助服务，包括提供食物、安装设施、减免税收等。

（2）与老年人的沟通技巧：其家庭和社会角色发生了变化，容易产生不适应的心理社会问题，帮助其保持健康心态。在与老年人沟通时，注意保持足够的耐心、温柔的语气，很多老年人可能出现痴呆、记忆力下降等各种问题，在沟通时就需要更多的时间及耐心，认真倾听老年人的倾诉，了解其所思所想，更好地掌握老年人的心理想法及状态，这在保障老年人健康方面至关重要。

（3）老年人生活环境的要求：卧床老人应安置在光线充足的南向房间，并且保持室内空气清新，温度、湿度适宜，室内布置应优雅合理，将老人的日常用品放在容易取放的位置。偏瘫老人宜加床挡，防止老人坠床。

（4）不同老年人的照护特点：对于健康老年人的照护，主要是理解和尊重老人，把握每个老人的个性，坚持持之以恒的原则，避免老人对护理的过分依赖；对于患病老年人，注重其安全及心理的照护护理；而对于在养老机构的老人，注重全方位提供综合服务。

 拓展阅读

老年照护统一需求评估的上海实践

党的十九大报告提出，要"积极应对人口老龄化，构建养老、孝老、敬老政策体系和社会环境"。近年来，上海在着力健全社会养老服务政策过程中，全面推进老年照护统一需求评估体系建设。这是在需求侧建立健全养老服务准入管理机制的创新举措，有利于统筹整合卫生、民政、医保、财政等领域的照护服务资源，确保政府提供的养老基本公共服务与老年人梯度化的养老服务需求有效对接、公平匹配。

（一）概况

2014 年 12 月，上海市整合卫生、民政、医保等领域各自执行的老年人身体状况评估指标，进而形成了一套统一的评估标准，并开展试点。2015 年 6 月，在试点基础上，全面开展老年照护统一需求评估。此后，所有新增的养老服务设施，无论是新建还是存量调整设立，凡提供养老基本公共服务的，对于老年人提出的申请，都一律经过统一需求评估，实现一个申请人"通过一次申请，采用一份表格，完成一次评估，作出评估结论"，真正实现养老基本公共服务供给"依申请、经评估、相适应"。据统计，2018 年，上海总计申请评估数 190 397 例，完成评估数 190 034 例，完成率 99.8%。

（二）主要做法

1. 统一老年照护需求评估标准。针对各个政府部门基于自身工作特点所形成的"各自为政"的需求评估体系，上海真正以老年人为中心，推进政府自身改革，打破条块分割下的部门壁垒，将丈量老年人身体状况的不同尺子统一为一把尺子，将不同的需求评估标准整合和统一为一个标准。一是制订需求评估调查表。需求评估调查表涵盖医疗护理和生活照料，借鉴国际通行做法，对老年人自我照顾能力、身体机能、记忆及沟通能力、行为情绪等方面的受损程度、健康状况、应付日常生活的能力等方面进行全面评估。为保证评估结论的客观性，评估采取双盲法。二是划分照护等级。以需求为导向，结合老年人失能程度、疾病状况、照护情况，以及相应的社区居家、养老机构、老年护理机构等老年照护服务情况，确定统一的老年人身体照护等级划分标准，并确定6个照护等级。

2. 统一老年照护服务受理渠道。一是明确适用对象，包括申请享有养老基本公共服务的老年人。"十三五"规划纲要提出，要增加公共服务供给，坚持普惠性、保基本、均等化、可持续方向，努力实现全覆盖等要求。因此，养老基本公共服务应努力实现全覆盖、应保尽保，而养老基本公共服务的对象则应经由老年照护需求评估确定。长期护理保险对老年人支付的前提，即其必须经由老年照护需求评估确定其身体照护等级，并进而接受与其照护等级相匹配的老年照护服务。二是建立健全受理渠道。一方面，受理渠道是统一的，无论老年人申请由哪一个政府部门所提供的老年照护服务，都经由同一个渠道提出申请，并进行老年照护需求评估。另一方面，受理渠道也是多元的，以方便老年人及其家庭提出申请为原则。

3. 健全老年照护需求评估机制。一是建立需求评估队伍。需求评估队伍的核心是需求评估员，他们是使用"需求评估调查表"对老年人进行现场评估的人员，一律经过专业培训合格后上岗。上海市已逐步建立健全对需求评估员的培训、使用和管理规范。二是组建需求评估机构。需求评估机构是对具有老年照护需求的老年人进行照护等级评估的依法独立登记的社会服务机构（原民办非企业单位）或企事业单位。需求评估机构和其他提供老年照护服务的机构互相独立。上海市已逐步形成"政府主导购买服务、委托第三方评估机构进行需求评估、良性竞争提升评估服务质量"的运作机制。

4. 统筹老年照护服务资源。老年照护统一需求评估体系建设的真正目的，是通过确定老年人的身体照护等级，进而为老年人提供与其身体照护等级相适宜、相匹配的服务。为了更好地提供老年照护服务，上海创新机制，整合分散在不同部门的老年照护服务资源，统筹区域社区居家养老服务、养老机构床位、老年护理机构床位的建设，统一调配和使用。与此相配套，一是制订与照护等级相对应的服务项目清单。对于评估后符合条件的老年人，根据评估结论确定的照护等级，结合老年人意愿，制订相应服务计划，明确服务项目清单、精准服务。二是建立轮候和转介机制。针对养老机构床位、老年护理机构床位等养老基本公共服务资源相对有限，而符合入住条件的老年人较多的情况，建立服务提供的轮候机制。各种不同类型的老年照护服务结合服务时限、需求变化等因素，适时开展持续评估，并根据评估结果形成老年照护服务间的双向转介机制。

5. 保障老年人基本养老服务支付能力。提供养老基本公共服务是政府的职责，享有养老基本公共服务是公民的权利。为了不使应该享有养老基本公共服务的老年人因为家庭经济困难而丧失享有养老基本公共服务的权利，上海建立了老年人基本养老服务支付能力保障机制。一方面，进行经济状况核对，对于申请养老服务补贴的老年人，依托相关经济状况核对系统，确定其家庭经济状况。另一方面，实施养老服务补贴，根据养老基本公共服务"应保尽保"原则，对于符合条件的家庭经济困难老年人给予相应补贴。

6. 依托信息管理系统保障评估顺利运行。上海整合各区民政、卫生、医保、公安人口办等政府信息，与社区窗口服务系统互通，链接社会层面为老服务组织、机构等服务实体和服务平台，开发建立跨部门的养老服务信息平台，即老年照护统一需求评估信息管理系统，由此实现资源合理配置和共享。

资料来源：陈芳芳，任泽涛，程煜，《老年照护需要评估的内涵、实践与制度构建》，《宏观经济管理》2019 年第 431 卷第 10 期。

三、智慧养老技术

党的十九届五中全会将积极应对人口老龄化上升为国家战略，发展智慧养老服务意义重大。以互联网、大数据、物联网、人工智能为代表的现代信息技术，能够从"需求—生产—供给"三个环节发力解决传统养老服务存在的问题，提升养老服务的精准化、专业化和智能化水平，更好地满足亿万老年人多层次多样化的养老服务需求。智慧养老服务发展的关键在于实现技术与服务的高度融合和有效衔接，推动现代信息技术在养老服务领域落地，主要有四个着力点。

1. 深化理念

一是更新治理理念。将技术内嵌于养老服务过程带来的不只是技术升级，还会引发相关制度、文化、结构、认知、组织等变化，影响服务主体与行动者的理念、结构与功能发挥。相关主体应注意理念更新，尤其是政府需要调整养老服务治理与发展理念，并根据理念及时调整其资源、制度、结构、功能等要素，推进智慧养老服务发展。二是树立正确的技术理念。实践中，常存在两种谬误："技术至上论"与"技术消极论"。这两种理论都不利于发挥技术效用，最终会使养老服务走向"智慧不养老"或"养老不智慧"状态。对待技术，需要清晰认识其属性，发挥其积极功能，抑制其负效应。三是倡导人本主义精神。养老服务本质是服务而非技术，而服务的最大特征是人本，很多地方与企业更加重视技术端与技术产品，忽视老年人的体验和真实感受，使技术成为冰冷的服务机器。在技术应用过程中，应通过人文温度与温情治理消弭技术"寒气"，使智慧养老服务成为有情感的、温暖化的服务方式。

2. 完善制度供给

一是继续加强顶层设计。国家已出台一系列政策文件对智慧养老进行相应的谋划，这些政策文件更多的是指导性意见，在细节方面仍需要根据国情明确智慧养老服务的地位与功能，并针对智慧养老服务要求与行动作出相应的规划与设计，尤其需要针对不同政府部门之间、政府部门与其他行动者间的数据流通建构相应制度。二是完善相应的立法规定。针对智慧养老服务涉及的行业规范、质量监管、数据产权、数据资源标准、数据共享、数据安全等方面，相关政府部门需要做好立法工作与制度安排。三是加强数据监管机制设计。要加大对市场的监管力度，着力构建常态化、实时化的数据生产与应用机制，防止数据泄露、数据隐私、数据安全等问题发生。四是制定相应配套政策。智慧养老服务发展需要人力、物力、财力等支持，同时还面临着"银色数字鸿沟"问题，应通过税费减免、土地优惠、财政补贴、项目扶持、产业扶持、政社合作、老年教育等配套政策，引导和推动智慧养老服务发展。

3．注重技术建设

随着现代信息技术的不断更新与升级，智慧养老服务发展的人才短缺问题变得更加突出。针对技术不足问题，既需要建立统一的数据平台，形成数据的统一化、科学化管理，也需要注意数据库间互联互通，尤其要注意民用数据库与政府数据库间的衔接与合作，从而激活技术的生产力。同时，需要建立养老服务信息平台，推动社会公众，尤其是老年群体与养老服务生产者及供给者间建立起良性信息交换、信息监督等关系，进而推动智慧养老服务事业的良性发展。针对技术人才问题，可以通过对基层队伍的业务与技能培训，培育一批既懂技术又懂养老服务的工作人员，也可以依托高等院校、大学生"三下乡"、暑期社会实践、地方协会、企事业单位、村集体（社区）、民间组织、社会组织、志愿团体等平台开展技术与知识培训，培养更多的养老服务科技工作者，提高老年群体的技术使用能力，有效解决智慧养老服务的人才荒、技术不公等问题。

4．加强合作生产

智慧养老服务的发展强调多元主体参与，要求充分发挥不同主体在技术与服务环节中的作用与功能。因此，应注意在多元主体间创造公共价值与加强合作治理，推动合作生产。其中，创造公共价值需要发挥老年人的主体性地位，并以老年人的服务需求为出发点与落脚点来凝聚价值共识。加强合作生产需要激发不同主体参与智慧养老服务动力，形成整体性的合作治理网络，从而在多元主体间建构起"1+1+1＞3"的治理局面。另外，还需要在多元主体内部及主体间建构起涉及信息沟通、权责界定、功能发挥、行为监督与评估等内容的良性协同机制。

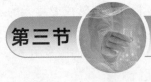

第三节　健康养老项目管理

一、我国健康养老项目概述

我国正处于工业化、城镇化、人口老龄化快速发展阶段，生态环境和生活方式不断变化，健康、养老资源供给不足，信息技术应用水平较低，难以满足人民群众对健康、养老日益增长的需求。

为了加快推进我国健康养老项目，推动智慧健康养老产业发展，培育新产业、新业态、新模式，促进信息消费增长，推动信息技术产业转型升级，近年来我国出台了多项政策以鼓励智慧健康养老产业的发展，在政策的鼓舞下，全国智慧健康养老产业取得了一定的进展。如今，各地纷纷推广"系统+服务+老人+终端"的智慧健康养老服务模式，主要原因是智慧健康养老能极大地解决传统养老痛点，有效帮助和提升失能、半失能及空巢老人的养老生活质量，有效提升养老服务的精准管理和服务水平，有效缓解老年护理专业人才短缺的状况等问题。

二、健康养老项目规划

1．总体思路及发展目标

一是牢固树立和贯彻落实创新、协调、绿色、开放、共享的新发展理念，着力推进供给侧结构性改革，深入实施创新驱动发展战略，充分发挥信息技术对智慧健康养老产业的提质增效支撑作用，丰富产品供给，创新服务模式，坚持政企联动、开放融合，促进现有医疗、健康、养老资源优化配置和使用效率提升，满足家庭和个人多层次、多样化的健康养老服务需求。通过发挥新消费引领作用，促进产业转型升级。

二是到 2020 年，能基本形成覆盖全生命周期的智慧健康养老产业体系，建立100 个以上智慧健康养老应用示范基地，培育 100 家以上具有示范引领作用的行业领军企业，打造一批智慧健康养老服务品牌。健康管理、居家养老等智慧健康养老服务基本普及，智慧健康养老服务质量效率显著提升。智慧健康养老产业发展环境不断完善，制定 50 项智慧健康养老产品和服务标准，信息安全保障能力能大幅提升。

2．重点任务

（1）推动关键技术产品研发。

突破关键核心技术。发展适用于智能健康养老终端的低功耗、微型化智能传感技术，室内外高精度定位技术，大容量、微型化供能技术，低功耗、高性能微处理器和轻量操作系统。加强健康养老终端设备的适老化设计与开发。突破适用于健康管理终端的健康生理检测、监测技术。支持大容量、多接口、多交互的健康管理平台集成设计。推进健康状态实时分析、健康大数据趋势分析等智能分析技术的发展。

（2）发展健康养老数据管理与服务系统。

运用互联网、物联网、大数据等信息技术手段，推进智慧健康养老应用系统集成，对接各级医疗机构及养老服务资源，建立老年健康动态监测机制，整合信息资源，为老年人提供智慧健康养老服务。发展健康养老数据管理和智能分析系统，实现健康养老大数据的智能判读、分析和处理，提供便捷、精准、高效的健康养老服务。

（3）培育智慧健康养老服务新业态。

推动企业和健康养老机构充分运用智慧健康养老产品，创新发展慢性病管理、居家健康养老、个性化健康管理、互联网健康咨询、生活照护、养老机构信息化服务等健康养老服务模式。推进智慧健康养老商业模式创新。充分发挥市场主体作用，探索民办公助、企业自建自营、公建民营等多种运营模式，鼓励社会资本投入，推进基本、保障性服务由政府购买，高端、个性化需求由市场调配的运作机制，推动用户、终端企业、系统集成平台、健康养老机构、第三方服务商等实现共赢，形成可持续、可复制的成熟商业模式。

（4）推进技术服务平台的创新及信息共享。

建设智慧健康养老创新中心，解决行业共性技术供给不足问题，不断创新产业生态体系。集聚产学研医等各方面资源，推动关键技术、核心器件、重点产品研发，完善产品检测认证、知识产权保护等服务，提升智慧健康养老产业的协同创新能力和产业化能力。充分利用现有健康信息、养老信息等信息平台，基于区域人口健康信息平台，建设统一规范、互联互通的健康养老信息共享系统，积极推动各类健康养老机构和服务商之间的信息共享、深度开发和合理利用，开展健康养老大数据的深度挖掘与应用。支持智慧健康养老领域众创、众包、众扶、众筹等创业支持平台建设，鼓励创客空间、创业咖啡、创新工场等新型众创空间发展，推动建立一批智慧健康养老产业生态孵化器、加速器，为初创企业提供资金、技术、市场应用及推广等方面的扶持。

（5）建立智慧健康养老标准体系。

制定智慧健康养老设备产品标准，建立统一的设备接口、数据格式、传输协议、检测计量等标准，实现不同设备间的数据信息开放共享。优先制定适用于个人、家庭和社区的血压、血糖、血氧、心律和心电五大类常用生理健康指标智能检测设备产品及数据服务标准。完善智慧健康养老服务流程规范和评价指标体系，推动智慧健康养老服务的规范化和标准化。制定智慧健康养老信息安全标准以及隐私数据管理和使用规范。

（6）加强智慧健康养老服务网络建设和网络安全保障。

加强宽带网络基础设施建设，到 2020 年实现城市家庭宽带接入能力达到100Mbps，打造覆盖家庭、社区和机构的智慧健康养老服务网络。落实智慧健康养老服务平台网络安全防护要求，提高防攻击、防病毒、防窃密能力。加强智慧健康养老个人信息保护，严格规范用户个人信息的收集、存储、使用和销毁等行为。落实数据安全和用户个人信息保护安全标准要求，加强智慧健康养老服务平台的数据管理和安全管控。

三、健康养老项目实施与管理

健康养老项目的有效实施与管理，离不开国家、社会的共同配合，工业和信息化部、民政部、国家卫生和计划生育委员会应建立部际联席会议制度，加强统筹协调，密切协作配合，形成工作合力，探索体制机制创新，共同研究解决行动计划落实过程中遇到的重大问题，推动行动计划的顺利实施。制定年度落实计划和分工方案，确保行动计划各项任务措施落实到位。

1．强化组织落实

各地区工业和信息化、民政、卫生计生等主管部门要高度重视智慧健康养老产业发展，建立省级联席会议制度，结合本地实际制定实施方案，明确各部门资源投入，形成合力，联合开展试点示范，科学组织实施。工业和信息化部、民政部、国家卫生和计划生育委员会适时开展联合督导，对各地实施进展和效果进行评估，总结先进经验并向全国推广。

2．完善多元化资金投入机制

充分发挥工业转型升级资金、专项资金、地方财政资金等财政资金扶持作用，推动各部门资金集约化整合和精准投放，加大对健康养老的扶持力度。探索与国有资本投资公司合作，充分发挥国有资本的引领和放大作用，通过发起设立智慧健康养老产业投资基金等方式，引导社会资本参与健康养老产业发展，与政府资金形成支持合力。积极推进政府购买智慧健康养老服务，逐步扩大购买服务范围，完善服务内容。探索政府和社会资本合作（PPP）模式，积极引导社会资本参与智慧健康养老服务推广。

3．培育和规范消费市场

制定智慧健康养老产品及服务推广目录，推动在养老机构、医疗机构等有关政府采购项目建设中优先支持目录内产品。加强对消费者的使用培训，鼓励有条件的地方通过补贴等形式支持家庭和个人购买使用智慧健康养老产品和服务。

4．开展应用试点示范建设

按照企业主体、政府扶持、市场化运作的方式，开展覆盖多级区域、多种类型的应用试点，培育100个智慧健康养老示范企业，建设500个智慧健康养老示范社区，创建100个具有区域特色、产业联动的智慧健康养老示范基地。引导医院、养老机构、社区服务中心和相关企业机构参与支持试点项目建设，支持企业探索可推广、可复制的智慧健康养老服务模式，为智慧健康养老服务提供优质的医疗、养老资源保障。

发展智慧健康养老产业，推动健康养老服务智能化升级，提升健康养老服务质量、效率和水平存在较大差距。加快智慧健康养老产业发展，培育新产业、新业态、新模式，促进信息消费增长，推动信息技术产业转型升级，落实数据安全和用户个人信息保护安全标准要求，加强智慧健康养老服务平台的数据管理和安全管控。

实践与指导

实训：健康养老机构现场调研

1．实训目标

（1）了解健康养老机构健康养老服务发展现状。

（2）了解健康养老机构发展中存在的现实问题。

2. 实训内容与形式

将学生分组（5~6人/组，组长1名），针对某健康养老机构进行现场调研，了解机构养老规模，分析健康养老服务项目种类、价格，分析健康养老机构发展中存在的问题，将调研情况以报告形式上交，同时开展课堂/小组讨论。

3. 实训要求

（1）分组完成。按照每组5~6人，进行分工合作，充分调动每一名组员的积极性和主动性，实现相互协作与交流，共同完成调研的数据收集与分析。

（2）撰写并提交调研报告。报告要求：字数控制在2 000~3 000字；论述数据资料的搜集、整理与分析过程；针对调查结果进行分析，得出明确的结论。

（3）课题/小组讨论。每组选一名成员进行汇报，然后展开讨论；各组组长针对成员贡献进行初步评分；最后由教师进行打分。

思考与练习

1. 简述我国人口老龄化与健康养老需求的特点。
2. 简述我国健康养老服务与管理中存在的问题。
3. 简述国外经济发达国家健康养老服务体系与政策。
4. 简述我国健康养老服务发展方向。

第九章

健康保险服务管理技能

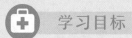 学习目标

知识目标：

1. 掌握　健康保险服务相关概念、商业健康保险营销管理策略。

2. 熟悉　健康保险核保与理赔服务管理策略、我国商业健康保险中的健康管理服务。

3. 了解　我国健康保险框架与发展现状、国外医疗保障代表模式中的商业健康保险服务。

思政目标：

基于人口老龄化与人民健康保险需求日益增长的现实背景，学习《国民经济和社会发展第十四个五年规划和2035年远景目标纲要》与《"十四五"国民健康规划》文件精神，认识到健全全民医保制度和增加商业健康保险供给的重要性，开展社会主义核心价值观"富强""文明""和谐""平等""公正"的思政教育。同时，分析我国健康保险服务的发展现状，培养学生服务基层、服务群众的职业价值追求，激发学生专业学习兴趣。

第一节 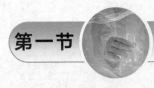 健康保险服务概述

一、健康保险服务相关概念

在中国银保监会 2019 年实施的《健康保险管理办法》中，给出的健康保险的定义是：由保险公司对被保险人因健康原因或者医疗行为的发生给付保险金的保险，主要包括医疗保险、疾病保险、失能收入损失保险、护理保险以及医疗意外保险等。健康保险是指在被保险人身体出现疾病时，由保险人向其支付保险金的人身保险。

按照保险责任，健康保险分为疾病保险、医疗保险、收入保障保险和护理保险等。疾病保险，主要分普通疾病和重大疾病两种保险形式。它是以疾病的发生为给付条件的保险，其特点是投保金额比较大，特定情况下可以一次性给付。当然也有多次赔付的情况。医疗保险，也称医疗费用保险，是健康保险的主要内容之一。它以医疗费用的发生的特定条款限定给付，通常来说，报销消费者发生了医疗费或手术费，或者发生了住院或者护理等给付。收入保障险，主要是对保险消费者的劳动能力或者因为劳动能力受损或丧失，导致劳动获得的收入减少甚至没有能力获得收入的情况下，由保险公司给付保险金的产品。护理保险，是主要针对老弱病残等群体提供不同层级看护的保险产品，目前在我国的发展范围还不够广泛。

我国的社会医疗保险由基本医疗保险和大额医疗救助等构成。我国居民患病时，医保机构对其医疗费用给予适当报销，以达到减轻劳动者的经济压力，使劳动者恢复到具有劳动能力或者完全健康的情况，尽快地投入到社会再生产的目的。

商业健康保险与社会医疗保险的区别在于：① 两者的社会性质不同。商业医疗保险是营利性质的，是商业健康保险公司的商品，按照商品的规则进行经营。消费者依据购买的相应产品，从保险公司获取对应的赔偿。而社会医疗保险是补偿性的，带有一定福利性质，是政府强制实施的，有法律保障的一种医疗保险制度。② 两者的作用对象和范围不同。商业医疗保险以个人为参保单元，其本质上不是社会管理性质的，也就是说它的最主要性质不是保障保险消费者的基本生活能力，因此社会公平的功效不是它的主要属性。保险消费者因意外伤害或疾病情况下发生的费用，按照投保的范围和额度获得相应的保险公司给付的经济补偿。我国的社会医疗保险是保障全体社会劳动者的，以劳动者为保险对象。我国的社会保险部门或其政府组织在劳动者因患病就医而发生医疗费用支出时给予一定的补偿，这种补偿往往和社会的最低收入保障成正比的关系，其对社会的安定团结和公平公正起到主导的作用，本质上是国民收入的二次分配。③ 两者在权利与义务的关系上不同。商业医疗保险的权利与义务是建立在双方自愿签订的约定的制式合同的关系上，即保险公司与投保人之间的权利与义务关系是一种等价交换的对等关系，表现为多投就可以相应的

获得多保，少投就可以相应的获得少保，如果不投就不能获保的显著特征。④ 资金来源不同。商业医疗保险的资金来说，是保险消费者全部承担自己的保费，是谁投保谁获保，投多少按照约定获得多少。而我国的社会医疗保险的资金则不是这样，一般情况下，它是由国家负担一部分、自己负担一部分，再加上用人单位负担一部分共同组成。⑤ 承担的责任不同。社会医疗保险在我国是公民的一项基本权利，由政府对整个社会的医疗保险兜底，是国家政府行为。而商业医疗保险是对投保人负责的，按照国家的法律法规开展业务，接受政府监督管理，按照市场机制进行经营，最终保护投保人的约定权益。

保险服务是指保险公司为社会公众提供的一切有价值的活动。这是一种现代化服务观念，它与传统性服务的最大区别在于它呈现出明显的外延扩张。传统观念认为，保险公司的服务集中体现为经济赔偿与给付，只要对客户履行了赔付的保险责任，也就意味着为其提供了良好的服务。而现代化服务观念则认为，保险服务并非局限于此，围绕经济赔偿与给付这一核心所进行的各种扩散性服务，均在保险公司的服务范畴之内。而商业健康保险服务是指保险公司为公众健康提供的一切有价值的活动。它包括提供健康保险保障、咨询与申诉、与健康相关的防灾防损、契约保全，以及附加价值服务等，其中的健康保险保障可称之为核心性服务，其他各项可称之为扩散性服务。核心性服务与扩散性服务的关系是：核心性服务是根本，扩散性服务围绕核心性服务展开。在同行业竞争激烈的情况下，以不影响核心性服务质量为前提，可以适当地增加扩散性服务的比重和种类，以便争取到更多的客户。但是，如果扩散性服务增设不当或者超过了居于主导地位的核心性服务，则会适得其反。可以从售前、售中和售后来划分商业健康保险的服务内容。商业健康保险售前服务是指推销健康保险商品（险种）之前，精心研究民众健康保险需求心理，在他们未接触到健康保险商品之前，用一系列激励方法来激发其购买欲望而提供的各项服务，主要包括购买咨询服务和风险分析与风险管理服务。售中服务是指在健康保险商品买卖过程中，直接为了达成销售活动所提供的各种服务，它是健康保险销售实现的关键环节，主要包括迎宾服务、健康保险承保服务、档案建立服务等，其中健康保险承保服务包含健康保险业务接洽、协商、投保、审核、验险、接受、制单、收取保费、复核签章、清分发送、归档保管等承保过程，以及期间对客户进行的投保技术指导。售后服务最能体现保险公司的特色，可以发掘客户的其他需求，且售后服务的质量往往直接影响客户的选择。因此，在售后服务环节，保险公司除提供理赔服务、迅速、准确、合理地处理赔案之外，还应该把握一切机会与客户保持密切的联系，采取各种措施（服务）帮助客户提升健康水平以减少健康保险事故的发生并减少损失，随时掌握客户信息，并塑造专业形象。

二、国外医疗保障代表模式中的商业健康保险服务

商业健康保险在国民健康保障体系中的角色定位多种多样，可以从不同角度分为多种类型。从管理运行体制看，公费医疗型、社会保险型、市场主导型、医疗储

蓄基金型和社区合作医疗保险型等模式下商业健康保险的角色定位均有不同。以下是几种典型的医疗保障制度模式。

（一）以市场为主导的私营健康保险模式

私营医疗保险模式（private health insurance），又称市场医疗保险保障模式，是指把医疗保险当作一种特殊商品，按市场自愿交易法则由保险人承担投保人的疾病治疗风险，主要通过市场机制来筹集费用和提供服务。在这种模式下，医疗保险的资金主要来源于参保者个人或其雇主缴纳的保险费，医疗服务的供给和价格等都是通过市场竞争来调节和决定的，政府干预很少。在医疗保险市场上，卖方是营利性或非营利性的私营医疗保险机构，买方既可以是企业、社会团体，也可以是政府或个人。这种模式的特点是投保自愿，保障灵活，能够满足投保方多层次的医疗需求，但公平性较差，而且参保的效率不高，容易导致医疗总费用的失控。美国是这种制度模式的代表。

美国的健康保障制度由社会医疗保障和私人商业健康保险两部分构成。而社会医疗保障又分为 MEDICARE（联邦保健照顾，负责老人及残疾人）和 MEDICAID（州政府保健照顾，负责穷人）。政府医疗保险计划支出约占全部健康保险支出的46%。其他大量人群都要依靠其雇主或自己投保商业健康保险来解决其医疗保险问题。因此，美国社会医疗保险制度还不够完善，商业健康保险仍在国民健康保障计划中发挥着主导作用。美国商业健康保险产品保障较全，保费昂贵，大多由雇主为雇员购买团体健康险，业务模式以管理式医疗为主。美国商业健康保险的业务可以分为两类：一类是综合性健康保障方案，另一类是补充性健康保障方案。在私营医疗保险模式下，强调投保者的自愿性和自由选择，主要依赖市场行为，但医疗卫生服务提供和医疗保险市场的特殊性，往往导致市场失灵。因此总的来讲，以商业保险为主的美国私营医疗保险模式可以说是一个"好"与"坏"非常分明、富有争议的模式。一方面，美国是世界上经济最发达的国家之一，同时也是医疗技术、医疗水平和医学教育最先进、医疗卫生费用支出最多的国家之一。大多数美国人不出国门就能享受到顶级的医疗服务。另一方面，美国又是西方经济发达国家中唯一没有实行全民医疗保险的国家，是世界上医疗费用最昂贵的国家之一，国民的总体健康状况同其经济发展水平和医疗卫生费用的支出水平并不相称。

（二）以税收筹资为主的国家保健服务体系模式

国家卫生服务保障模式，指由国家筹资向国民免费提供医疗卫生服务。英国是国家保健服务体系的代表，具有覆盖全体国民而且相当完善的公共医疗体系。但是，各种医疗体系在每个市场的运行形式各异。政府对于商业健康保险的支持力度和政策的差异导致商业健康保险在各个市场的地位和发展状况不同。

英国健康保障制度由英国国民保健服务（NHS）和私人医疗机构组成。英国国民保健服务建立于1948年，为全体英国国民提供统一而完善的医疗保障。保障范围包括医疗服务的各个方面。NHS的资金主要来自政府税收。英国还存在大量私营医疗机构，其收入主要来自商业健康保险，也包括患者自付和国民保健服务体系。英国的私营医疗机构主要针对高收入及对医疗服务要求较高的人群，商业健康保险也是针对有购买力的人群，主要从事医疗保健的服务而非保险销售，由于其客户为高收入者及对医疗质量有较高要求的人群，所以重点在提供服务。英国商业健康保险覆盖内容大部分有重叠，但是商业健康保险被保险人可供选择的医疗机构更多、服务范围更广泛、服务水平普遍较高，并且能够报销一些不能报销的抗癌药物。此外，英国法律要求健康保险公司和医院保持相互独立，以确保公平交易。英国国民保健服务体系成立 60 多年以来，存在效率低下、资金缺乏等问题。英国政府也在积极向私营医疗体系寻求帮助。近年来，私营医疗机构也开始接受公共医疗体系的病人。在国家健康保障模式下，不存在从业人口与非从业人口、农村居民与城镇居民的医疗保障差异问题，只要是属于该国的国民都可以一律免费获得应有的医疗保障服务。但这种模式必须建立在该国雄厚的财政经济的基础上，而且这种模式容易掉进西方福利国家现在所存在的"福利陷阱"中。因此，商业健康保险在其国民健康保障体系中发挥着重要的补充作用，并在某些领域发挥着重要的替代作用，大有"用武"之地。

（三）公私医疗保险均衡发展模式

在筹资上，这种模式与英国的国家卫生服务保障模式相似，都是国家通过立法强制征缴税收的方式积累医疗保险基金，但健康维护服务的提供不一定由政府出面设立公立医院，也可能是私营医疗机构，这种模式下私营健康保险在国家政府的大力支持和政策倾斜下获得了较大的发展，其地位和作用远超过英国模式。这种模式的代表国家是澳大利亚。

澳大利亚的健康保险制度包括全民健康保险制度（MEDICARE）和私人健康保险制度两部分。全民健康保险制度是通过全民健康保险制度和各州的医疗卫生计划实施的，全体澳大利亚公民均可享受公立医院的免费医疗服务和全科医生服务。公共医疗体系主要包括国民保健计划和药品津贴计划两大津贴计划，公共医疗体系部分医疗支出由政府承担。根据个人收入水平的不同，每个患者在接受治疗时需要支付不同比例的自付费用。商业健康保险在澳大利亚的公共医疗体系起着非同寻常的补充作用，同时为参保人在私营医疗体系就医提供更广泛的选择。澳大利亚联邦政府对发展商业健康保险十分重视，之所以说澳大利亚属于公私医疗保险制度均衡发展模式，主要是澳大利亚政府出台多项法律，如商业健康保险补贴制度、终生健康保险制度和健康保险费用追加制度等鼓励商业健康险的发展，使得商业健康保险在澳大利亚医疗保障制度中占据半壁江山，作用举足轻重。目前，澳大利亚居民拥有不同种类的商业健康保险。澳大利亚居民愿意参加私人健康保险的原因有：一是政府给予补贴，提高了个人缴费的使用效率，激励个人缴费；二是认为参加了健康保险更有安全感，可以解除很多后顾之忧，特别是老年人，其身体状况决定了承担医疗费用的应急成本会很高；三是认为参加了健康保险可以自由选择医生、避免等候期、服务质量好。

（四）社会医疗保险占优势模式

德国的健康保障制度由社会医疗保险和商业健康保险构成。而社会医疗保险是强制性保险，主要针对收入低于一定数额的人员，如工人、学生、实习生等。德国是社会医疗保险的发源地，主要通过社会保险税的方式提供社会医疗保险，而政府规定年收入在一定水平之上的人可以不参加社会医疗保险，这些人主要从商业健康保险那里寻求保障，因此商业健康保险在德国发挥重要的作用。德国的商业健康保险属于自愿保险。商业健康保险包括疾病费用保险、住院费用保险、住院治疗补偿费用保险、选科服务费用保险等。商业健康保险的角色是社会医疗保险的补充，但根据其与社会医疗保险间的竞争关系，商业健康保险又分为替代性质的健康保险和补充性质的健康保险。德国商业健康保险主要定位为有购买力的人群，在医疗费用补偿的基础上，为其提供灵活的诊疗安排、就医指导，兼顾保险销售和服务功能。目前德国有几千家保险公司经营商业健康保险业务，覆盖范围达总人口的 10% 左右。

三、我国健康保险框架与发展现状

近年来，随着我国社会医疗制度改革的逐步深入，健康保险的重要作用逐渐为人们所认识。目前基本医疗保险制度还处于发展和完善中，这些都为商业健康保险的发展提供了广阔的空间。从 1982 年我国保险业恢复发展以来，我国商业健康保险业也经历了一个从无到有、从少到多的发展过程。

第一阶段，初步发展阶段（1998 年以前）。20 世纪 80 年代初，随着各类人身保险业务的恢复，原中国人民保险公司开始在国内部分地区试办商业健康保险业务，产品主要是简易人身保险。如中国人民保险公司上海分公司 1982 年开办的"上海市合作社职工医疗保险"。到 1997 年，定额给付型、费用报销型及综合型医疗保险含住院、门诊医疗责任开始推向市场，健康保险走向多样化。这一阶段保险公司由于经验数据匮乏、产品开发技术不成熟、风险控制经验欠缺，提供的健康保险大多是费用型医疗保险产品，保险人根据被保险人实际发生的医疗费用进行一定补偿，责任比较简单，保障水平有限，以团体保险为主，业务量很小。但随着城镇职工基本医疗保险改革的进行，我国商业健康保险产品逐渐走向多样化，但总体而言，各公司对健康保险业务的发展还缺乏总体思路，健康保险核保、理赔等业务管理基本上仍沿用原有的寿险业务管理体系。随着各保险市场主体的增加，各营销模式的推广，购买健康保险的客户不再局限于机关、企事业单位团体，重大疾病保险的出现使得更多的个人能够获得健康保险所提供的保障。

第二阶段，快速发展阶段（1998—2008 年）。1998 年，国务院颁发了《国务院关于建立城镇职工基本医疗保险制度的决定》，随着城镇职工基本医疗保险制度在各地的推行，国内的商业健康保险业务进入快速增长期，除了前述的各类产品形态外，与城镇职工基本医疗保险制度衔接的高额医疗费用保险及包括住院和门诊医疗的综合保障型医疗保险产品纷纷出现。在这一阶段，商业健康保险的健康保险业务增长迅速，健康保险产品更为丰富，保险公司对该类业务的性质和特征认识也逐渐加深，在经营风险控制等方面也积累了一定的经验。社会大众对健康保险需求很大，关键的问题还在于保险公司的有效供给能力不足。商业保险对于医疗费用风险的控制能力与手段依然落后。此外，由于政策的局限和商业健康保险自身的不成熟，商业健康保险并没有正确的定位，对于自己应该担当什么样的角色不清晰。但我国在商业健康保险配合城镇居民医疗保险制度和新型农村合作医疗制度的推行方面，取得了一定的经验。

第三阶段，新医改定位阶段（2009年之后）。2009年4月，中共中央、国务院发布的《关于深化医药卫生体制改革的意见》（简称《医改意见》），提出"加快建立和完善以基本医疗保障为主体，其他多种形式补充医疗保险和商业健康保险为补充，覆盖城乡居民的多层次医疗保障体系"，进一步明确了商业健康保险是多层次医疗保障体系的有机组成部分。随后，中国保监会根据《医改意见》的规定，制定颁布了《关于保险业深入贯彻医改意见积极参与多层次医疗保障体系建设的意见》，详细地解读了《医改意见》中提到的关于发展商业健康保险、促进基本医疗保险事业发展、保障和改善民生的精神，进一步为商业健康保险的发展指明了方向。新医改在明确商业健康保险在医疗保障体系中的作用、提倡政府购买医疗保障服务和控制医疗费用等方面，对商业健康保险的发展有积极的一面，但新医改方案提出扩大基本医疗保险覆盖面和降低自付比例等，对我国商业健康保险的发展也带来一定挑战。

作为我国医疗保障制度中重要的组成部分，商业健康保险与社会医疗保障构成相互补充的关系。新医改方案中虽然明确了建立多层次医疗保障体系的总体思想，即建立以基本医疗保险为主体，其他多种形式补充医疗保险和商业健康保险为补充，覆盖城乡居民的多层次医疗保障体系。但对于商业健康保险来说，不应局限于新医改方案的定位，而应该定位更高，因为从国外和国内经验来看，商业健康保险除补充作用外，还能利用其对保险机制的专业理解，帮助基本医疗保险提高经营效率，保障资金运用的安全和质量，在很多方面发挥着基本医疗保险不可替代的作用。另外，新医改方案中提出鼓励商业保险机构开发适应不同需要的健康保险产品，简化理赔手续，方便群众，满足多样化的健康需求。鼓励企业和个人通过参加商业保险及多种形式的补充保险解决基本医疗保障之外的需求。在确保基金安全和有效监管的前提下，积极提倡以政府购买医疗保障服务的方式，探索委托具有资质的商业保险机构经办各类医疗保障管理服务。这些都是商业健康保险施展拳脚的地方，商业健康保险应该好好利用新医改方案留下的发展空间，大力提高自身水平。新医改方案中关于医疗保障制度的描述并不代表社会医疗保险和商业健康保险之间是关系已经定论。中国商业健康保险的定位长期以来处于从属和补充地位。由于我国特有的国情，商业健康保险在我国所起的作用比较特殊。占中国人口总数70%以上的城镇非职业群体和农民的健康保障问题既不能像美国那样主要用私营健康保险，特别是营利性的商业健康保险来解决，也不能像英国和德国那样采取完全依赖政府的税收模式或主要依赖企业筹资的社会保险模式来解决，未来中国的国民健康保障体系应该是介于德国和美国模式之间的中间模式。因此，商业健康保险在我国国民健康保障体系中的定位一定要准确，未来商业健康保险应该既是社会医疗保险很好的补充品，又是部分人不错的替代品。只有这样，才能充分发挥其在构建国民健康保障体系中的独特作用。健康保险具有重要的社会管理职能，其发展方向和定位直接影响到社会福祉。我国的国民健康保障体系将是包括社会医疗保险、商业健康保险和其他健康筹资补偿机制的多元化体系，虽然商业健康保险不一定会在其中起主导作用，但它在上述体系中的重要性和独特作用是毋庸置疑的，这与许多发达国家的情况并不完全相同，它是由我们的国情所决定的。美国模式不一定完全符合我国国情，但其对于构建和谐的国民健康保障体系具有重要的借鉴意义。对健康保险需求量最大的群体主要是占人口总数80%以上的中、低收入人群，我国商业保险公司经营的健康保险必须主要定位于这样的社会群体，而不是一味地面向高、中收入人群，当然，商业健康保险在保障部分特殊人群需要的高层次医疗服务方面也要下功夫。鉴于此，目前正在实施的城镇职工基本医疗保险和新型农村合作医疗保险覆盖人群有限、保障程度较低，商业健康保险能起到很好的补充作用。

众所周知，香港医疗制度兴起较早。最初的医疗保障制度中提出，构建制度的目标就是保障公众的身体健康，对基础设施进行优化，为香港市民的健康提供保证，尤其是要对需要得到医疗救助的市民提供保证。香港回归后，2000年，香港特区政府在参考专业小组发布的报告的基础上，进行优化，发布了《你我齐参与，健康伴我行》的咨询文件，并对未来的医疗改革目标进行了概况。2008年在参考已有文件的基础上，经过多方研究，香港特区政府又再次发布了医疗改革新文件，提出了具体建议：一是变革服务模式，注重与时俱进，并且需要特殊关注基层医疗服务层次的需求，做到提前预防，使住院服务需求得到规避。二是市场改革，依赖于公立医院和私立医院的相互结合，为公民提供更多的医疗服务选择，使医疗服务效率得以提升。三是融资改革。对融资安排方式进行变革，引入更多的融资来源，使医疗系统的整体发展能力得到提升，从而积极地进行变革。2010年，香港特区政府发布了新的文件内容，文件分布有四个方面的目标：① 提高医疗服务效率；② 营造良好的竞争环境；③ 抑制医疗成本的过度消耗；④ 鼓励公众对未来医疗进行储蓄。文件还提出引入辅助性的医保计划，加强对私人医疗市场的管理，优化服务措施等。在这次新出台的文件中集中强调了，政府应该与公众共同承担责任。在新方案中承诺，政府不会减少在医疗保障上的投入，会维护医疗保障系统的稳定进行。第二阶段的结果表明，社会对政府在医疗保障体制上的改革非常支持。即整体社会形成了以公立机构为基础，民营机构为辅助的医疗格局。很多市民认为政府设置的自愿健康保险计划符合社会发展要求，是推动医疗保障制度健康发展的正确举措，同时表示自己会支持实施自愿医疗保险计划。2014年针对公众在早期关注的商业医疗保险市场中存在的缺陷，比如支出预算不明确、拒绝承保、保单条款标准不明晰等问题进行了探究，提出因为这些情况的存在，导致用户不愿意通过购买私人保险的方式来获得专业的私人医疗服务。并通过调查发现，大多数的市民还是会选择公立医院为其提供的服务。在对这些问题进行整理的基础上，对公共医疗系统的投资进行了调整。总的来看，香港是一个公共医疗体系和私营医疗体系并存的市场。公共医疗体系主要涵盖专科门诊和住院服务，为患者提供二级和三级医疗服务，也为患有慢性病的低收入人群提供初级门诊服务。香港不实行强制的社会医疗保险，公立医院大约的费用依赖政府财政补贴。基层医疗服务和全科门诊主要由私营医疗机构承担，在私营医疗体系中产生的医疗费用主要由患者自己负担。香港商业健康保险主要承担在公共保障体系中的自付部分医药费用和私营医疗机构医疗费用，与亚洲其他地区一样，香港市场的健康保险主要作为寿险的附加险销售。

 拓展阅读

健全全民医保制度，增加商业健康保险供给

（一）健全全民医保制度

健全基本医疗保险稳定可持续筹资和待遇调整机制，完善医保缴费参保政策，实行医疗保障待遇清单制度。做实基本医疗保险市级统筹，推动省级统筹。完善基本医疗保险门诊共济保障机制，健全重大疾病医疗保险和救助制度。完善医保目录动态调整机制。推行以按病种付费为主的多元复合式医保支付方式。将符合条件的互联网医疗服务纳入医保支付范围，落实异地就医结算。扎实推进医保标准化、信息化建设，提升经办服务水平。健全医保基金监管机制。稳步建立长期护理保险制度。积极发展商业医疗保险。

（二）增加商业健康保险供给

鼓励围绕特需医疗、前沿医疗技术、创新药、高端医疗器械应用以及疾病风险评估、疾病预防、中医治未病、运动健身等服务，增加新型健康保险产品供给。鼓励保险机构开展管理式医疗试点，建立健康管理组织，提供健康保险、健康管理、医疗服务、长期照护等服务。在基本签约服务包基础上，鼓励社会力量提供差异化、定制化的健康管理服务包，探索将商业健康保险作为筹资或合作渠道。进一步完善商业长期护理保险支持政策。搭建高水平公立医院及其特需医疗部分与保险机构的对接平台，促进医、险定点合作。加快发展医疗责任险、医疗意外保险，鼓励保险机构开发托育机构责任险和运营相关保险。

资料来源：《国民经济和社会发展第十四个五年规划和 2035 年远景目标纲要》与《"十四五"国民健康规划》。

第二节  健康保险服务管理策略

一、健康保险服务营销管理策略

市场营销是个人和集体通过创造产品和价值，并同他人自由交换产品和价值，以此来获取所需的一种社会和管理的过程，也是在适当的时间、适当的地方以适当

的价格、适当的信息沟通和促销手段，向适当的消费者提供适当的产品和服务的过程。健康保险营销是在市场营销的基础上产生，重点在于满足投保人的需要，以其对健康保险的需求为主要导向，是基于这个条件下开展的营销活动，也即从寻找健康保险市场需求到完成健康保险种类设计以及到后续的投保人投保等一系列服务的营销活动。健康保险营销是保险行业的重要环节，对于健康保险行业的发展有着极为重要的影响。健康保险市场营销通过分析市场环境，根据市场环境准确定位并合理制定健康保险营销策略，再将健康保险产品通过以一定的渠道以一定的形式销售出去，达到为民众提供健康保障，控制和规避健康风险的目的，并通过这一系列活动实现保险公司的经营目标。

由于激烈的市场竞争，各家保险公司尽可能积极开拓各种营销渠道。健康保险营销渠道有公司直销渠道、个人代理渠道、保险专业代理渠道、银邮渠道、其他兼业代理渠道和保险经纪业务渠道。

传统的销售渠道主要包括推销、电话销售两种。一方面，对于购买意向程度较高的险种，保险公司可以通过广告的形式对产品进行宣传，吸引客户主动进行购买。同时，销售人员通过上门推销等面对面销售的方式对保险产品进行销售。这种销售方式的优势在于销售人员能够与客户面对面交流，更充分地了解客户的情况，便于向客户展示产品信息，能够接触和吸收更多层次的客户群体，也更容易获得客户的信任。在客户表现出购买意向时能够及时帮助客户办理购买手续，有利于减少客户的流失。另一方面，加强电话销售这一渠道的使用。健康保险在我国发展起步较晚，尽管近年来，市场需求增长态势十分可观，但相对其他保险产品，消费者的接受和购买程度仍然相对较低。电话销售用时少，快捷方便，短时间内能够向更多的消费者进行推销。它在销售的同时也起到了很好的宣传广告作用。健康保险价格相对合理，容易被消费者接受。这一特点决定了健康保险适合电话销售。

除了传统的销售渠道，还可以利用网络、手机等新兴媒体拓展销售渠道。例如，利用微博、微信等平台，对产品进行介绍和推销。建立微博、微信公众账号，对保险相关知识进行宣传，对产品的种类和特征进行介绍。同时，还应当充分利用电子信息技术完善销售和服务渠道，让客户轻松方便地享受到保险公司的保险业务和服务。

随着互联网在我国普及程度提高与网络技术发展，网络营销的优越性明显体现出来。当前我国健康保险公司不约而同地建立自己的官方网站。而建立自己官方网站营销的作用总体包括：树立形象、咨询服务、产品营销、信息公布等。这种模式主要有以下几个优点：第一，有利于树立健康保险企业形象，提高企业知名度。干净简洁的网页有利于在客户心里营造良好的印象，完整详细的公司信息有助于客户了解企业背景、实力、动态，在用户浏览公司网页的同时给予客户更多的主观感受，逐渐影响客户来树立企业形象，无形之中提高企业知名度。第二，迅速更新产品信息，减少营销成本。当研发的新产品上市，自营官网第一时间添加新上市的产品，迅速更新产品信息。客户可以在最短的时间内掌握信息而不是像传统营销模式那样投入大量的人力物力去推广，从而节约营销成本。第三，减少对保险代理、保险经纪人的中介依赖程度，便于收集客户信息。官方网站在线投保操作简单，客户选定产品后，经过简单的步骤便可以通过互联网在线支付获取电子保单，根据电子保单一样可以享受到线下实体部门的相关服务，通过网络直销减少对保险中介的依赖性。同时保险公司利用客户在购买保险产品填写的个人信息，整理成研发数据，根据客户需求研发新产品。

为不断满足人民群众日益增长的健康保障需求，健康保险产品市场营销应开展健康保险市场拓展，在价格制定、产品开发和促销方面，其策略应该是致力于为客户提供个性化、多样化的健康保险选择。

价格策略是调节健康保险产品销售与获取利润的主要手段。健康保险产品价格策略的好与坏直接决定了销售量和利润。其中，低价策略是指对较高品质的健康保险产品制定相对较低的价格，以此渗透市场，吸引更多的消费者，增强竞争优势。而差别定价策略是指对不同的目标市场、不同顾客群、不同的时段采取不同价格。针对健康保险行业现状和客户群体的特征，可以采用差别定价的策略。具体做法如下：第一，推出团购优惠价。随着市场经济的发展，购买商业健康保险已经成为员工福利，因此，团购成为流行的购物方式。第二，对于保险期限长的健康保险产品，推出优惠价促使客户一次性缴清保费。第三，针对高端客户，采用高价位，高品质的定价策略。对于保险行业，服务质量是保险公司发展的重要保证。然而高质量的服务水平也提高了产品成本。同时，高端客户支付能力较强。

与价格相比，高端客户更注重产品的质量和服务水平。因此，对于高端客户，可以推出高价位高质量的保险产品。在高端产品开发上也应当注重结合高端客户的特点。在健康保险产品开发方面，应该通过需求分析和客户细分，了解不同的客户群体对保险的需求存在不同，在现有保险产品的基础上，打造新的产品，完善产品线。例如，根据不同年龄阶段的相同险种也进行相应的调整。通过灵活的服务选择来增大产品密度，使产品体系更加多层次、多元化，形成完善的产品体系；顾客在购买健康保险产品时，一般需要填写个人身份信息与身体健康状况，健康保险公司应当根据已收集的信息对比大数据数据库，依靠实时云计算技术分析消费者行为，在已有的产品中提供对应的产品服务，实现客户专属产品定制，提供真正能够解决客户需要的组合产品。

保险促销是指通过开展多种多样的活动，增强保险公司与消费者之间的沟通交流，为保险公司提供平台和机会将公司信息和保险产品等介绍给消费者，从而吸引消费者购买保险，达到提升公司知名度、推广保险产品的目的。人员促销就是通过组织活动，让工作人员直接接触到广大消费者，将公司以及产品等信息以口头宣传，同时发放宣传单页等形式传递给消费者，吸引消费者消费。这种促销方式传递的信息量更大，消费者也更能够清楚地接收和理解信息，但是人员促销传播的范围和速度具有较大的局限性。

二、健康保险核保与理赔服务及管理策略

1．健康保险核保及其管理策略

健康保险核保是保险人对被保险人的风险选择，主要针对的是被保险人的身体健康状况进行全面的分析和核实，从而决定是否承保以及用何种费率进行承保的过程。它的影响因素包括性别、年龄、体格、个人习惯、既往病史、现有病史、家族遗传史等，选择的结果直接影响着保险公司经营的安全性。医务核保对保险公司的经营起到很关键的作用，医务核保的质量决定着保险公司的经营效益。标准体是以标准保险费率所承保的人群总称，是由寿险精算部门依据既往的经验数据，通过查找经验生命表计算出预定死亡率得出来的。从核保角度讲，标准体承保也是无条件的承保，通过运用数理查定法确定个体的死亡率，将它与标准死亡率 100% 进行对比，超过标准死亡率一定数值内的保险体可认为是近似标准体，可采用标准费率承保。标准体的范围并不都是一样的，而是根据不同保险公司情况各不相同。市场占有率较大的公司，由于其承保的被保险人集团较大所保危险个体的数量多，对其整体的实际死亡率影响较小，所以可依大数法则将其标准体范围放宽，采取较宽松的做法。市场占有率较小的公司，由于其承担的危险数量有限，如果采取冒险的做法，扩大标准体的范围，则很可能会将以往的经营成果化为乌有，所以划定标准体的范围相对较小，以确保经营的安全性。如生存保险的选择范围最广，生死合险的范围次之，而死亡保险的标准体死亡率范围则限制得比较严格，这也是根据以往的经验数据得出的结论。次标准体是死亡率相比标准死亡率高但是可用附加特别条件来承保的人群总称。其承保方法有以下四种：

（1）额外保费。对于健康有缺陷或从事危险职业的次标准体可以用收取增加保险费的办法加以承保，一般包含以下两种方式：一是加龄法。对于递增性或恒常性危险，按被保险人的危险程度使其年龄加算一定年数，以加龄后的年龄为标准收取保险费的方法。例如某被保险人 45 岁患高血压，经诊查认为其与正常 50 岁的人死亡率相同，那么就可以按照 50 岁的保险费率承保。二是增收特别保费法。根据被保险人的危险程度，查定核保手册计算出额外死亡率，再结合被保险人的年龄、险种、保险期缴费方式、寿险与意外险的构成，换算出额外保险费的数额给予以加收。

（2）附加特别约定或批注。附加特别约定或批注是对于某一种危险加以限制而不附加其他承保条件的方法，例如身体某部分有缺陷，相应的部分保险公司不用承担责任。对于从事危险职业的被保险人因在现场工作而发生的保险事故，也可以用特别批注形式，将此保险责任予以除外。此种方法应慎重使用，因为在实务上较易引起理赔纠纷。

（3）削减保险金法。削减保险金法指缔约保险合同后一定时期内发生的保险事故，保险公司对保险金削减一定比例后支付，适用于递减性危险或一时性危险。

（4）保险期限缩短法。对于递增型危险，随着保单年度的增加额外危险程度愈加增大，为了避免危险过大可以缩短保险期限来应对。但这种情况下投保客户难以接受而很少采用。

　　此外，非保体系指此次投保不能被保险公司接受的被保险人群体总称，包括拒保体和延期投保体。拒保体指被保险人的预期死亡率超过了最大可接受范围而不予承保。而延期投保体是指被保险人身体状况不明确而予以延期承保。

　　医务核保手册上系统介绍了每一种疾病的诊断要点、治疗原则、临床预后和核保技术。诊断要点包括该种疾病的症状、体征、各类医学检查的特点，核保人员和投保人可以清楚地了解投保人是否患有这种疾病。若患有这种疾病，则适用后面的核保技术进行核保。"核保技术"一项包括核保资料、一般准则、预后因素、各类险种（寿险、意外险、失能险）的具体评点方法，即核保操作。在核保技术中，核保操作一项为核心部分，其他各项都是为核保评点所用。

　　这里的"点"代表保险费率，标准提交的保险费被按比例转化为标准费率，为100点。患病者则需要额外加收保险费，在核保操作中表现为加收额外费率，亦即在标准费率100点的基础上，加上额外评点。在核保技术中所出现除年龄以外的数值即为额外评点数。总保险费率为标准费率与额外费率之和。这就是为何投保同一类保险，年龄不同、患不患病、患不同的病，所需缴纳的保险费不同的原因所在。核保资料是指患有此种疾病的人投保人身保险需提供的临床医学资料，若投保人未提供全面、真实的临床资料，核保人员认为有必要，可要求投保人在指定医院进行相应的检查。一般准则不单适用于寿险，也适用于意外险和失能险。而预后因素，甲状腺功能亢进为例，其预后因素有以下五个方面：① 体重异常；② 最近的心电图异常；③ 震颤；④ 眼球突出（如周恶性眼球突出）；⑤ 静息时脉搏为每分钟 90～110 次。如果没有上述任何预后因素，评点则取中间点。若没有任何预后因素，一名 45 岁以上的投保人，因其患此种病，与正常投保人（标准体）相比要多加 50 点（额外费率），这一数值就是通过核对上表后，取中间点（50）得出的。因此，此患病投保人需交的总费率=标准费率（100）+额外费率（50）= 150，即需交标准保险费的 1.5 倍的费用才能投保。无论是哪类人身保险，当总费率超过 250 点时，建议拒保。

2. 健康保险理赔服务及管理策略

　　健康保险按给付方式划分，一般可分为三种：一是给付型，保险公司在被保险人患保险合同约定的疾病或发生合同约定的情况时，按照合同规定向被保险人给付保险金。保险金的数目是确定的，一旦确诊，保险公司按合同所载的保险金额一次性给付保险金。各保险公司的重大疾病保险等就属于给付型。二是报销型，保险公司依照被保险人实际支出的各项医疗费用按保险合同约定的比例报销。如住院医疗保险、意外伤害医疗保险等就属于报销型。三是津贴型，保险公司依照被保险人实际住院天数及手术项目赔付保险金。保险金一般按天计算，保险金的总数依住院天数及手术项目的不同而不同。如住院医疗补贴保险、住院安心保险等就属于津贴型。健康保险理赔管理自疾病或相应的索赔发生时即开始介入，直到被保险人康复或重返工作岗位为止。

　　个案管理是对传统理赔服务的拓展，涵盖了比较广泛的内容，它包括了解投保人的期望，防止投保人逆选择的发生，并预防导致长期索赔发生的潜在因素的出现；帮助索赔者制定出重返工作岗位的计划；需要对索赔者提供何种服务，以及如何提供这些服务等内容。保险公司本着赔付所有真实的索赔的原则，一旦完成对所有必要的资料的评估，就会按时支付保险金，同时也会采取合理的措施去防止不诚实的或欺诈性的索赔。理赔人员在获得与索赔者相关的背景资料时，要注意加强双向沟通。一方面，理赔人员要获取客户的信息，对客户的要求形成一个比较完整的认识；另一方面，理赔人员也应当阐明保险公司责任，使客户明确理赔程序，增进与客户的协作，起到客户与公司沟通的桥梁作用。此外，在调查的过程中也要注重时效，应该在客户提交索赔申请后能尽早与客户接触，尽快建立起一个同客户相互协作的关系，以帮助客户早日重返工作岗位。理赔人员的角色是多重的，他对索赔人员的服务不仅仅局限在确定保险赔付上，还有许多与降低赔付水平有关的关联服务。在提供诸如治疗建议、康复计划、职业指导的服务时，往往还需要借助专业机构的协助，将个案管理的思想深入到保险的销售阶段，使其作为营销人员的工具，同时也让客户从一开始就体会到公司人性化的服务。

一般说来，理赔管理涉及从接受理赔申请到结案资料整理的多个环节，相关的理赔制度、信息环境、理赔人员及其权限设置、管理者的态度及工作氛围等，都会对欺诈行为的控制效果产生重要的影响。保险人和被保险人在空间上分离，无法得知患者的真实情况，而健康保险中医疗机构的介入则使得情况变得更为复杂。所以，保险公司应该制定合理而规范的理赔程序，应将"四次危险选择"落到实处，对资料搜集、现场调查、疑点查勘和结果复审等各环节予以高度重视。而保险人在现实操作中，往往出于节省时间和精力的原因，没有按照规定认真履行每一步职责，使得一些本来可以避免的欺诈案件得以发生。随着办公信息化的普及和社会网络资源的日益丰富，保险公司对承保理赔系统性能、运行状况和数据处理功能有了更高的要求。目前，很多保险公司信息化建设还不能很好地适应业务管理的需要，各级公司之间未形成联网，不同险种的信息无法共享，出现查勘盲点。同时，保险同业间信息交流不畅，缺乏有效运作的信息平台，使得欺诈者有机可乘，实施多次骗保。因此，保险业应加强信息化建设，建立各保险公司以及政府部门之间信息沟通的有效渠道。欧洲保险人联合会早在 1992 年就着手建立起一系列覆盖全欧洲的计算机数据库，并在此基础上，组建了"理赔与承保交换网"（Claim and Underwriting Exchange）。该网针对承保和理赔两个环节，建立客户资料库，为防范潜在的欺诈者和控制欺诈行为提供了重要依据。近年来，人工智能的快速发展也为保险行业带来了新的契机，借助新型信息科技，发挥大数据、云计算、人工智能等技术优势，逐步建立智能化反欺诈系统，将为保险欺诈风险的分析和预警监测提供强有力的支持。

理赔是一项复杂且专业性较强的工作，一个合格的理赔人员，不仅要有较高的道德素养，还要有丰富的实践经验和扎实的专业基础知识，才能从所得到的理赔资料中发现疑点并进行调查，不予欺诈者可乘之机。然而，许多从事该行业的人员并不具备应有的素质。更为恶劣的情况是，部分理赔人员挡不住诱惑，同欺诈者内外勾结，共同骗取保险金。加强理赔人员管理，科学制定理赔权限，合理规范融通赔付、人情赔付等弹性赔款制度，对于保险公司的经营至关重要。因此，做好健康保险理赔阶段的风险管控，首先，应该建立全面科学的理赔人员管理制度。从理赔人员招募，到岗位继续教育，再到退出机制，公司应制定每个阶段的管理标准，要求理赔人员掌握必备的理赔技能；同时，员工应该依据自己的工作范围进行更为专业化的学习，如健康保险的核赔人员需要掌握医疗、药物和相关法律知识等。其次，从思想教育和职能管理两方面入手，加强对于理赔人员道德风险的控制。制定行为准则、建立有效合理的奖惩措施，以及利用高层管理模范作用传递道德行为，创造"诚信为本"的经营理念。严格控制理赔人员处理权限，实施多重审核与复审机制，实行适当的追责与奖励制度，调动理赔人员积极性，增强责任感和使命感。与此同时，运用先进核赔技术，增强反欺诈能力。

 拓展阅读

健康险案件欺诈关键指标

据美国发保险欺诈联盟统计，车险、工伤险和健康险被列为三个最容易遭受欺诈的险种。按照业内专业人士估计，我国健康险中的欺诈业占有相当的比重，保险欺诈已经成为我国保险业健康发展的毒瘤，也违背了社会主义核心价值观。

关键指标法是发达国家保险公司广为采用的以某些重要指标作为判定和识别保险欺诈案件依据的一种方法。该方法主要是依托理赔人员的日常经验积累，具有很强的经验性特征，也很方便、实用，准确性也比较高。常见的方式是编制一些关键指标表，一旦理赔人员发现一起赔案出现表中所列特征，就应当引起高度重视，并结合案件的其他具体情况，做出是否存在异常或是否需要展开进一步调查的判断。关键指标法在业务中的应用大致可以分为"总结—应用—修订"这样一个反复不断的过程。首先，应当充分发挥那些富有经验的员工积极性，集思广益，总结出一套适合所在公司、所处理的险种的关键指标，制作成工作手册，以方便工作人员携带和查阅。其次，要采取多种方法积极推广和使用已经制定好的关键指标。可以考虑将部分重要的关键指标的审核纳入工作流程，如对关键文件、签字、印章真伪的初步判断纳入到接案后的初审中去处理；对关键指标再进行分类。要求员工至少要对基本关键指标进行逐一审查，对那些非基本关键指标则可以考虑不纳入员工的考核指标。已经制定好的关键指标在应用过程中还会发现不足和缺陷，这就需要定期和不定期地对关键指标进行修订，以使得关键指标更为实用和可靠。

健康险案件欺诈关键指标：① 无故拖延治疗。② 治疗地与事故发生地相距甚远，又不能说明正当理由。③ 治疗所用药物、设备、费用与宣称的伤害不相匹配。④ 被保险人一年内已经三次及以上出险，而且全部是在同一家医院接受治疗。⑤ 医疗费用凭证不齐全，缺少医生签字或盖章。⑥ 有效治疗所用药物有性别、年龄异常表现，如在男性被保险人的治疗药物清单中出现了女性专用药物，在老年被保险人的治疗清单中出现了青少年专用药物。⑦ 住院治疗期间与被保险人的假期（法定假期或黄金周、年休假期等）全部或大部分重合。⑧ 医疗费用单据出自同一医生、同一时间，如处方上的笔迹一样、墨水痕迹一致等等。⑨ 治疗的理由出现冲突，如一方面说是因为意外伤害事故住院，另一方面又恰巧与某些疾病的发生前后关联。⑩ 索赔时没有事故证明材料。

　　资料来源：卫新江，《保险欺诈防范方法之一：关键指标法》，《中国保险》2006年第 1 期。

三、我国商业健康保险中的健康管理服务

　　随着自然环境恶化和生活节奏变化带来的巨大压力，饮食风险、高血压、烟酒及空气污染等都是造成慢性病高发的主要危险因素。传统的商业医疗保险运行机制已经不能再适应人民新的健康需求。它并未涉及对疾病等健康风险的风险管控，忽略了对被保险人疾病等健康风险进行健康管理的重要性。更多的被保险人希望能得到更加多样化的健康管理服务，而并非单一的病后经济收入补偿。同时，由于商业健康保险天然具有提供健康服务的属性，所以政府为鼓励商业健康保险深化自身功能，在其开展健康管理的道路上出台了很多政策，为其开展健康管理提供了有利的外部环境。

　　商业健康保险中的健康管理服务指的是当被保险人向保险人缴纳保费后，保险人通过对被保险人事前预防性健康检查、事中诊疗干预、事后赔付与健康康复规划等方式，达到减少被保险人的健康风险和保险人的赔付支出，构建一种积极的全流程的商业医疗保险服务体系。商业健康保险公司开展健康管理服务，旨在为保单持有人提供定制化的健康管理服务，满足被保险人多层次的医疗健康需求。事前预防性健康检查，主要包括健康咨询意见和体检环节，主要目的是减少健康风险和赔付支出。通过对被保险人的事前健康管理，建立完整的个人健康信息档案，不仅可以为被保险人提供高质量的健康指导意见，还可以有助于差异化定价。目前大部分专业健康保险公司和保险集团聚焦在这一环节。事中健康管理干预，主要指保险公司利用自身的资源优势，为被保险人及时提供合适的医院进行诊疗，进而达到合理控制医疗赔付支出的效果，实现被保险人和保险人利益双赢。目前各大保险集团正在积极布局医疗健康产业，希望达到有效控制医疗费用支出的理想效果。事后健康康复指导，主要指在被保险人出院后，保险人要对其进行康复追踪，通过为其推送定制化的康复建议，影响被保险人的生活方式，最终达到减少健康风险和提升客户体验度的双赢效果。目前大部分保险公司在这方面做得不是很完善，有待改进。

　　健康管理、疾病医疗和健康保险三者之间存在着紧密的关系。健康管理主要包括三个方面：一是搜集需求者的健康数据，通过分析健康数据发现其面临的健康风险；二是根据已经搜集到的健康资料包括既往病史等，对个体的健康状况做出评估；三是根据评估结果，结合个体状态对其健康进行干预指导。从一定意义上来说，健康管理更加侧重对疾病等健康风险的事前干预，将风险管控前置。疾病医疗是主要

针对患者，通过医生和患者制定详细的医疗服务计划，改善患者病情，提高健康质量。疾病医疗服务侧重于对患者的事中医疗干预。而商业健康保险是指被保险人因患病支付医疗费用，保险人按照保险合同向被保险人或者受益人给予经济补偿的商业保险行为。普通商业医疗保险主要是为被保险人（患者）提供医疗费用补偿，保护其经济收入不受疾病影响，是一种事后给付的保险。从三者的定义和内容可以看出，三者的目的都是以最小的经济成本去得到最高的健康效益。但三者又存在较多的区别：第一，覆盖群体不同，健康管理＞健康保险＞疾病医疗，健康管理主要针对全人群，而疾病医疗只针对已经患病的人群，商业健康保险指针对被保险人；第二，服务领域不同，健康管理注重从前端预防开始，疾病医疗服务主要在医疗机构及服务人员的事中诊疗，而商业健康保险偏向于对被保险人的事后经济补偿。三者在实践上未重复，各司其职。

目前我国商业健康保险开展健康管理的模式主要有以下四种。第一，自建模式。保险公司通过自身强大的经济实力，自己建设健康管理机构或者医院。如新华保险截至 2014 年，前后建立了 12 个健康管理中心；泰康打造的集养老、健康管理和医疗于一体的新型养老社区泰康之家，他是以"养康"为核心，对接保险产品的高品质的养老机构，自 2009 年北京燕园的规划，到 2018 年在厦门取得环东海域新城地块，十年间"泰康之家"覆盖中国 10 个城市，成功实现"十城联动"。泰康近十年致力于建设集健康服务、护理照料等于一体的养老社区。第二，参股控股模式。随着保险公司对合作模式的不断探索和深入，近几年参股控股模式在商业健康保险开展健康管理中发展较快，各大保险公司都进行了相应的尝试。如 2013 年阳光保险与我国大型的公立医疗机构及医科大学展开合作，成立了由保险公司投资控股的国内首家大型综合医院——阳光融合医院；2015 年中国人寿以 17.5 亿港元投资康健国际医疗集团有限公司，并以 23% 左右的股权成为公司第一大股东。第三，战略合作模式。与健康管理机构、体检公司、医院等主体形成战略合作关系是商业健康保险为参保人提供健康管理服务的主要模式。如昆仑保险在"KY3H"健康管理服务的模式下，与全国各地医院和健康管理服务机构合作，开展"辨体施保"、实施"治未病"等健康管理服务；泰康人寿与中信医疗健康产业集团签订健康管理合作协议等。第四，"互联网+"模式。在大数据的时代背景下，"互联网+"经济已逐渐成为市场常态，各行各业都面临着大数据技术带来的机遇和挑战，大数据技术作为数据分析和金融科技领域的核心技术，也在不断地向保险行业中的各个环节辐射，它对于我国健康险的发展创新也有着至关重要的作用。我国保险企业正在应用大数据技术搭建移动创新平台，实现线上线下互联互通，运用数据分析技术更好地服务于客户。大数据技术是实现我国健康保险业务创新的时代基础，也是实现"保险+健康管理"模式的必要手段，大数据技术现在已经应用于各个环节，应用空间愈发广泛，其带来的变革不再是简单的保险环节的创新和流程的优化，而且会驱动整个健康险行业进入全新的商业模式。2020 年，我国健康医疗数据行业的市场规模有望超过 800 亿元，形成国家层面的、各机构间互动联通的健康数据网络。

随着国家医疗保障体系的改革和保险行业的发展，商业健康保险的作用越来越重要。近年来随着国家健康中国战略的实施和人们对健康不断的关注，商业健康险迎来了快速的发展，已成为各类保险发展最快的险种。然而保险利好政策频出，居民需求增加，商业健康险的规模仍然较小。其根本原因是商业健康险仍面临一些困境，如不对称风险、数据基础弱、产品费率厘定不合理以及盈利难等现象。健康管理和健康保险作为人们健康的衍生需求，两者结合是大势所趋。保险公司为客户提供健康管理服务的过程中，主要是通过监测和改善被保险人健康状况来减少被保险人患病风险，从而减少客户的医疗费用支出，降低保险公司的赔付。因此，保险公司在选择健康管理服务内容、制定健康管理策略时，应将实施目的作为出发点和落脚点。而搭建运营支持体系是保险公司实施健康管理的关键。将健康管理产品化是运营管理健康管理服务的核心。在进行健康保险产品设计时，要明确健康管理服务的内容和标准；同时，健康管理服务的成本包含在产品定价中，要保证后续的服务费用。开发 IT 系统支持健康管理服务。开发系统支持是实施健康管理服务的基础，系统支持的关键是将健康管理服务功能模块添加到传统寿险的核心业务系统内，并在系统内与各现有业务功能模块实现灵活衔接，实现整个系统的协作运转。而我国商业健康险发展较晚，尤其是专业健康险公司尚处于发展的初期阶段，外部环境还不成熟，同时行业竞争也存在不规范的现象，因此，行业管理和规范对健康险的发展是紧迫而重要的。可以从以下几个方面来进行：第一，保险公司要积极配合政府实施《健康管理办法》，达到优化保险行业竞争环境的目的；第二，对商业健康保险业务的经营情况进行监督和规范，同时对恶性竞争及不正当竞争行为加大监管和处罚力度；第三，进一步加强行业自律组织体系的建设，逐步建立对不良竞争行为的自律约束机制。

 实践与指导

实训：乙肝保险核保分析

1. 案例

被保险人詹某，男性，34 岁，个体经营（食品加工），平均年收入 3 万元。2015年 1 月 20 日投保了重疾险，风险保额 3 万元，保费 20 年期交，附加住院医疗，风险保额 1 万元，保费一年交。既往投保情况：已投保定期寿险，风险保额 20 万元，重大疾病保险，风险保额 3 万元，两全保险，风险保额 2 万元，累计风险保额 28万元。核保人员开展生存调查：

核保资料：病历，体检，肝功能生化指标（AST/SGOT、ALT/sGPT、GGTP、AP、胆红素及白蛋白）。

乙肝核保一般标准：①单纯性酒精性肝炎，按"酒精性肝炎"承保。②血清胆红素水平增高，延期承保。③肝酶水平的上升超过化验室正常数值的 4 倍，延期承保。④黄疸病、腹水、白蛋白水平下降凝血酶原时间延长、或肝性脑病，拒绝承保。⑤慢性肝炎经长期治疗无效，拒绝承保。⑥慢性的活动性肝炎，拒绝承保。⑦慢性的病毒性肝炎及有酒精性肝炎，拒绝承保。⑧ 慢性肝炎及有肝硬化的现象，拒绝承保。

乙肝核保预后因素：① 最近的甲胎蛋白测试异常，或超声波或电脑扫描不能排除患上肝细胞癌的可能性。② 从临床及生化角度而言，病情未稳定三年或以上。③ 乙种或丙种肝炎病毒携带者，而患上肝细胞癌的机会不断提高，病情活动并且急剧恶化。④ 白/球蛋白比例倒置。

乙肝核保点评：肝活组织检查，证实为慢性的迁延性肝炎，或慢性小叶性肝炎，或慢性药物性肝炎停药后有恢复的迹象及肝基本生化项目正常，或自体免疫性（狼疮性）肝炎在接受免疫抑制治疗后有恢复的迹象及停药后超过一年而仍无复发现象，或乙型或丙型肝炎病毒携带者而肝酶水平的上升为化验室正常数值的2.5～4.0倍、和/或血清胆红素水平增高、和/或呈现中度的肝肿大/脾肿大现象。

2．实训内容与形式

（1）拟定核保决定。

（2）分析本案例是否构成健康保险欺诈。

思考与练习

1．简述我国医疗期内收入保障险发展困境。

2．简述国外重疾保险实务对我国的启示。

3．简述"互联网+"背景下商业健康保险营销模式。

4．简述我国商业健康保险欺诈及风险管理策略。

5．简述大数据背景下商业健康保险公司健康管理服务发展趋势。

第十章

健康旅游服务管理技能

 学习目标

知识目标：

1. 掌握　健康旅游服务相关概念，健康旅游服务产品与分类，健康旅游服务营销技术。

2. 熟悉　健康旅游的特点，我国健康旅游服务发展意义与发展现状。

3. 了解　健康资源评价，健康旅游信息技术。

思政目标：

以我国健康旅游服务发展现状为现实背景，分析我国大力发展健康旅游服务的意义，开展社会主义核心价值观"富强""文明""和谐""平等""公正"的思政教育。同时，普及我国中医药健康旅游发展政策，培养学生中医药文化自信。通过案例分析，培养学生服务基层、服务群众的职业价值追求，激发学生专业学习兴趣。

第一节　健康旅游服务概述

一、健康旅游服务相关概念

（一）健康旅游服务

全球旅游业的高速发展，让我们认识到旅游作为一个产业的重要性。同时，随着社会的快速发展和人们生活节奏的加快，人们对于健康的需求越来越高，对健康的观念也越来越重视。特别是世界卫生组织（WHO）于1989年提出四维健康观，即身体健康、心理健康、良好的社会适应性和道德健康。为更好地丰富人们新的生活主题，发展健康旅游，对扩大内需、促进就业、普惠民生有重要意义。

关于健康旅游的概念，国内外不同学者持不同观点，综合各家言论，笔者将健康旅游的定义阐述为：健康旅游是指以维持和促进健康为目的，以生态环境为背景、健康休闲生活为主题、倡导健康生活价值观和生活方式，集身心、运动、学习于一体的一种休闲、度假旅游产品。

健康旅游服务是指旅游目的地旅游行业的人员以一定的物质为资料凭借，为满足游客在旅游活动过程中各种需求而提供的服务，这些服务有利于保持或者改善身体健康状态，提高和改善旅游者身心健康状况的旅游活动过程中的一系列服务举措。

按照世界旅游组织的定义，医疗旅游是指以医疗护理、疾病与健康、康复与休养为主题的旅游服务。

体育旅游是指以参与或观赏体育活动为主要内容，以能够欣赏高水平运动、锻炼身体、增强身体素质为目的旅游活动。

（二）健康旅游的特点

1．生态性

良好的生态环境是人们进行健康旅游活动的基础，如优质的泉水资源、森林资源、温泉资源等。通过良好的生态环境，可以放松心情，利于身体的恢复。很多医疗旅游都会选择生态环境良好的区域来帮助患者尽快恢复。

2．复合性

健康旅游是结合景区、农业、林业、酒店、餐厅等机构的设施，如Spa旅游，同时，在管理上体现出受到政府、消费者协会、景区等多方交叉管理的复合性。

3．康复性

健康旅游能够改善亚健康状态或治疗部分慢性疾病，早已得到医学界的证明。

科学验证，在森林中散步，吸入柏树、杉树的香气，可以降低血压、抑制荷尔蒙分泌、稳定情绪。如中国传统的武术、四季养生方法，在增强人民体质、提高免疫力方面，都得到医学界的认可。

4．文化性

无论是养生文化，还是健康意识、健康理念、健康习惯，健康旅游的文化产品向人们传达着健康的生活方式。健康旅游能提升认知水平，更好地实现教育意义。

5．技术性

健康旅游是跨第一、第二、第三产业的行业，推动着医药制造、现代信息技术、软件开发等产业的发展。健康旅游不是营销手段，而是通过健康技术解决旅游者的身心健康问题。

6．高收益

健康旅游通过增加健康技术含量，引入养生文化价值、高品质服务等高附加值产品，给游客带来更多物超所值的体验，使游客愿意付出更高价格，这将为旅游业带来高回报和高收益。

（三）发展健康旅游的意义

健康旅游是健康服务和旅游服务融合发展形成的新型服务模式和新业态，不只关乎人民多层次、多样化健康需求，更是深化推动供给侧结构性改革的重要推手，对我国经济社会发展具有重要意义。

1．发展健康旅游，有助于满足新时期人民健康需求、全方位全周期维护健康。随着消费结构的多元化、多层次、高品质的特点，人民不仅要求看得上病、看得好病，更希望不得病、少得病，因此，预防保健和健康促进的需求快速增长。然而，处在亚健康状态的人越来越多，健康旅游的发展正是适应了这一新的要求。

2．发展健康旅游，有助于以"健康+"和"旅游+"推进供给侧结构性改革、培育经济新动能。加快发展健康旅游，有助于带动酒店住宿、休闲娱乐、食品餐饮、交通出行等相关产业的发展，可以有效拉动宏观经济增长，并融合"健康+""旅游+""互联网+"带动整体向中高端发展。

3．发展健康旅游，有助于促进民心相通、推动"健康丝绸之路"建设。很多国家都在开展健康旅游，加强与共建"一带一路"国家，特别是周边国家相关领域的合作，有利于提升我国在全球医疗健康产业国际分工中的地位。

二、健康旅游服务产品与分类

（一）健康旅游服务产品

目前我国学术界一般把我国的健康旅游产品划分为温泉旅游产品、森林旅游产品、水域旅游产品、山地旅游产品几类。

1．温泉旅游产品

温泉是一种切实存在的资源，因其所具有的特殊物理性质和化学成分而区别于其他水质。人们对温泉的开发利用历史悠久，在经历了由兴到衰，再复兴的发展历程后，国内外温泉旅游地正从单一的疗养功能发展演化成集度假、观光、康体、休闲、娱乐、健身、商务、会议多功能于一体的旅游目的地，温泉旅游已经成为我国健康旅游的代表形式。影响温泉旅游产品的因素主要有：温泉的规模，如泉眼数量、面积、出水量等，温泉的质量，如水温、水质等，温泉的医疗效果以及温泉的周边环境。

2．森林旅游产品

森林具有固碳释氧、增湿降温、滞尘降噪、释放负氧离子等作用，其中负氧离子有降尘、灭菌、抑制病毒的功能，还能调节人体生理机能，对人体有保健作用。森林又被称为"空气维生素和生长素"，其浓度高低成为评价一个地区空气清洁度的指标，而树木所释放出的植物芬香气则具有极强的杀菌和医疗作用。如苏联的巴库森林疗养区，日本的"森林健康医院"，德国的"森林地形疗法"等，都是对森林环境和植物芳香气利用的典范，森林旅游成为健康旅游中不可或缺的组成部分。

3．水体旅游产品

水不仅是人赖以生存的基础，也是构成人们生活环境不可或缺的内容。水体旅游具有易开发性、季节性、参与性、风险性等特征。水体类型多样，水域健康旅游活动类型也丰富多彩。按照水体类型的不同，水体旅游产品可划分为湖泊旅游产品、河流旅游产品、海洋旅游产品和冰雪旅游产品。

（1）湖泊旅游产品。包括：湖面旅游核心层，即在湖中岛屿上的观景活动，在水上进行的康乐体育活动（游艇、帆板等）和水上农业观光；湖滨观光和休闲运动周边层，可以观赏候鸟、水族馆、湖滨浴场等；环湖观光带扩散层，依托湖泊而存在的更大范围内的所有观光、休闲、疗养、会议和考察活动的区域。

（2）河流旅游产品。目前我国河流健康旅游产品以漂流为主。漂流旅游具有旅游体验的原始性、真实性，旅游过程有惊无险的刺激性，旅游环境容量的易变性，旅游活动项目开展的区域性及旅游对象范围的选择性等五大优点，河流凭借河水的流动性和巨大落差以及河流两岸的景观而吸引旅游者。

（3）海洋旅游产品。海洋旅游资源具有海洋性、综合性、季节性与地域性、可持续利用性等特点。依托海洋空间环境差异，海洋旅游活动可分为海岸带旅游、海岛旅游、远海旅游、深海旅游和海洋专题旅游等五类活动形式。

（4）冰雪旅游产品。冰雪是水体在 0 ℃ 下的存在形式。冰雪旅游产品分游乐型冰雪旅游项目和竞技型冰雪旅项目。如冰洞垂钓、冬捕、冰橇、雪橇、滑雪、溜冰等竞技型冰雪旅游项目，以专业人员的参与、体验为主，旅游者也可以欣赏高水平比赛为目的，如雪地足球赛、冰壶邀请赛、世界速度滑冰锦标赛、国际雪地汽车赛、国际冰球赛、冬泳比赛等。

4．山地旅游产品

我国山地具有自然生态旅游资源独占性强，比较优势明显，人文旅游资源中少数民族风情资源优势突出，旅游资源组合良好，旅游资源地域特色各异，部分旅游资源的可进入性较差等特征。我国是个多山的国家，山地占国土面积的 2/3。极高山、高山和高原主要分布在中、西部地区，丘陵、低山和中山主要分布在东部地区，不同山地在地理区位、资源禀赋、基础设施、社会经济等方面存在较大的差异。因此，山区旅游业可持续发展需多采取政策引导，加以科学规划，加强以交通为核心的基础设施建设，消除信息闭塞，加大资源宣传力度等措施。

（二）健康旅游服务分类

从不同角度出发，可把健康旅游划分为不同类型。根据健康旅游在提高和改善旅游者身体健康状况中发挥作用的差异性，可将其划分为以下四种类型。

1．求医疗养型

求医疗养型即主要以治疗旅游者的某种疾病为目的而开展的旅游活动，这种疾病可以是生理上的，也可以是心理上的。发展医疗旅游不仅能够为旅游者治疗疾病，还能够给旅游产业带来巨额收入，同时促进医疗卫生事业的发展。考虑到医疗旅游与传统医疗和传统旅游的差别，在医疗旅游中应对旅游者进行多元化护理，加强护理人员的素质培养和医院机制改革、体制创新，开展个性化护理、多样化护理和全程护理，使旅游者的治疗、护理、生活、学习、休息充分得到关怀照顾，使其人格能够得到充分尊重。

2．休闲调整型

当今社会，由于社会、生活、工作等压力，人们虽然很少生大病，但很多人都处于亚健康状态，休闲旅游成为人们进行自我调节的重要手段，并逐渐成为旅游活动的主要形式。中国休闲经济已具备了相当规模，呈现出蓬勃发展的势头，环城市带成为城镇居民休闲旅游的重要目的地。

3．增强体质型

体育旅游已经成为旅游产业中增长最快的类型之一，变得越来越普遍。体育旅游可以划分为两种类型：观赏型和参与型。观赏型体育旅游主要是旅游者到现场观赏大型体育赛事，如奥运会、世界杯等而进行的旅游活动，能够在短时间内给举办赛事的旅游目的地带来巨大的旅游收入。参与型体育旅游是全民健身运动的重要组成部分，具有专业性强、安全系数低、成本费用高、时效性突出、社会效应显著等五大基本特征。使得体育、旅游和健身有着紧密联系。

4．自我实现型

自我实现是人们最高的需求层次，而探险旅游则是人们自我实现的一种有效形式。以探索未知世界、挑战身体极限，最大限度地发挥身体的潜能、追求惊险刺激为目的进行探险旅游。如登山探险、洞穴探险、峡谷探险、沙漠探险等旅游项目。

三、我国健康旅游服务发展现状及存在问题

我国地大物博、历史悠久，旅游资源丰富，医疗技术水平不断提升，同时中医药特色突出，因此，发展健康旅游具有独特条件和优势。2013年，国务院正式批准在海南博鳌乐城设立国际医疗旅游先行区，2016年10月，中共中央、国务院发布《健康中国"2030"规划纲要》提出"共建共享，全民健康""积极促进健康与旅游融合""打造具有国际竞争力的健康医疗旅游目的地"。以示范基地建设为引领，我国健康旅游发展取得初步成效，我国建成多个生态示范基地、生态健康城、健康旅游示范基地、医疗旅游先行区。2017年9月、2018年3月，国家相继公布了健康旅游示范基地13个，中医药健康旅游示范区15个，国家中医药健康旅游示范基地创建单位73个。

（一）发展现状

1．立足资源优势，拓展延伸健康旅游产业链

一是以"治疗"为主的高端专科医疗模式，主要集中在优质医疗资源集中地区，以专业特色推动产学研一体化建设。如上海新虹桥国际医学中心，依托长江三角地区密集的优质医疗资源，发展专科特色医疗，建设标准化的检验、诊断、影像、药品配送等第三方平台。再如海南博鳌乐城国际医疗旅游先行区，凭借"黄金九条"政策优势，建立超级医院，在干细胞临床研究、肿瘤治疗等方面形成聚集态势，延伸发展特色体检、健康管理、治疗、康复、养生、养老一体化产业链。

二是以"疗养"为主的养生保健服务模式，主要集中在传统疗养、养生资源丰富的地区，实现"大健康+旅游"全域化发展。如广西桂林健康旅游示范基地，依托历史文化名城和长寿之乡的独特优势，发展温泉养生、中医养生、运动养生、生态养生等，不断拓展、创新各种各类养生保健服务模式。

三是兼"治疗"和"疗养"的中医药特色模式，主要集中在中医药资源集中的地区。如海南三亚市依托独特地理位置和气候环境，大力开拓"疗养"市场，加大中医药健康旅游宣传推介力度，重点发展针灸、推拿、火疗等中医药康复保健和风湿、脑瘫等"中医药+"特色治疗。健康旅游可以说是健康服务和旅游融合发展的新业态，大力发展健康旅游对于提升我国国际竞争力具有重大意义。

2．突出质量效益，提升健康旅游服务品质

打造旅游示范基地的基本要求保障健康旅游服务、产品、旅游线路、人员、安全、信息等方面的标准。2015年国内健康旅游的市场份额占旅游交易规模的1%左右，约为400亿元。2019年市场规模达829亿元。2020年市场规模达1 000亿元左右。突出效益的前提是保证质量，才能永葆服务品质。

开展跨界融合，不断创新领域。一是按市场规律配置优质旅游及医疗健康资源，打造健康旅游产业生态圈，壮大健康旅游的规模。二是健康旅游产业须跨界融合发展，开发多元化旅游健康系列产品。三是政府各有关参与部门合作，共同促进健康旅游产业发展。四是旅游和健康产业人才之间同样需要跨界融合。

3．完善机制体制，优化健康旅游政策环境

结合行业区域分布以及企业市场规模布局，我国健康旅游各区域市场规模与旅游资源、医疗水平成正比。2018 年，华东和华南地区以丰富的旅游资源和较高的医疗水平，在区域市场规模上处于领先地位，占比分别为 28.19% 和 23.9%。结合我国的自然资源分布情况，我国健康旅游发展集中在长白山、山东、长三角以及云贵川等区域。

在发展过程中需结合自身特点，形成优势特色，明确工作职责，加强沟通协调，确保形成工作合力，强化管理体制建设。进一步明确目标定位、功能定位，强化规划引领。突破市场体系和资源合理配置等的发展屏障，优化营运商的大环境。把健康旅游发展与全域旅游、新农村建设等深度融合，打造一批健康旅游特色小镇，有力推动城乡统筹和乡村振兴。

（二）主要问题

目前我国健康旅游的发展尚处于起步阶段，大部分旅游行业也处于初创阶段，品牌影响力较低。相较于发达国家，我国受早期经济发展和居民收入水平的限制，健康旅游市场发展相对缓慢。我国正逐渐步入老龄化社会，2020 年 60 岁以上老人总数将超过 2.5 亿人，预计 2027 年将进入深度老龄化社会。随着我国老龄化社会问题的不断凸显，医疗消费潜在群体的不断扩大，以及消费者对医疗保健重视程度的日益提升，人们在医疗保健方面的消费也在不断提高。国家统计局数据显示，2019 年我国居民人均医疗保健消费支出为 1 902 元，增长率为 12.9%。随着大健康时代的来临，消费者越来越注重身体健康和品质生活，同时在医疗保健、旅游等方面逐渐衍生出个性化、多元化的需求，未来人们将会越来越青睐新型健康服务，健康旅游市场蕴藏着巨大的发展潜力。

特别是在新冠疫情的冲击之下，社会公众的消费和健康理念有所转变，对于产品以及服务的品质化要求越来越高，不断催生整个行业的发展变革。一方面，消费者更加重视自身生命健康，为健康旅游行业的发展奠定了基础，同时，消费者在健康生活上需求的转变将促使行业发展向集医疗、养生、休闲、旅游于一体的大健康方向转型。另一方面，消费者对旅游过程中安全、卫生防疫的要求提升，倒逼行业不断优化服务模式，提升服务质量。当前企业需要重新思考定位业务模式，以更好地服务旅游者。

 拓展阅读

中医药健康旅游

《"十四五"国民健康规划》明确提出"充分发挥中医药在健康服务中的作用，发展中医药健康旅游"，《"十四五"中医药发展规划》也做出明确规划，提出"拓展

中医药健康旅游市场，鼓励地方结合本地区中医药资源特色，开发更多体验性强、参与度高的中医药健康旅游线路和旅游产品，吸引境内外消费者，完善中医药健康旅游相关标准体系，推动中医药健康旅游高质量发展"。

中医药健康旅游活动虽由来已久，但目前尚无官方定义，众多学者也持不同观点。于东东在《中医药健康旅游产业发展研究》一文中认为，中医药健康旅游产业以独特且底蕴深厚的中医药资源为载体，是中医药产业、传统旅游产业以及健康服务业三者的扩展和延伸，总体来说应归于健康服务业类。李梦瑶在《中医药健康旅游发展现状研究》中提出，中医药健康旅游是将中医药文化与旅游进行融合，让人们在旅游过程中感受中医药文化带给他们的健康享受，能够更好地满足人们日益增长的健康旅游需求。胡广芹在《中医药健康旅游等级划分与评定标准研究思路》中指出，中医药健康旅游的定义是依托中医药资源，以促进健康为目的，开展健康养生、体验、休闲、观光度假等，兼有传承弘扬中医药文化、体验中医药服务的旅游活动。胡凌娟认为，中医药健康服务应以倡导天人相应、形神统一、阴阳平和为理念，主要涵盖中医医疗、预防保健服务、中医健康养生服务、中医药服务贸易等支撑产业。总体来看，中医药健康旅游应该包括中医药、健康、旅游三个关键元素，是以"中医药"和"健康"为核心内容的"旅游"活动，是以中医药保健、休闲养生、心理素质提升等多方面为主要内容的旅游项目和服务产品，通过旅游的形式使游客由身体到精神实现康复疗养目的的旅游活动。

随着人们对身体健康需求的提高，传统的旅游方式不能给人们更多的养生保健的体验。医疗旅游业的发展在国外起步较早，医疗旅游的实践做法是丰富的。许多国家都在积极推动医疗旅游业的发展，一些国家已经开始享受医疗旅游业带来的经济利益。中医药健康旅游作为一种新兴的旅游模式，逐渐发展起来。中医药健康旅游不仅仅是中医药与旅游的结合，更是中医药产业与旅游产业间的相互融合与发展。在中医药健康旅游的过程中，涉及旅游机构、旅游基地、旅游消费者、旅游工作者等各个环节。将中医药文化和旅游业有机结合，走文化与旅游融合的道路，发展中医药健康旅游，未来将迎来巨大的生长空间。以吉林省为例，吉林省中医药健康旅游具有中医药资源丰富、旅游服务设施完备、旅游活动多样等优势，与此同时，也存在中医药资源开发与利用不足、完整的中医药健康旅游集群尚未形成、中医药健康旅游专业人才匮乏、中医药资源推广宣传力度低四个方面的显著问题。在政府层面，出台了一系列宏观政策保障中医药健康旅游实施，经济增长带动了旅游业发展，同时旅游业的发展也促进了我国经济增长，中医药健康旅游的客源潜力巨大。针对中医药健康旅游标准、市场、专业人才等方面的问题，在中医药健康旅游发展过程中，应当引进国际先进经验，积极探索中医药健康旅游发展模式；以旅游为核心，促进产业融合，构筑适合当地实际情况的特色中医药健康旅游目的地；制定发展规划，完善中医药健康旅游管理制度；加强人才培养，提升中医药健康旅游服务能力；加快区域整合，促进中医药健康旅游交流合作；搭建平台载体，加强中医药健康旅游宣传推广。

资料来源：怀文惠，《吉林省中医药健康旅游发展现状和策略研究——以通化市示范区为例》，长春中医药大学，2019年6月1日。

第二节 健康旅游服务管理技术

一、健康旅游资源评价

基于开发旅游的目的，依据健康旅游资源的分类标准和统一的评价体系对健康旅游资源单体本身进行评价，从而确定开发的机会与约束。科学地评价健康旅游资源对健康旅游的规划、开发具有重要影响。

（一）指标体系构建

健康旅游资源是健康旅游业发展的物质基础和前提条件。健康旅游资源是先于旅游而客观存在于一定地域空间，并因其对潜在旅游者所具有的保持或优化身心健康的休闲体验价值而可供旅游产业加以开发的潜在财富形态，是一种特殊的旅游资源。健康旅游资源评价的结果对健康旅游资源的科学利用、健康旅游目的地的可持续发展都具有重要影响。

（二）各指标层次的评价

资源的景观价值子系统：观赏游憩价值、历史文化价值、科学艺术价值、资源规模及丰度、珍稀奇特程度、知名度。

资源的健康价值子系统：健康体验价值、健康体验组合度、健康体验设施、健康文化氛围营造、健康服务设施配套。

环境条件子系统：气候舒适度、空气质量、声音环境质量、水体质量、负氧离子含量、植被或森林覆盖率、生态多样性。

开发条件子系统：交通便捷度、经济发展程度、政策倾向度、社区参与度、基础设施完备度。

（三）评价作结论

针对健康旅游资源特点构建其评价指标体系，从目标层、准则层到指标层的指标对健康旅游资源进行评价。为了进一步提高研究结果的科学性，在评价过程中，要使各项评价指标更科学、合理，为健康旅游发展提供更科学的依据。

二、健康旅游服务营销

（一）健康旅游服务营销概念

健康旅游营销是指旅游产品或旅游服务的生产商在了解旅游者需求的基础上，通过确定其所能提供的目标市场并设计适当的生态旅游产品、康养服务和项目，以满足这些市场需求的过程。

（二）健康旅游服务营销技术

利用现代营销技术，促进健康旅游发展，可以从以下 7 个方面入手。

1．购票渠道与价格组合

购票渠道主要分线上和线下两种。景区线下购票只能是景区售票处和景区内部分项目点，也可在进入景区后微信扫二维码购买各个项目单独票或购买组合票。价格组合与网络渠道保持相同。单纯线上购票渠道较多，包括微信公众号、携程、去哪儿等。

2．新媒体营销

传统的新媒体营销平台包括论坛、网页等，但能提供有效信息很少。随着摄影手段与技术的发展，以及新媒体平台的崛起，消费者获取信息的方式发生了很大的变化，新媒体营销已经成为当下众多旅游景区营销的主战场，而主流的新媒体营销主要包括微博、微信、直播、抖音、网红推荐等。如通过抖音把相关视频发布，只要获得上千万的播放量，点赞超过百万，即成为一个网红景点。

3．个性化服务成为网络营销亮点

网络营销具有以个性化迅速赢得数以百万计的用户的能力，这种能力正在创造出以前不能以快捷方式销售的产品以及巨大的商机。如美国航空公司采用一对一销售软件，加强其为经常坐飞机的人服务站点，通过编制出发机场、航线、座舱和餐饮喜好以及他们自己和家人爱好的简介表，这些人员借助这些简介表和快速联系乘机人员的某种方式，提高订票效率。特别是学校放假的几周，美国航空公司为孩子的父母提供坐飞机到迪尼斯乐园的打折优惠机票，这是一种全新的销售方法。

4．绿色营销

旅游业要走可持续发展道路，须加强绿色营销。随着全球环境保护意识的增强，世界各国都在实施可持续发展战略，强调经济发展应与旅游业结合，但在现实发展中，"旅游者带走的只有照片，留下的只有脚印"，世界有太多精美如画的环境受到破坏，这将直接影响到旅游业自身发展。加强开展绿色旅游营销，使旅游业真正成为与环境友好和谐的产业，符合旅游者回归大自然、爱护旅游生态环境的潮流，促进旅游业可持续发展的道路。

5．深度挖掘旅游文化内涵

我国旅游业品牌建设的精髓在于悠久的历史和厚重的文化，但目前我国旅游业的品牌营销对旅游产品的文化内涵挖掘还远远不够，致使旅游产品的生命周期不能有效延长。如河南开封的清明上河园主题公园，是宋代著名画家张择端《清明上河图》的再现，这个主题公园正是因为很好地挖掘了历史文化的内涵，在全国主题公园旅游处于低谷的情况下，它却能以年均效益 1500 万元以上的规模发展。"深度"

挖掘是循序渐进的过程，其中还需不断融入创新元素，不是一成不变的、在原有基础上的延续。依据旅游本身文化特色，塑造和策划具有自身特色的品牌形象，才能赋予旅游产业、旅游品牌强大的生命力，从而带动旅游业有序健康发展。

6．优势合作

中小规模旅游服务机构应充分利用电子商务手段，实现跨区域合作，建立统一的旅游资源研发中心和网络营销平台，互通有无，协力合作，形成强大的联盟，利用地域优势与大型旅游服务机构同台竞争。不断提升资源整合能力，抢占市场先机，才能掌握足够竞争优势。

7．资源与市场之间横向整合

这种整合模式会以某种关联关系作为纽带，如一些发展成熟的旅游目的地，依托目的地营销系统平台，整合本地化的各种星级酒店和旅馆资源，以同星级酒店跨区域网络营销联盟，以经典旅游线路为核心整合线路中不同酒店资源，以其他的某种关联属性为基础，成立旅游业网络联盟及其网上营销中心。通过原有资源和能力基础上的深度推广和系统提升，在资源积累到一定程度时就会给上下游产业链带来深刻变革。

（三）健康旅游服务营销的主要问题

1．营销方式的单一性

有形产品在市场可以多次转手，经批发、零售多个环节到达消费者手中。旅游服务生产与消费的统一性，决定其只能采取直销方式。服务营销方式的单一性、直接性，在一定程度上限制了服务市场规模的扩大，也限制了在更多市场上出售自己的服务产品，这给服务产品的推销带来了困难。

2．服务营销的需求弹性大

服务营销的需求属继发性需求，需求者会因各自所处的社会环境和各自具备的条件不同而形成极大的需求差异。同时，服务需求受外界条件影响大，如季节的变化、气候的变化、科技发展的日新月异等，都会对信息服务、环保服务、旅游服务、航运服务的需求造成重大影响。需求的弹性是服务业经营者最棘手的问题。

3．服务人员的技术、技能、技艺要求高

服务人员的技术、技能、技艺要求这些因素将直接关系到服务质量。消费者对各种服务产品的质量要求也就是对这些因素要求的体现。服务者的服务质量不可能只有一种衡量标准，而只能有相对的标准和凭购买者的感觉体会。

三、信息技术在健康旅游服务中的应用

（一）信息技术

信息技术在健康旅游管理中的应用对于促进旅游业转型发展，提高旅游业现代

化、信息化水平具有十分重要的价值，也是健康旅游管理发展的必然趋势。信息技术革命在社会生活和经济生活的各个方面产生了不同程度的影响，信息技术在旅游业中的应用导致了旅游业信息化的进程，表现为旅游电子商务的开展和旅游业结构的再造。信息技术的蓬勃发展与广泛应用对人类的社会生活和经济生活产生了根本性的、普遍性的影响，有人将这一历史进程比喻为发生了一场"信息技术革命"，其后果是使人类社会进入到所谓的"信息经济"时代或"数字经济"时代。信息技术在社会经济各个部门的应用在不同层次上促使原有的运作机制发生了改变，其最终结果是效率的提高和效果的改善。

（二）健康旅游服务中信息化技术应用策略

1．充分利用地理信息系统

地理信息能够在软硬件系统的支持下处理几乎所有地理信息数据，具有采集、分析、存储、显示等多种功能，人机交互性好，可以为用户提供全方位的信息，帮助用户决策。在健康旅游服务工作中通过地理信息系统科学高效加强对旅游景区的监管。因此，在健康旅游服务中，应该充分利用地理信息系统，收集旅游相关的信息数据，并进行分析及提供决策。

2．加强信息化软硬件设施建设

信息化技术的广泛应用，体现在旅游管理机构、旅游企业、旅游景区等能全面普及信息化基础设施。健康旅游服务应利用好各种信息化技术实现对旅游资源数据、行政事务的信息化资源的整合。如把各公司、各景区统一在同一个旅游网络当中，增添各种相关的信息化设备，加强监管力度，促进信息交流。最后，对运行的信息化系统进行及时更新，充分发挥其作用。

3．加强旅游信息数据库建设

健康旅游服务需要大量的信息数据，应充分利用地理信息系统、遥感技术等各种信息化技术对旅游景区的地理数据信息进行收集整理，从而建立不同类型的数据库，存储各种数据资源，如图片、景区分布、景区设施情况、旅游交通数据等，再利用信息技术进行分析整理，最后建立旅游市场类型、客户群体及人才资源等数据库。数据库建设需要定期进行管理和维护，以保证数据的更新。

4．建立游客信息反馈系统

健康旅游服务水平的提高离不开游客的反馈和监督，需要利用现有的信息化系统对游客的行为和需求情况进行分析，了解游客的需求和现有服务之间存在的偏差，针对游客需求情况再次改善服务质量。同时，通过信息化技术建立方便游客的信息反馈系统，让游客通过网络表达自己的意见，对服务情况进行评价，相关部门据此进行改善，总体提升旅游管理质量。

综上所述，信息化技术在旅游管理中的应用意义重大，对于旅游业的发展具有无可替代的重要作用，有利于促进我国现代化、信息化建设。旅游管理部门必须充分利用地理信息系统、射频识别技术等各种信息化技术，不断完善信息化系统，培养更多的旅游业相关的信息化人才，推动我国旅游行业发展。

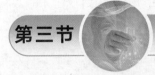

第三节　健康旅游项目规划

一、我国健康旅游项目概述

（一）健康旅游项目

健康旅游项目是指在一定期间内、一定预算范围内，为健康旅游活动或以促进健康旅游业目标实现而投资建设的项目。它包括景区景点项目、饭店建设项目、游乐设施项目、旅游商品开发项目、旅游交通建设项目、旅游培训教育基地项目等，涉及"食、住、行、游、购、娱"等多个方面，贯穿旅游业发展全过程。

（二）以健康为主题的旅游项目

1．温泉健康旅游

早期的温泉旅游，强调疗养作用。新型温泉地旅游包括温泉周边休闲娱乐环境、现代化疗养设备、便捷的交通、专业化疗养医生、一流的饮食服务。如匈牙利是著名的天然温泉水国家，超过80%的匈牙利地区地下有某种形式的天然温泉水。能与之相媲美的国家有日本、冰岛、意大利和法国等。得益于匈牙利独一无二的资源和天然水的特殊疗效，匈牙利是健康、休闲和美容爱好者的最理想目的地之一。

2．瑜伽健康旅游

瑜伽源于古印度，是古印度六大哲学派别中的一系，注重的是修身养心的方法。如印度某公司推出一款新型健康旅游套餐"行路革命"，通过开展瑜伽和健康体验活动，将传统修身养心融入健康旅行。

3．功能医学健康旅游

功能医学起源于20世纪中叶，是一门以分子矫正医学、医学生物化学为理论基础，以综合治疗手段为核心的预防医学体系。功能医学在保健、慢性病以及抗衰老等方面提供诊断和干预治疗方案。在健康旅游过程中，应用功能医学可以调理好人体各系统相互关联，以独具特色的诊断和治疗方法使人达到有活力的生命状态。

4．健康旅游酒店

酒店为传播健康理念和养生概念，将身心医学、传统医学以及功能医学引入酒店，希望帮助客人从忙碌和压力中回归自我，达到身体、情绪、大脑、心灵上的幸福与健康。酒店专门为客人提供排毒、舒压、纤体、睡眠、抗衰老等健康解决方案，甚至制定会员制计划和身心调理套餐。还有在大堂设立健身活动中心，每个套房内配有"锻炼区"和水疗淋浴，张贴一些宣传讯息，提供健康、燃脂、塑身、轻食等免费食品。

5．康养旅游

人人都想要健康、快乐、幸福，而养生是其实现的主要途径。中国已步入老龄化社会，现有老龄人口已超 2 亿人，且每年以近 800 万人的速度增加。到 2050 年，中国老龄人口将达到总人口的 1/3，老龄人口比例增大势必会助推养生旅游。如今，这种追求健康和保养的旅游方式，在中国被称为"康养旅游"。康养旅游是以"健康"为出发点和归宿点，以健康产业为核心，将健康、养生、养老、休闲、旅游等多元化功能融为一体。康养旅游作为旅游的新业态、新模式，满足了消费者对健康养生的多元化需求，成为中国乃至全球未来旅游行业发展的潮流。

6．中医药健康旅游

中医药养生的特点是"治未病"，即通过养精神、调饮食、练形体、适寒温等各种方法来实现的一种综合性的强身益寿的调理过程。中医认为，天地是个大宇宙，人是小宇宙，天人是相通的，人无时无刻不受天地的影响，天地的所有变化也会影响到人。因此，中医养生强调随四时气候变化、寒热温凉，做适当调整。中医认为，阴阳平衡的人就是最健康的，养生的目标就是求得身心阴阳的平衡，注重心灵的修炼调养。

开展中医药健康旅游的项目有足部保健、针灸、拔罐、刮痧、推拿、药膳、药酒、养生茶、中药保健茶、健身操、中医药保健用品、中草药配方、中医保健食品等。中医药健康服务与旅游业的深度融合，使旅游者在旅行过程中享受中医药特色治疗，获取养生保健知识，体验中医药文化内涵，从而达到防治疾患、修身养性、健身康体、延年益寿的目的。

中医药健康旅游理念独特，文化底蕴深厚，寓休闲于治病，寓治病于休闲的境界。旅游中享受中医药文化熏陶和中医技术疗养，同时也促进我国中医药健康旅游业的快速发展。

二、健康旅游项目规划

（一）健康旅游项目规划的原则

1．突出旅游地特点，明确特色主题

要以现有旅游地特点等为主题，充分体现特色旅游，拒绝单纯照搬照抄其他地区旅游项目。

2．充实挖掘文化内涵

规划师要充分考虑观光当地文化内涵，将能体现文化内涵的各种元素有机融入规划中，精心规划游览路线和游览项目，让游客积极享受旅行的过程。

3.充分利用资源的同时做好环境保护

良好的生态环境是健康旅游业发展的前提，因此，在开发利用各种各类资源的同时必须注意保护好生态环境，牢固树立和坚定践行"绿水青山就是金山银山"的发展理念。

（二）健康旅游项目分类

1．食类型旅游项目

食类型旅游项目包括食品、餐饮类型和餐饮方式。在食品项目的策划中，应该体现特色化、精细化、品牌化，即通过精细的制作和周到的服务，形成品牌菜肴、品牌宴席和品牌服务；餐饮类型作为旅游项目，主要强调餐饮环境、餐饮方式和菜谱的设计。如宾馆餐饮、宴会餐厅、主题餐饮、特色餐馆、饮食条街、农家宴、户外烧烤等餐饮方式作为旅游项目，主要强调餐饮服务方式与餐饮娱乐活动的设计。再如餐饮+歌舞表演、餐饮+康体活动、餐饮+郊野娱乐、餐饮+酒水（菜肴）赠送、餐饮+门票赠送等餐饮方式，都能起到在游玩中激励消费的效果。

2．住类型旅游项目

住类型旅游项目有星级酒店、经济型酒店、地方主题酒店、地方特色建筑酒店等类型。其中，经济型酒店有青年旅馆、汽车旅馆、家庭民居旅馆等；地方主题酒店有户外野营、假日村、度假木屋等；地方特色建筑酒店有北京四合院、傣家竹楼、湘西苗家吊脚楼、黔西南石板屋、陕北窑洞、东北大炕、闽西土楼、壮族干栏、蒙古包等。

在住类型旅游项目设计中，要注重挖掘整理具有地方文化特色住宿资源，提升传统旅游住宿功能，形成合理的档次结构和创新的布局体系，使旅游者通过住宿也能够享受到旅游目的地独特韵味的风情与文化,使特色的住宿成为旅游地的吸引物。如北京九华山庄综合了温泉度假、医疗保健、康体娱乐和会展四大功能，已成为全国屈指可数的度假酒店。

3．行类型旅游项目

行，在健康旅游服务中即"旅游交通"。旅游交通主要分为：旅游客源地和旅游目的地之间的交通，如飞机、火车、豪华旅游列车、游船、旅游大巴、房车、自驾车等；旅游目的地与旅游景区的交通，如环保观光车、电瓶车、自驾车、小火车、自行车、马车、黄包车、游艇、豪华游轮、直升机、飞船、游船、骑马、竹筏、滑竿、滑道、索道、雪橇、观光电梯、索桥等。由于旅游客源地和旅游目的地的交通体系具有非旅游的属性，难以按旅游要求进行变动，在旅游交通策划时，主要考虑旅游目的地与旅游景区的交通，尤其是旅游景区和旅游度假区内的旅游交通。

4．游类型旅游项目

游，即"游览观光"。根据旅游资源特征，游览观光分自然风光、城市风光、名胜古迹、城市文化、民风民俗、城市历史、宗教、历史文化名城、商务、度假等内容类型。游类型旅游项目策划中主要考虑游览内容、游览线路、游览时间和游程。游览内容策划要研究旅游地和旅游景区,挖掘值得让旅游者去观赏体验的旅游项目。在游憩方式策划时,不仅要对旅游景区游憩设计,还要对旅游目的地大环境各种旅游资源的旅游项目设计。游览线路要根据旅游者消费行为设计,主要有闭合线路、组团线路、联点线路和单点线路等四大类。游程设计是对旅游者全部旅游行程的系统设计,包括路线选择、交通工具、景点及滞留时间、游乐安排、娱乐安排、购物安排、住宿安排、餐饮安排等。无论是从旅游目的地,还是从旅游者的角度出发,只要旅游目的地有迷人的旅游景区、便捷的交通工具、完善的住宿设施,旅游者就愿意在旅游目的地多逗留一段时间。游类型旅游项目策划的目的是让旅游者在旅游目的地享用更多的观光休闲旅游项目,消费更多的游览时间。

5．购类型旅游项目

购类型旅游项目有纪念品、土特产、工艺品、旅游纪念品店、国际名品店、特色专营店、土特产店、工艺美术店、画店、古董店、手工艺品店、旅游购物中心等。购类型旅游项目规划主要考虑购物类别、购物方式和购物空间。旅游商品规划要注重文化内涵,突出地方特色,根据各类旅游者的文化、心理、消费需要进行针对性的规划,要有独特创意和良好质量,避免片面追求低成本、仿制、粗制滥造。如开发鲜明的民族民间文化特色旅游商品、工艺品等。在规划设计上坚持高标准、高品位、高质量、多档次、分类设计,就可以取得丰厚的经济效益和良好的社会回报。

6．娱类型旅游项目

娱,即"健康旅游娱乐"。娱类型旅游项目可以按性质分为文化娱乐型、游艺体育运动型、表演型、参观型、参与型、文化休闲型、游乐刺激型、室内观赏型、农家乐、康体类、教育类、奇异类、生态类、养生类、主题类等。另外特种娱乐项目有水上水下活动项目、夜间娱乐项目等。水上水下活动内容十分丰富,规划的重点是解决水资源利用的矛盾和水体生态环境的保护。可根据不同用途,通过功能分区加以解决,如分设游泳区、划船区、冲浪区等。在海滨旅游娱乐区,须对水下旅游资源进行必要控制,以保护珊瑚礁、海洋生物的生长水域环境。

娱类型旅游项目规划主要考虑项目特色、娱乐场馆和娱乐组织。娱类型旅游项目的特色就是民族化、地方化、民俗化的体现,将丰富的文化内涵寓意在新奇的娱乐方式中,让旅游者得到独特的游乐享受。如地方民族文化节,既展示了旅游地的民族文化,又通过集中的方式把各种传统的民间游乐方式表达出来,让旅游者既增长了知识,又得到全面与深刻的游乐体验。

三、健康旅游项目实施与管理

健康旅游项目实施与管理主要有以下三类:建设项目工程设计管理、建设项目合同管理、建设项目质量管理。

（一）建设项目工程设计管理

1．健康旅游项目实施流程

包括项目基本背景、项目建设必要性和意义、研究实施工作的依据、项目宏观背景的分析、市场可行性分析、项目建设可行性、建设方案和内容、环境保护、节能节水和消防、项目组织管理与实施进度计划、投资估算与资金筹措、项目社会和生态分析、项目风险分析。

2．健康旅游项目建设的工程设计管理

（1）工程设计管理的目的。

安全可靠、适用性和经济性，以保障建设项目的质量、进度和投资三大控制目标的实现。

（2）工程设计管理的意义。

工程设计过程不仅是施工前的工作，工程设计要贯穿工程建设的全过程。因此，项目办公室应对工程设计过程进行管理，中心任务是对设计的工程质量、进度、投资进行控制。应由项目办公室负责提供设备资料和外部协作条件，应及时向设计单位提供准确的资料。

（3）工程设计外部协作条件管理。

一是环境影响评价、生态环境自然保护许可、生态环境影响评价。

二是水源、电源及其供应线路、供应方式、供应指标的动力供应。

三是交通储运、站场等设施的集散条件配备。

四是热、气、汽等外部配套条件及输出接口的供应。

（二）建设项目合同管理

建设项目合同管理是以建设项目的计划工期、规定的技术标准和质量要求以及批准概算等为项目管理的控制目标，以合同为管理依据，项目办公室通过合同的订立和履行过程中所进行的计划、组织、指挥、监督和协调等工作，促使项目管理的各部门、各环节相互衔接、密切配合，在实现项目预定目标的前提下达到最优结果，使项目验收合格并发挥预定功能。

1．实施项目全程管控的必要性

首先，优化项目资源配置的需要。一个大型项目的各个环节都需要大量的资源投入，因此资源的管理与配置是一个至关重要的内容。只有确保项目的人力、物力、财力等各种类型的资源得到合理的调度，不同环节的资源配置才能够符合其实施的需求；只有采用理想的资源配置方案，才能确保项目各个环节、各个部分的进展顺利。管控过程应将整个项目看成一个有机整体，在资源配置的过程中着眼于整个项目的统筹规划，而不是仅仅将重心放在某一个环节上。如此一来，资源的配置与调度就更加全面，提高了资源配置的合理性与有效性，避免了在部分环节出现资源不足或资源浪费与闲置的现象，大大提升了资源的利用效率，达到了优化项目资源配置的目的。

其次，实现项目科学管理的需要。提高管理的科学性是项目管理的主要目标之一，只有确保项目的管理是科学的，才能为整个项目的实施提供有效的保障。而实施项目全流程管控，可以弥补传统项目管理中片面、粗放的弊端，亦可避免传统项目管理中仅关注进度、费用、质量的局限性。项目全流程管控着眼于项目完整开发的过程，在管控的过程中注重各个不同环节主次矛盾化解与相互之间的有效衔接，从而更好地确保在项目管理中不会出现遗漏，避免各个不同环节出现严重冲突，进而防止项目的实施受到严重阻碍。由此可见，在全程管控的模式下，项目管理的科学性必将大幅提高。

最后，提高项目经济效益的需要。实现更高经济效益是项目管理与控制的必然要求，也是需要实现的重要目标。旅游开发项目极其复杂，在实施过程中涉及政府、企业等多种不同的社会主体，该流程包含立项、策划、设计、建设、运营等诸多环节，还涉及复杂而庞大的资源调配工作。在项目管控过程中，存在着较多对旅游开发项目的效益造成影响的因素。通过全程项目管控，确保立项、策划、规划设计、建设、运营这些环节的开展能够有效衔接、相互协调、相互促进，避免在项目实施过程中各个环节的配合与协调不顺畅带来的额外人力、物力、财力资源的支出，更重要的是能够确保整个项目决策的正确性，保证及时投入运营使用，避免因项目决策、工期滞后而带来巨大经济损失。因此，实施项目全程管控能够有效提升项目整体经济效益，使其经济价值得到最大化体现。

2．实施项目全程管控的策略

首先，建立项目全程管控目标体系。科学的目标对于项目全程管控具有重要指导作用，项目所有管控措施都是为了实现特定的项目目标。为此，在项目全程管控中，必须制定合理的管控目标，形成完善的目标体系，高效指导各项管控工作的开展。通过总体目标与各个环节细化目标的确定，形成覆盖整个流程的目标体系，给项目全程管控提供科学的指导。

其次，制定各个环节的管控措施。将旅游开发项目大致划分为策划、立项、规划设计、建设、运营五个主要环节，而实现项目全程管控需要对这些环节实施有效的管理与控制，确保每个环节能够顺利开展，维持旅游开发项目整个流程的顺畅。一是在策划环节，要制定出科学的项目开发整体策划方案。在整体策划方案的基础上制定项目开发的时序，并进一步制定出各个开发项目策划细案以及执行方案，指导项目立项工作的开展。二是在立项环节，要做好立项报告的编制与管理工作，并且及时完成旅游开发项目立项所必需的报批文件，以完成开发前期的各项相关工作。三是在规划设计环节，需要在对项目进行整体流程把控的前提下，结合开发时序，完成各个阶段的规划与设计工作。在此阶段应积极响应策划阶段提出的项目开发的方向、整体规模及标准目标，从设计的角度落实项目成本控制、进度控制、项目运营目标，尤其是要从建筑形式、设备选定、施工工艺、后期运营成本等方面综合平衡，形成总体上相对最优的设计成果，满足项目立项阶段提出的开发总成本控制、开发周期、项目运营目标。四是在建设环节，以旅游开发项目的策划、规划设计为指导，实施工程项目的建设。严格控制现场数量与费用，合理安排施工工艺，减少设计变更的出现，保证费用总目标的达成。最终保障项目能够在规定的工期内竣工并交付使用。五是在运营管理环节，需要在项目建成并投入使用后，对整个项目的招聘、活动、培训、推广、产品升级等各项工作进行严格的管控，从而确保项目的可持续性发展。

（三）健康旅游项目质量管理

1．资源管理

建设资源主要是指项目所在组织中可得的为项目所需的资源，包括人员、资金、材料、技术、设备等。资源管理分为三大类，即建设材料管理、资金管理、人力资源管理。

（1）建设材料管理。

对旅游景区建设材料的管理是旅游景区建设过程中既细致又重要的一项内容，如果无法实现对材料的妥善、有序管理，无法使材料供应与工程进度安排相衔接，那么就会导致工程的延期和成本的增加。建设材料，是指旅游景区开发所需的一切物资，包括：建筑材料，如砖、混凝土、玻璃、钢筋等；园艺材料，如石、花、草等；铺设停车场和人行道的地砖；水和煤气的管道、电缆等设施；区内的路标和垃圾箱；景点的核心设施、设备，如主题乐园内的主题娱乐设施音响、放映设备等；动物园里的动物、博物馆里的藏品等。

（2）资金管理。

项目经理应做好资金的合理安排，资金调配要及时，要随时做好资金盘查工作，对不能及时到位的资金早作安排，不能因资金短缺或周转困难而延误工期。旅游景区开发项目的资金一般是采用专款专项的管理方式，应指定专门的财务管理人员进行管理。项目资金一般包括施工设计费、建筑材料采购费、施工人员劳务费、设备采购和安装费、管理费用、园林绿化费、施工监理费、环境保护费、土地使用费、水费和其他费用等。

（3）人力资源管理。

人力资源管理通常指对旅游景区经营者直接聘用或由完成各项任务的承包机构聘用的员工管理。这些员工通常包括：建筑师、规划师、设计人员和测绘人员；建设施工人员，如水暖工、电工、钢筋工等；材料供应商；监理人员和装配人员；园艺师；市场营销人员；地方政府管理者，如检查消防的公安人员和环境卫生检查人员等；公用事业人员，如水、电、通信等基础设施配置单位的员工等。对人力资源的管理，要建立在良好的沟通的基础上。一个高效的项目管理者不但要具备与项目相关的技术知识和专业知识，还要具备与人沟通和协调的能力，这样才能保证建设项目的顺利完成。

2．质量管理

旅游景区建设的质量管理包括诸多方面，如外观、安全和耐用等。项目经理要

负责开发过程中的质量控制，保证景点的建造符合设计相应要求，保证任何人员在项目经理批准的情况下，不"偷工减料"，建造出符合标准的产品。当然监理部门也要承担起质量管理的重担，按国家规定的工量标准进行监控，不降低旅游景区的吸引力。

质量标准通常是在资源、进度和预算的限制下由投资者与承建者事先约定的，要符合国家相关法律、法规的要求，并且达到目标市场所能接受的标准。因此，高质量地完成旅游景区建设项目是项目管理追求的最高目标，也是项目经理必须尽到的责任。

3．时间管理

旅游景区建设时间管理就是管理景区建设的进度，在项目建设开始时就必须对完成各项任务所用时间有一个恰当安排，且前一工程的进度不能影响下一工程的开展。因此，进度管理是为了保证各项任务能按计划如期完成，在旅游景区建设时间安排上必须为难以预见的情况留出"余地"，以防止突发事件影响工程进度，如恶劣的天气、自然灾害等情况。

旅游景区建设的完工期，一般来说要提前于旅游景区开放日一段时间。开放日是旅游景区事先与多个相关部门商定好的，通常已经广泛进行了宣传并安排了活动项目的时间。如果没有完全竣工，无法按时开放，将会导致损失和降低公众对景区的信任，因此，时间管理至关重要，必须留有缓冲时间，防止不可预见的问题影响预定工程进度，如恶劣的天气和供货延迟等情况。

实践与指导

实训：健康旅游项目案例讨论

1．案例

美国亚利桑那州，有这么一个小城，全年气候炎热，城市密布着棕榈树和各种沙漠热带植物，城市街道穿梭着高尔夫球车，这是一座拥有 16 万居民的"老人城"——太阳城。20 世纪 50 年代，太阳城本是一片半沙漠的棉田，气候炎热干燥，当时的土地又非常便宜。地产开发商决定在这里建一些住宅，供美国寒带一些农民在冬季农闲时来此地度假，结果来的基本是老年人。受到启发，开发商干脆把项目规划目标定在老年人身上，设计并建造了疗养、医疗、商业中心及高尔夫球场等老年人娱乐配套设施。由此，太阳城由 Del Weebb 公司于 1960 年开始建设，美国太阳城第一代产品叫 Sun City，这就是建于 1960 年的那一代产品。后来又在原项目更加往西的位置，建立了 Sun City West，即西部太阳城，这是太阳城的第二代产品。而最新的 Sun City Grand，大太阳城，则是美国太阳城最新的第三代产品，是一个能让考察团成员，立即就有刷卡买下来的冲动的养老项目。经过 20 年的发展，太阳城拥有大量的生活设施，包括 7 个娱乐中心，配套游泳、网球等活动，另外还有 2个图书馆、2 个保龄球馆、8 个高尔夫、3 个乡村俱乐部、1 间美术馆和 1 个交响乐

演奏厅，拥有好的餐厅、宾馆、邮局，这些都是太阳城发展的关键。来这里的老人平均年龄72岁，90岁以上的有20多人，基本是当地居民。后来，经过不断的升级和改造，太阳城建立了很多高端设施。不可否认，作为养老产业链上的重要一环，未来养老地产发展应站在何种高度和角度上，在不同的地区、不同的发展阶段，采取何种开发和运营模式，都需要结合自身国情进行深入研究和分析，找准方向进行规划。目前，太阳城的社区特点：环境氛围好，适宜老人；阳光充足、气候好，适宜老年人居住；设计合理，以方便老人为第一宗旨；设施完备，档次分明。城区除了拥有几所大的专为老人服务的综合性医院外，心脏病中心、眼科中心等数百个医疗诊所遍布大街小巷，疗养院和老人照顾中心鳞次栉比，老人可以根据自己的身体状况和经济承受能力选择各种水平的服务；社区内设计建造了各种户型以适应不同类型老人的要求；老有所乐，老有所为。社区内很多公共服务由老年志愿者担当。在这里是一种生活，一种不孤独、不依赖、不满足温饱型的老年生活，充实而健康。

2．案例分析要求

（1）从自然因素（气候条件、自然资源）、人为因素（客户群、经营管理、配套设施、交通网络）两方面分析世界养生名城成功的关键因素。

（2）从提升地价、聚集资本、增加收入、提高产品附加值、推动教育、拉动就业、美化生态、创造市场等方面分析养生名城建设对于城市发展的重要意义。

思考与练习

1. 简述我国健康旅游服务质量提升的关键。
2. 简述国外健康旅游发展的启示。
3. 简述中医药健康旅游发展趋势。